JN492377

치과의사 · 치과기공사 · 치과위생사를 위한 -

실전 DENTAL CAD/CAM을 위한 임상 테크닉

저 자

김 정 숙 대구보건대학교
채 종 성 CK치과병원 대표 원장
박 광 식 대구보건대학교
김 연 화 울산과학대학교
김 정 숙 구미대학교
나 정 숙 진주보건대학교
이 정 수 신구대학교
이 청 재 신한대학교
황 성 식 경동대학교
배 병 현 CK치과병원
이 승 희 CK치과병원

명문출판사

| 머리말 |

21C로 접어들면서 치과 의료분야에는 아날로그에서 디지털화로 전환되는 시점이 급속히 진행되어지는 것을 볼 수 있다. 특히 치과기공분야에서도 제작기법의 디지털화로 소재. 기기의 변화는 치과의료 산업이라는 방향으로 그 흐름이 바뀌고 있다.

치과의료쪽에서 보면 구강스캐너의 도입으로 인상재 시장점유률이 높아지고 있으며 환자들의 선호도에서 구강스캐너는 여러 가지로 치과보철물 제작 과정을 변화 시키고 있다.

특히, 금값의 상승으로 대체되는 치과보철물의 재료를 심미적인 요소의 자연스러움을 강조한 지르코늄으로 치과 보철물을 제작하면서 캐드캠이라는 기기 및 3D프린트를 통한 model 제작으로 각종 보철물이 제작되기 시작했다.

전 세계 치과 시장에서도 2015년 독일 IDS에서 전시된 것을 보면 60% 이상이 디지털 장비의 기기 및 소재 였다. 이는 앞으로 치과기공시장 추세는 아날로그 방식의 제작기법에서 디지털 방식의 제작으로 급속하게 바뀌게 될 것이다.

따라서, 우리나라는 치과산업이라고 말하기 어려울 정도로 산업수요가 적으며 1억이 안되는 치과시장의 인구로는 현재의 경영이 상당히 어려운 실정이다. 치과인으로써 치과의사나, 치과기공사들의 이러한 변환점에서 소재와 기기를 국산화하여 글로벌 경쟁력을 극복할 수 있다고 보여지며 내수 시장을 바라보는 치과기공사가 아닌 해외 아웃소싱을 통한 기술력을 확보해야 할 것이다.

물론 아날로그의 방식은 절대적으로 없어지진 않겠지만 많은 공정에서 디지털에 그 자리를 내놓아야 한다는 것을 먼저 깨우치는 사람만이 더 큰 기술력과 경영의 손실을 막는 길이라 생각한다.

이번 실전 Dental CAD/CAM을 위한 임상테크닉에서는 치과위생사 선생님들의 구강스캐너에 대한 알림이며 치과의사. 치과기공사들에게는 많은 기기 및 소재를 통한 기본적인 아날로그에서 디지털에 대한 친숙해질 기회가 되었으면 한다.

실제 책이 나오기 까지 울산 CK 치과병원 채종성 대표원장님, 치과위생사 선생님 그 외 무척이나 바쁜 가운데에서도 사진을 찍어서 보내주신 병원 관계자 분들과 CK D&C 주식회사의 치과기공사 선생님들께 다시 한 번 감사의 말씀을 전하고 싶다.

케어스트림 코리아 배영복 선생님, 하이덴탈 코리아 박준선 선생님, 3D systems 장길환 선생님, 오라피스 강석진 선생님께서 많은 도움을 주셨다.

앞으로 디지털치과 시장을 바라보면서 캐드캠과 관련된 다양한 분야로 발전되기를 바라면서 부족한 부분을 늘 보완해주시고 끝까지 기다려 주신 명문출판사 안영택사장님 및 관계자 여러분께도 감사드리며 좀 더 미래가 보이는 치과인들이 되기를 바라는 마음에서 치과디지털 시대의 서막이 열리길 바란다.

2016.

저자대표 김정숙

CONTENTS

CONTENTS

VI. 미래치과산업의 동향 및 향후 발전 방향 177

VII. 각종 치과캐드캠용 기자재의 종류 및 특징 189

CONTENTS

I. 개요

1. 치과용 CAD/CAM의 역사
2. 치과용 인상 시스템의 디지털화
3. Dental CAD/CAM 기기
4. Dental CAD/CAM 관련 용어 정리

I. 개요

1. 치과용 CAD/CAM의 역사

치아의 상실된 부분을 수복하기 위한 역사는 대략 기원 300~400년 전에 Phoenicians들의 금속세공 기술의 시작으로 1862년 고대 치과보철 장치의 발견으로부터 현재에 이르기 까지 치과소재의 변화는 과학기술의 발전과 더불어 변화를 거듭해 오고 있다.

특히, 우리나라는 일본국의 식민지 시대에서 1960년대의 전쟁복구시대를 거치는 동안 치과의료나 치과기공기술은 하루가 다르게 발전을 거듭하고 있다.

아직도 아날로그 방식의 치과보철물을 제작하고 있는 치과기공소가 많이 있으나 앞으로 치과기공사의 인력부족은 최근의 인구감소의 추이를 보면 치과계의 미래는 디지털로 전환될 수밖에 없는 구조로 전환되어질 추세임을 알 수 있다.

초기에는 MAD/MAM이라는 기계를 이용하여 컴퓨터로 디자인하는 것이 아니라 수작업으로 Milling 작업을 하였으나, 컴퓨터 프로그램의 발전과 산업분야의 CAD/CAM system이 치과용으로 응용되면서 CAD/CAM 도입이 활기를 띠게 되었다(그림 1-1. 2).

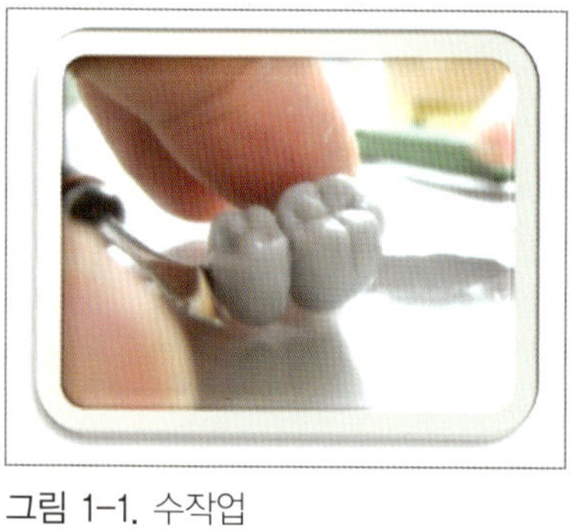

그림 1-1. 수작업

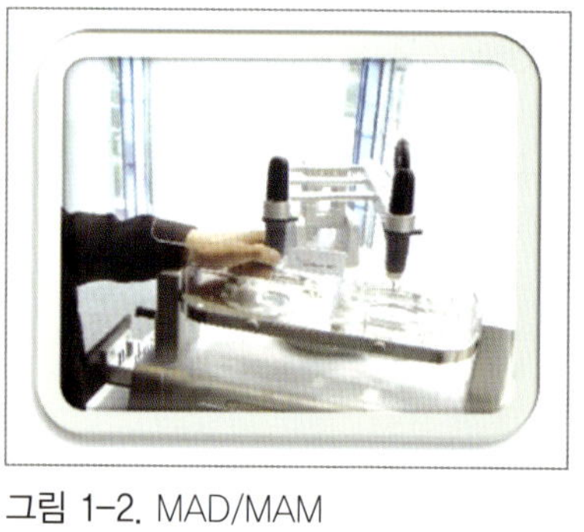

그림 1-2. MAD/MAM

최근에 금값의 상승과 심미보철을 원하는 환자들의 증가로 올세라믹의 소재인 지르코늄이 전치와 구치에 모두 사용 가능해지면서 보철물의 제작 패턴도 자연스럽게 컴퓨터를 이용한 CAD/CAM을 활용하여 디지털 치과보철기술로 전환하는 계기가 되었다.

이러한 CAD/CAM 기기는 일반 산업계에서 사용되어 1970년대 많은 제조업에서 캐드캠 (CAD/CAM-computer-aided design, computer-aided manufacturing)을 이용해 CAD에 의하여 컴퓨터 내부에 표현되는 모델을 작성하고, 이것을 CAM 에서 적용함으로써 진행하는 설계 · 생산 형식의 제품들이 나오게 되었다.

실제 치과보철물의 제작은 1986년 처음으로 CEREC이 최초의 치과용 CAD/CAM 장비를 생산하게 되었으며 임상에 적용하기 시작하였다(CEREC 그림 1-3). CAD/CAM system은 독일의 Sirona사의 디지털 장비 개발에 투자를 시작으로 급속하게 발전하게 되면서 최근 국내 치과보철물 제작을 위한 CAD/CAM 기기의 보급 확산으로 CAD/CAM을 활용한 기술이 치과 분야에도 적용되고 있다(국내산 캐드캠 기기 그림 1-4).

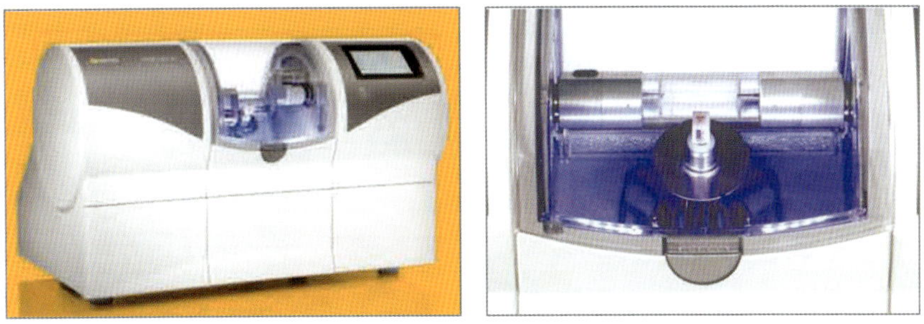

그림 1-3. CEREC

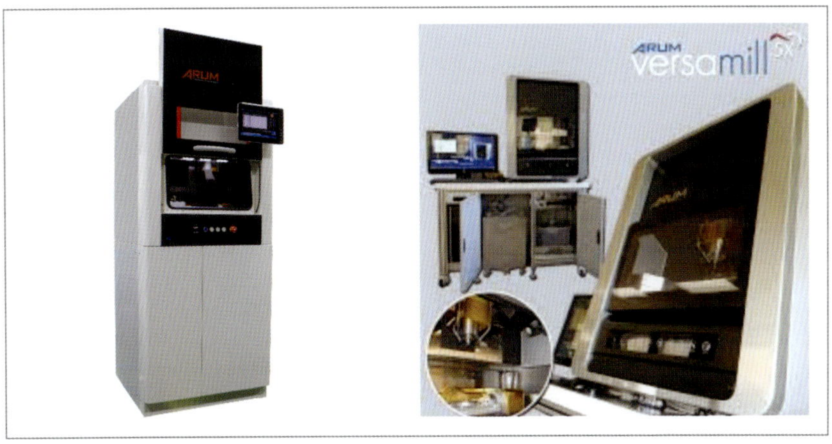

그림 1-4. 국내 캐드캠 기기(Arum)

CAD/CAM 기술을 활용하여 치과 치료에 관련된 Inlay, crown, crown & bridge 등 치과 치료에 필요한 보철물들을 보다 정밀하게 제작할 수 있게 된 것이다(그림 1-5. 6).

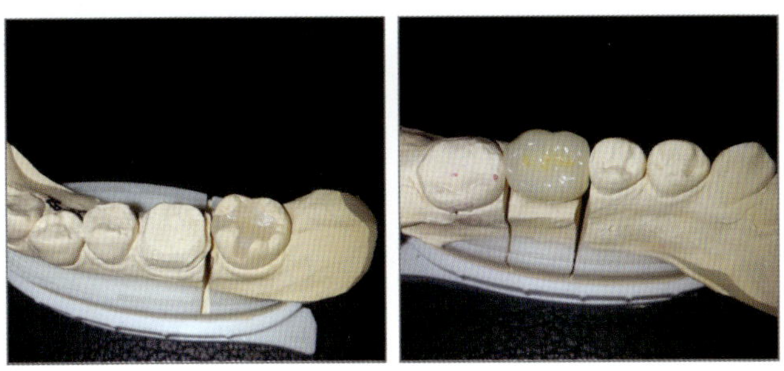

그림 1-5. Inlay, Crown

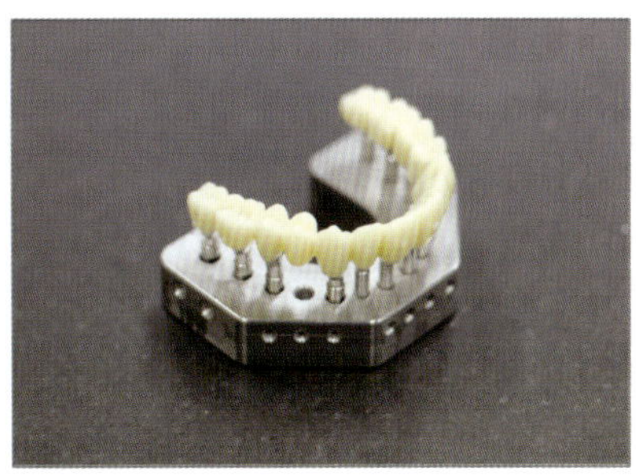

그림 1-6. Crown & Bridge

CAD/CAM 기술은 치과용 X-ray 장비에서 측정된 정보와 구강 스캐너로 수집된 정보를 통합 활용하여 발전하고 있으며 현재 치과용 CAD/CAM 시스템을 사용하여 기존의 복잡했던 아날로그식 수작업 공정을 탈피하여 치과 보철물 제작의 자동화가 가능하게 되었다.

CAD/CAM 장비로 치과 보철물을 제작할 경우 기존 수작업으로 3~4일씩 걸리던 제작 과정을 3시간 이하로 줄여주어 보다 빠른 치료가 가능해 졌기 때문에 치과의사와 환자들로부터 호평을 받고 있다(그림 1-7, 8).

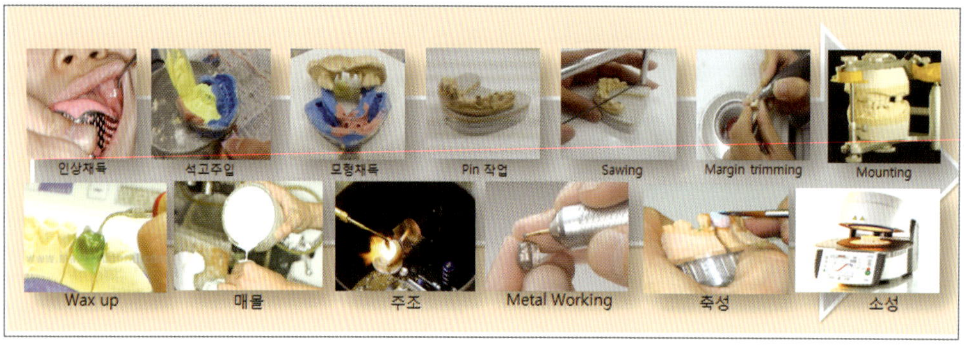

그림 1-7. 수작업 과정

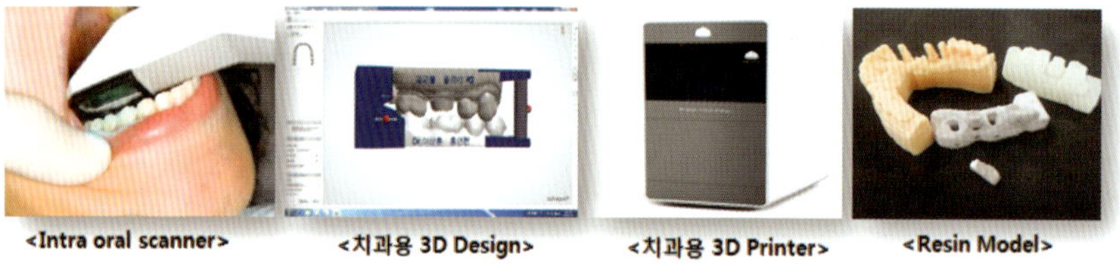

그림 1-8. 디지털 작업과정

치과용 CAD/CAM 기술이 치과계에 도입된 것은 60년대 초 임플란트의 소재로 순수 티타늄을 사용하게 되었고 티타늄은 주조하기가 쉽지 않아 최종 수복물을 만들기까지 많은 어려움이 있었다. 또한 상부 구조물의 제작에도 티타늄으로 제작하게 되어 다양한 기술개발과 연구에 의해 티타늄 블록을 깎아서 만드는 CAD/CAM 기술을 도입하게 되었다(그림 1-9).

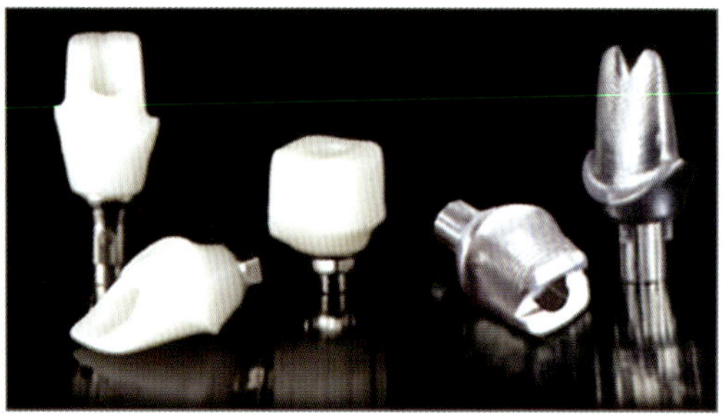

그림 1-9. Customized Abutment 맞춤형 지대치

독일 · 네덜란드 · 스위스 등 유럽의 많은 나라가 CAD/CAM 장비 개발에 뛰어들어 1980년대에 이미 많은

회사가 티타늄뿐 아니라 치과 영역에서 사용되는 금속 블록을 절삭 가공할 수 있는 CAD/CAM 장비들을 생산하고 있었다. 현재는 국산 CAD/CAM 장비의 개발로 기존의 외산 장비의 가격에 비해 저렴하고 성능도 우수하여 빠르게 디지털로 전환되고 있다.

GBI Research에 따르면, 전 세계적으로 치과 진단 의료기기 시장은 성장 추세이며 치과 진단기기가 디지털로 전환됨에 따라서 2016년에 이르러서는 2009년 시장의 2배로 성장하게 될 것이라고 예측했다. 따라서 치과 보철물 제작에 있어서의 디지털 전환율은 급속하게 진행될 것으로 예상된다(그림 1-3.4 치과용 CAD/CAM 시스템).

Source:Dental-CNC-Technic HEIZ

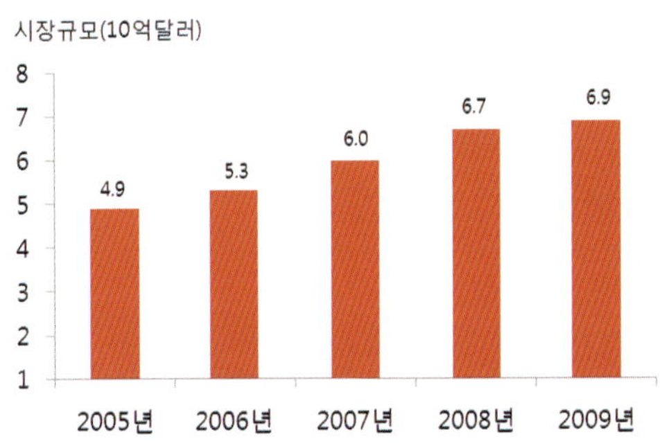

<세계 치과 의료기기 시장 추이>

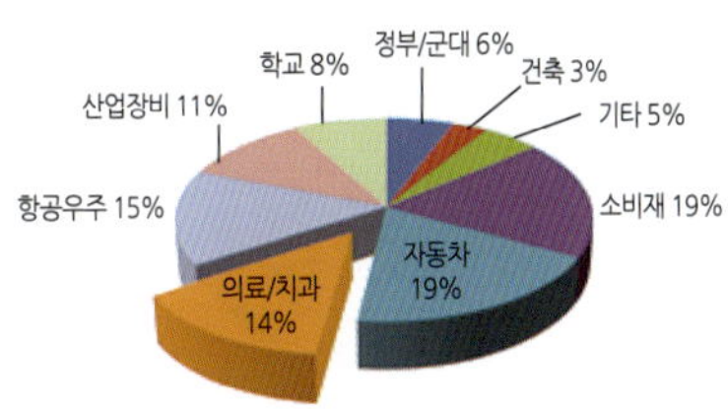

〈분야별 3D 프린터 활용 비중〉

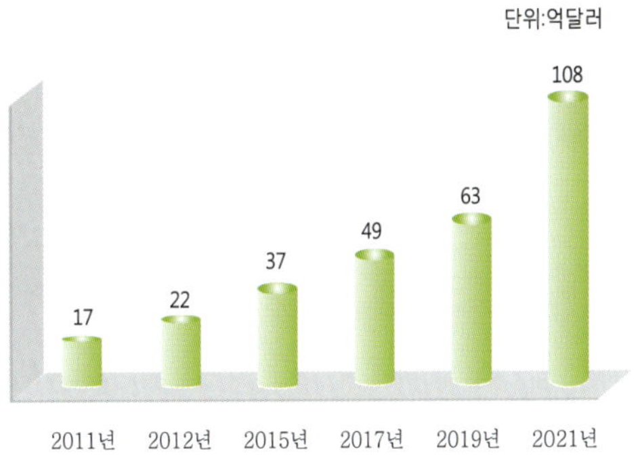

세계 3D 프린터 시장규모 전망

그림 1-10. Source:Dental-CNC-Technic HEIZ

2. 치과용 인상 시스템의 디지털화

최근 치아 정보의 디지털화 필요성이 치과 의료분야에서 요구되고 있으며 이는 지르코늄을 이용한 치아 보철물 제작, 치아 교정 장치물의 제작에서부터 법의학분야에서 신원파악, 미래의 치과치료를 위한 정보데이터까지 다양한 필요성이 대두되고 있다.

측정 비전문가도 쉽게 치과 인상(Dental Impression)을 디지털화할 수 있도록 원터치 방식의 치과 인상 자동측정 시스템 개발에 관심이 집중되고 있다.

이러한 치과용 인상 작업에서는 소프트웨어 측면에서는 측정공정계획(Measuring process plan)을 자동으로 수립 할 수 있는 지능형 공정계획 수립 모듈 개발과 측정도중에도 사각 영역(Blind area) 자동 인식을 할 수 있는 보완 모듈 개발의 발전이 급속히 이루어지고 있는 실정이다.

특히, 하드웨어 측면에서는 치과 인상의 특징 형상을 고려하여 최적화된 Multi-Axis Holder 및 초정밀 측정을 수행할 수 있는 백색광 기반 광확적 측정 메커니즘의 개발이 되어짐으로써 구강스캐너의 보급 확산이 빨라지고 있다(그림 1-11. 구강스캐너).

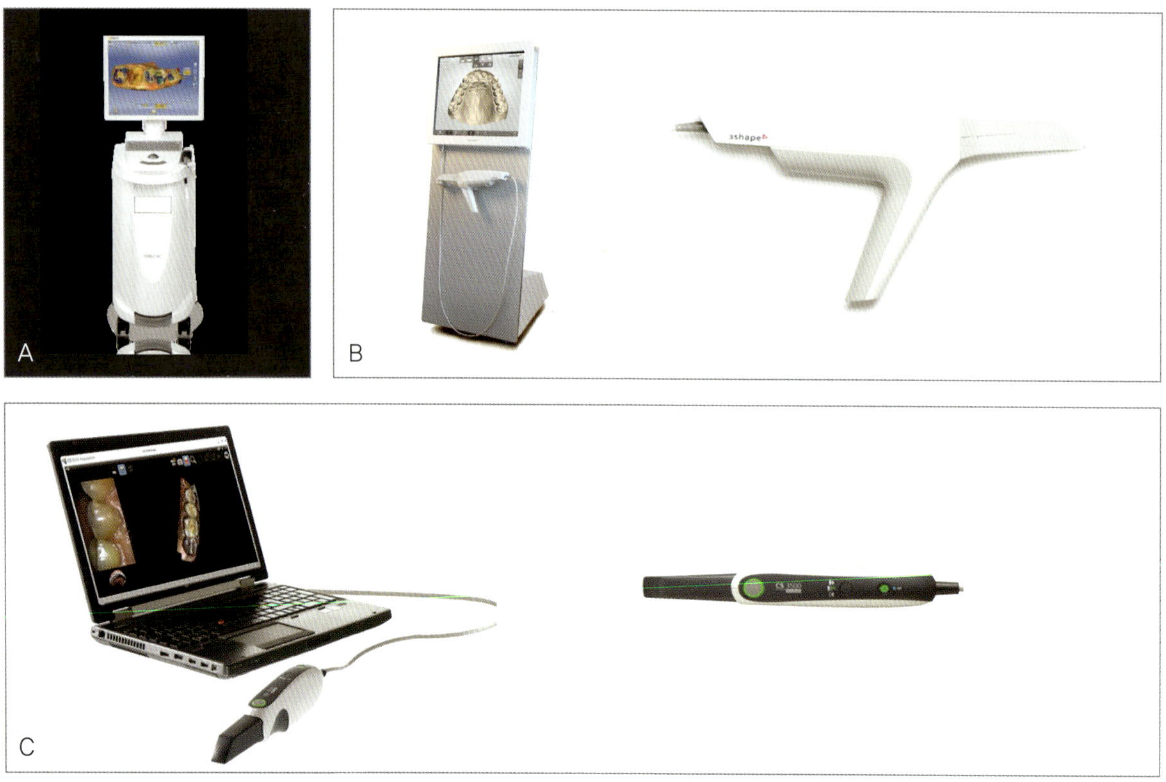

그림 1-11. A. CEREC 구강스캐너, B. 3 shape 구강스캐너, C. Carestream 구강스캐너

현재 사용되어지고 있는 치과용 인상 기법에서 구강스캐너의 전환은 치과전반의 기술적 혁신으로 이어져 치과 보철물의 제작은 환자 구강의 전송된 디지털파일 3D로 디자인하여 3D 프린터를 이용한 모형에서 적합 및 최종 보철물을 확인하는 제작방법으로 바뀌고 있다.

기존의 진료실의 인상 채득법과 구강스캐너를 통한 구강촬영을 비교해보면, 구강 내라는 어려운 환경과 정확하면서 고화질의 데이터를 얻어야 하는 구강스캐너의 한계 때문에 정확한 치과 보철물을 재현하는데 어려움이 있었으나 최근의 기술적 보완으로 정확도가 높은 보철물을 제작하고 있다. 그러나 아직까지는 구강 스캐너의 가격이 비싼편이며 모형 제작에 있어서 3D프린트의 가격 또한 무시 할 수 없는 실정이다.

3. Dental CAD/CAM 기기

치과용 CAD는 point. line. surface. solid로 나뉘는데 point는 특정위치를 지정하고 line은 두점을 연결하는 곡선을 surface는 형상과 넓이로 이루어진다. 입체인 solid는 mesh로 구분되어 사이를 채우는 형식의 디자인을 말한다.

치과용 CAM은 가공기(CNC), 공구(tool). 소재(materials)로 구성되어 가공기의 정밀성 재현에 중요한 역할을 한다.

CNC는 축으로 분류하며 3축, 4축 5축 가공기가 개발되어 치과 보철물의 디자인 형태에 따라 가공하고 있다. 3축은 직선축 3개로 되어 있고, 4축은 직선축 3개와 1개의 회전축이며 5축은 직선축 3개 회전축 2개로 구성되어 연속이동이 가능한 가공기이므로 정밀 가공이 가능하다. 따라서 NC milling은 수치제어가 계산되어 공구의 위치를 모형으로부터 계산해내고 그 수치테이터를 NC기계의 동작에 이용하여 milling이 이뤄진다.

치과용 CAM을 활용하기 위해서는 다양한 공구의 개발과 소재에 따른 공구 선택이 중요하다.

구강 스캐너의 활용으로 임시치관에 사용되는 레진이나 금속소부 도재관에 사용되는 soft metal, wax, 지르코니아, ceramic, 티타늄, 크롬코발트합금 등 그 형태도 가공기에 맞춘 디스크 형태, 육면체 사각형, 막대형으로 제조 판매되고 있다.

공구(tool) 형태도 지름의 크기와 소재에 따라 밀링부위 순서에 맞도록 선택 사용한다(그림 1-12. CAD/CAM 기기).

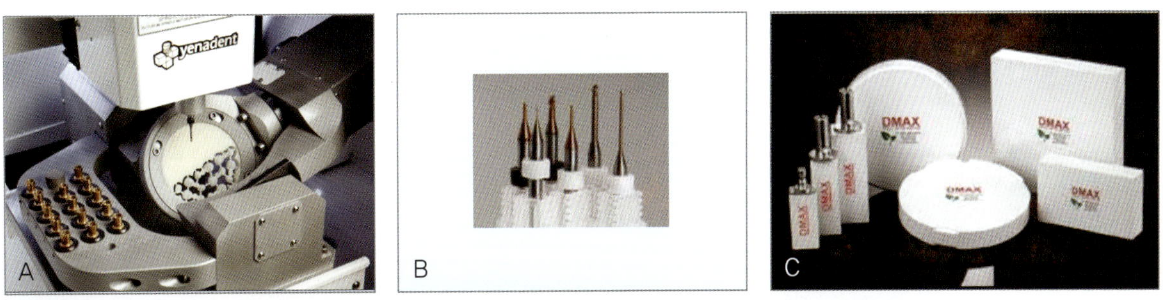

그림 1-12. A. Yenadent milling, B. Yenadent tool, C. DMAX Block

4. Dental CAD/CAM 관련 용어 정리

치과 캐드캠으로 치과보철물제작을 하게 된 것은 우리나라에서는 2000년 초부터 시작하여 2010년 이후에 급속하게 전환되어 치과의사나 치과기공사. 치과위생사들이 이해 할 수 있는 기본 용어들에 대한 이해가 필요하다.

I 캐드캠 (CAD/CAM)

Computer-aided design, computer-aided manufacturing

CAD에 의하여 컴퓨터 내부에 표현되는 모델을 작성하고, 이것을 CAM에서 이용함으로써 진행하는 설계 생산의 형식이다.

I CAE

Computer Aided Engineering

CAD로 작성한 제품모델을 컴퓨터 안에서 상세히 검토하고 그 데이터를 토대로 모델을 수정, 설계를 변경하기 위한 시스템. 말하자면 시제품을 컴퓨터 안에서 몇 번이고 만들어내는 것과 같은 일로써 시제품을 실제로 고쳐 만드는 수고를 덜 수 있어 신제품 개발기간의 단축이나 원가절감에 도움이 된다.

I CAT

Computer aided testing

제품 개발 과정에서 부품이나 제품의 각종 특성을 확인하기 위해 시험시 컴퓨터를 사용하는 시스템, 또는 제조 공정에서 제품 검사시 컴퓨터를 이용하는 시스템.

I CALS

CALS는 제품의 계획 설계 조달 생산 사후관리 폐기 등 전 과정에서 발생하는 모든 정보를 디지털화해 관련 기업 간에 공유할 수 있도록 하는 정보시스템을 말한다. 정보화 경영혁신과 비용을 절감하고 생산성을 높이기 위한 생산전략이다.

I CIM

Computer Integrated Manufacturing

컴퓨터에 의한 통합적 생산시스템을 뜻한다. 즉 컴퓨터를 이용, 기술개발, 설계, 생산, 판매에 이르기까지 하나의 통합된 체계를 구축하는 것이다.

I CNC

Computerized Numerical Control

컴퓨터에 의한 수치제어를 말한다. 마이크로컴퓨터를 내장한 수치제어 장치(NC). 유명한 것이 NC 공작기계이다. 여기에 내장된 NC장치는 부호화된 명령인 테이프의 정보를 스스로 판독, 공작기계 각 축의 운동제어 지령으로 바꾸는 역할을 한다.

DNC

Direct numerical control

1대 이상의 수치제어 기계의 NC 프로그램을 공통의 기억장치에 격납하여 수치 제어기계의 요구에 따라 필요한 프로그램을 그 기계에 분배하는 기능을 가진 수치제어 방식.

DWF

DWG 파일을 인터넷을 통해 타 업체 또는 외국으로 파일을 보내기가 쉽지 않다. 용량이 크기 때문에 인터넷으로 보내기 위해서 파일을 압축하는 것입니다.

DWG

오토캐드 파일을 저장할 경우에 기본적으로 생성되는 파일 확장자이다. 이 파일로 저장이 되어있는 경우 상위 버전에서는 하위 버전을 읽을 수 있으나 하위 버전에서는 상위 버전을 읽을 수가 없는 경우가 발생할 수 있다.

예를 들면 AutoCAD 2006 에서는 R12, 13, 14, 2000 등의 dwg을 읽을 수 있으나, R12에서는 R13, 14, 2000, 2004, 2006를 읽을 수 없다는 뜻이다.

DWT

Template 파일로 사용자가 미리 환경을 설정해서 사용하는 것이다.

Template

도형 인식에 있어서 미리 주어진 도형으로, 처리 대상도(圖)로부터 추출해야 할 것을 가리킨다.

DXF

Drawing exchange format

서로 다른 컴퓨터 지원, 설계(CAD) 프로그램 간에 설계도면 파일을 교환하는데 업계 표준으로 사용되는 파일 형식,. 도면 교환 형식이라는 뜻이다. 예를 들면 캐디안, 오토캐드 등으로 작업한 파일을 dxf로 저장하면 Photoshop, 3DMAX, FireWork, Flash 등 대부분의 그래픽 유틸리티에서 사용할 수 있게 된다.

FA

Factory Automation

공장의 생산기능을 구성하는 요소(생산기기, 반송기기, 보관기기 등) 및 생산행위(생산계획, 생산관리 등)를 통합화하여 종합적으로 자동화를 하는 것.

FMS

Flexible Manufacturing System

공장자동화(Factory Automation)의 기반이 되는 시스템화 기술이다. 여기서 자동화란 전기적 명령어 시퀀스(릴레이, PLC), 마이크로프로세서 또는 컴퓨터에 의해서 제어되는 기기, 수치제어 가공기, 자동조립기, 로봇, CAD/CAM 등의 자동화 기기와 이를 이용하여 생산성과 유연성을 높일 수 있도록 하는 생산 공정의 시스템화를 의미한다.

FORMAT

데이터의 저장이나 전송시의 구성 방법. 특히 자료를 파일로 저장할 때 그 파일의 구조를 뜻함.

IGES

Initial Graphics Exchanges Specification

이 기종 자동화 시스템 간에 제품 모델을 교환하는 목적으로 사용된다. 초기의 IGES는 2차원 공학 도면을 이 기종 CAD 간에 교환하는 목적으로 개발되었으나, 그 범위가 확대되어 현재는 3차원 제품 모델을 교환하는 목적으로 널리 사용되며, 앞으로는 Step으로 점차 대체될 예정이다.

Copy millling

나무나 석고 등으로 실물 모형을 제작하고 밀링기계의 끝인 tracer(보통 구형태)로 실물모형을 따라가게 함으로써, 절삭공구인 ball-endmill의 움직임을 제어한다.

NC milling

수학적으로 계산된 모형으로부터 공구의 위치를 계산해 내고, 이 수치데이터를 NC 가공기계의 동작제어(CAM에서 출력된 데이터)에 이용함으로써 milling이 이루어진다.

가공 패턴의 종류

CAD/CAM 가공 시의 패턴은 다음과 같이 구분된다.

황삭가공은 소재 외곽의 불필요한 부분을 제거하는 가공 형태를 말한다.

황삭가공 후 남은 부분에 대하여 추가로 황삭 가공을 할 수 도 있는데 이는 황잔삭 가공이라고 한다.

정삭가공은 모델 형상과 같도록 두께 값이 없게 패턴을 적용하는 가공을 말하며, 공구에 무리가 생길 수 있어 정삭가공이 어려운 두꺼운 부분을 대상으로 두께 값을 적용하여 시행하는 형상가공을 중삭 가공이라고 한다 .

정잔삭 가공은 모서리 부위의 잔삭 가공을 말하며, 정삭 후 모서리에 남은 부분을 마무리하는 가공이다.

Ⅱ. Intra oral scanner (구강 스캐너) 및 3D Printer의 종류 및 특징

1. Intra oral scanner
2. 3D Printing의 개요
   1) 개념
   2) 3D Printing의 개발 연혁
   3) 3D printer를 이용한 덴탈 어플리케이션
   4) 3D Printing 주요 기술 방식
   5) 작동원리
   6) 3D 프린팅 과정
3. 3D Printer 의 종류 및 특징
   1) 3D Printer의 종류
   2) 3D 프린팅 주요 기술의 방식별 특성 비교
   3) 3D 프린트 기술 유형
4. Trios scan 제작 메뉴얼
5. CS 3500 구강스캐너 사용방법 및 활용
   1) CS 3500 특징
   2) CS 3500 사용방법
   3) 스캐너의 구조
   4) CS 3500 상단
   5) 구강스캐너 사용범위
   6) 구강스캐너 촬영 시 주의사항
   7) 촬영 접근 방법
   8) Inlay 촬영 시 알아 둘 것
   9) Crown 촬영 시 알아 둘 것

II. Intra oral scanner(구강 스캐너) 및 3D Printer의 종류 및 특징

1. Intra oral scanner

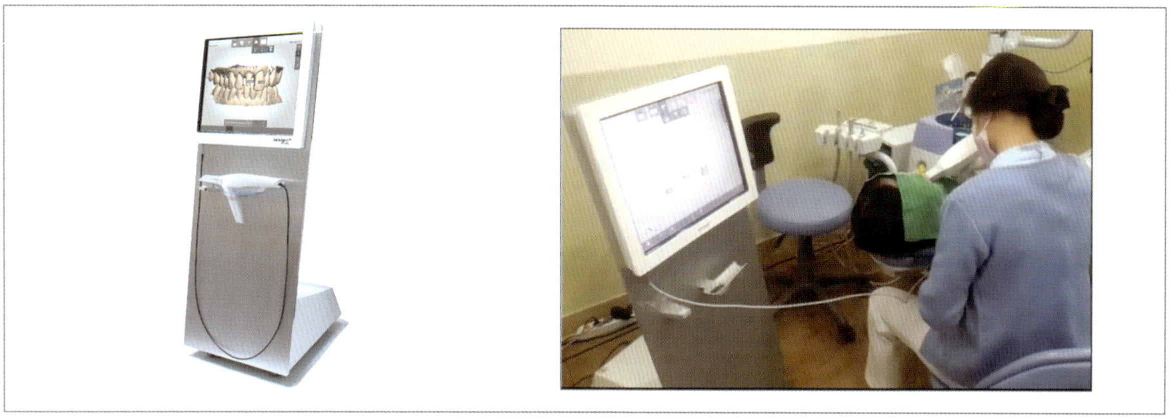

그림 2-1. 3 shape

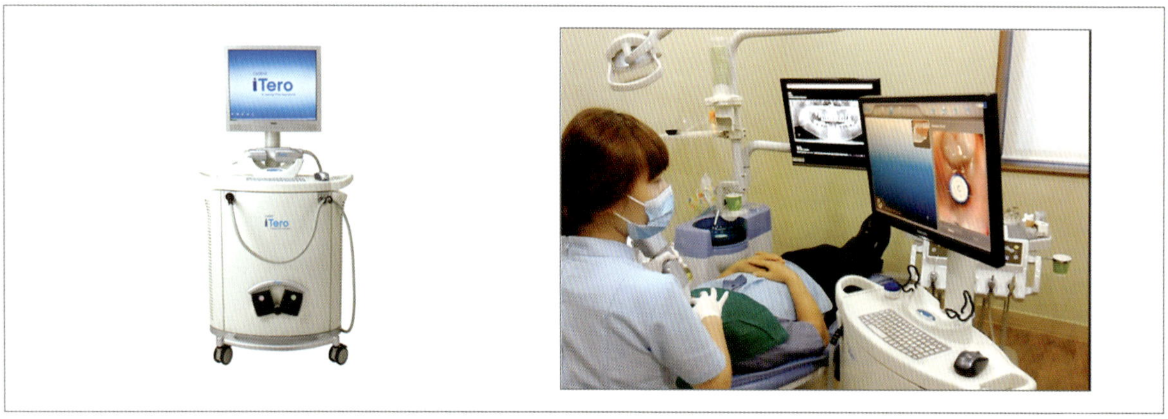

그림 2-2. I-Tero

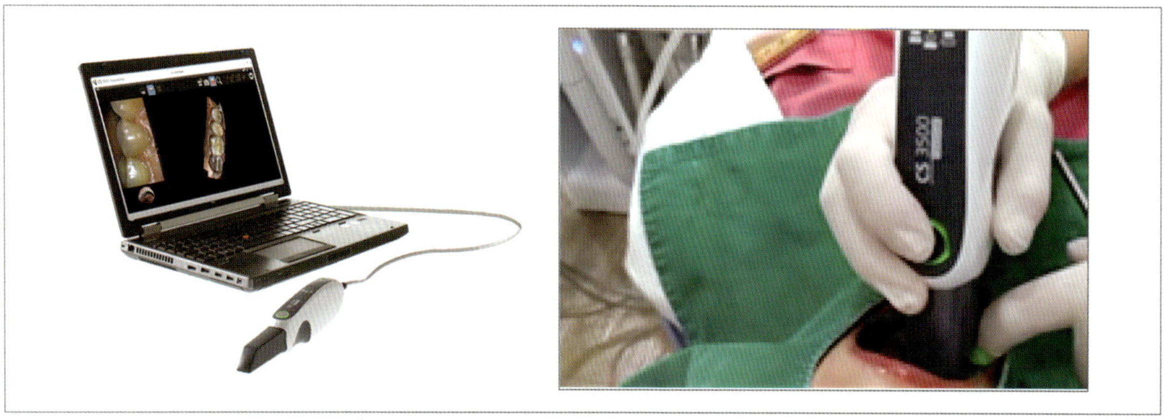

그림 2-3. CS 3500

2. 3D Printing의 개요

1) 개념

일반적으로 사무용이나 가정용으로 사용하는 프린터가 평면으로 된 2D 개체를 스캔, 복사, 출력하는 것처럼 3D 프린터는 3D로 디자인 된 정보를 입력받아 입체적인 형태로 출력한다. 3D 프린터는 디지털로 된 도면을 이용해 비교적 간편하게 입체적인 물체를 만들어 낸다.

디지털 디자인 데이터를 사용하여 레이어를 적층하는 방식으로 3차원의 물체를 만들어내는 프로세스를 Additive manufacturing이라고 한다.

재료를 자르거나 깎는 방식의 전통적인 생산방식을 Subtractive manufacturing(절삭가공)이라 하는 반면, 3D 프린팅은 새로운 층을 겹겹이 쌓는 방식이기 때문에 Additive manufacturing(적층가공)이라 한다.

3D 도면을 작성할 수 있는 3D 캐드와 같은 프로그램을 통해 3D도면을 그린다. 처음부터 모형을 창작하기도 하지만 템플릿을 이용해 기본 형태를 수정하여 만들기도 한다. 일부 3D 프린팅 서비스 기업에서는 일반인들도 쉽게 3D 도면을 만들 수 있는 도구를 온라인 상에서 제공한다. 또한 도면을 그리지 않고 3D 스캐너만을 이용하거나 사진을 찍어서 기계적인 방법으로 3D 도면을 형성하기도 한다.

이미 산업계에서는 3D 프린터를 제조 과정에서 일부 활용하고 있으며, 최근에는 10만원대 부터 백만원 대의 저렴한 개인용 3D 프린터가 소개되면서 대중적으로 많이 알려지기 시작했다. 3D 프린팅하는 재료에 따라서 제작 방식도 달라지는데, 분말 형태의 재료를 레이어로 가열하여 응고시키는 방식은 정밀성이 높고, 고체 재료를 녹여서 적층하는 방식은 비용이 적게 들어서 가장 많이 사용된다. 그 외에도 다양한 방식의 3D 프린터가 있다.

3D 프린팅하는 소재는 고무, 나일론, 플라스틱, 스테인레스 스틸, 티타늄에 이르기까지 매우 다양하다. 또 몇 가지 재료를 혼합해서 3D 프린팅할 수도 있다. 3D 프린팅하는 것은 일반적인 상품만 가능한 것이 아니다. 신체 장기를 인쇄할 때는 세포를 3D 프린팅 재료로 사용하기도 하며, 식재료를 이용하여 음식을 프린팅하기도 한다. 3D 프린팅한 제품은 별도로 접합할 필요 없이 조립된 채로 출력할 수 있다.

2) 3D Printing의 개발 연혁

연 도	분 야	비 고
1984	제조업	3D프린팅 기술(Stereolithography) 발명
1992	제조업	SLA(Stereolithographic apparatus) 개발
1999	의학	장기보조기구를 3D 프린터로 제조
2002	의학	소형 신장을 3D 프린터로 제조
2005	DIY	오픈 소스 프로젝트인 RepRap Project 발족
2006	제조업	SLS(Selective Laser Sintering)기술 개발
2008	DIY	RepRap Project에서 첫 자가복제 3D 프린터 Darwin 개발
	DIY	Shapeways의 공동창조 시범서비스 출시
	의학	맞춤형 의족을 3D 프린터로 제조
2009	DIY	3D 프린터를 직접 만들고 제품을 제조할 수 있는 DIY Kit 출시
	의학	혈관을 3D 프린터로 제조
2011	항공공학	무인비행기를 3D 프린터로 제조
	자동차	자동차를 3D 프린터로 제조
	보석류	3D 프린터의 제조 재료로 금과 은 제공
2012	의학	맞춤형 턱을 3D 프린터로 제조

3) 3D printer를 이용한 덴탈 어플리케이션

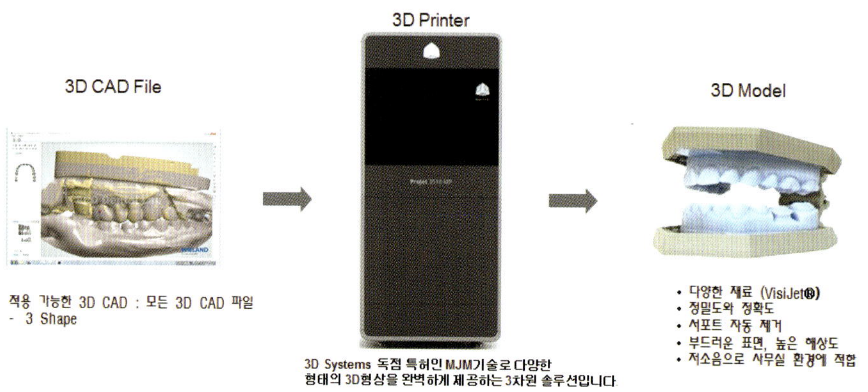

그림 2-4

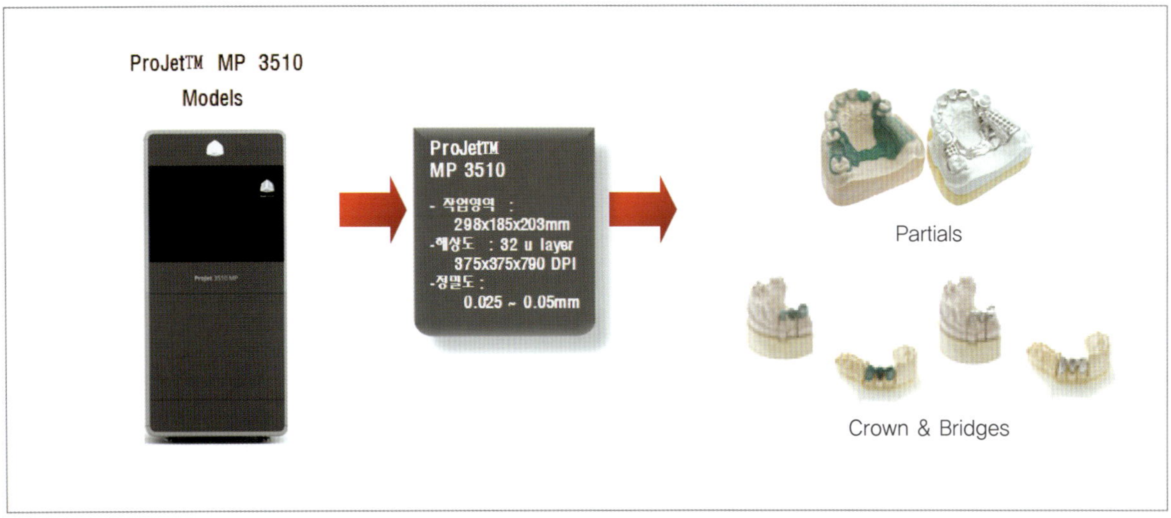

그림 2-5

다양한 구강스캐너 및 모델스캐너와 호환이 가능하며 수치 정밀도는 ±0.025, 반복 정밀도는 ±0.020으로 하며, 제작 사이즈는 296x185x203mm일 때 왁스코핑은 약 200개 제작시 약 2시간 30분이 소요되며, 전악 모형 18개를 제작할 경우는 4시간이 소요된다. 또한 후처리 공정이 약 30분 정도로 간소하며, 투명교정 전용 모델 출력에 적합하다.

▶ 3D printer를 이용한 덴탈 어플리케이션 (제작 case)

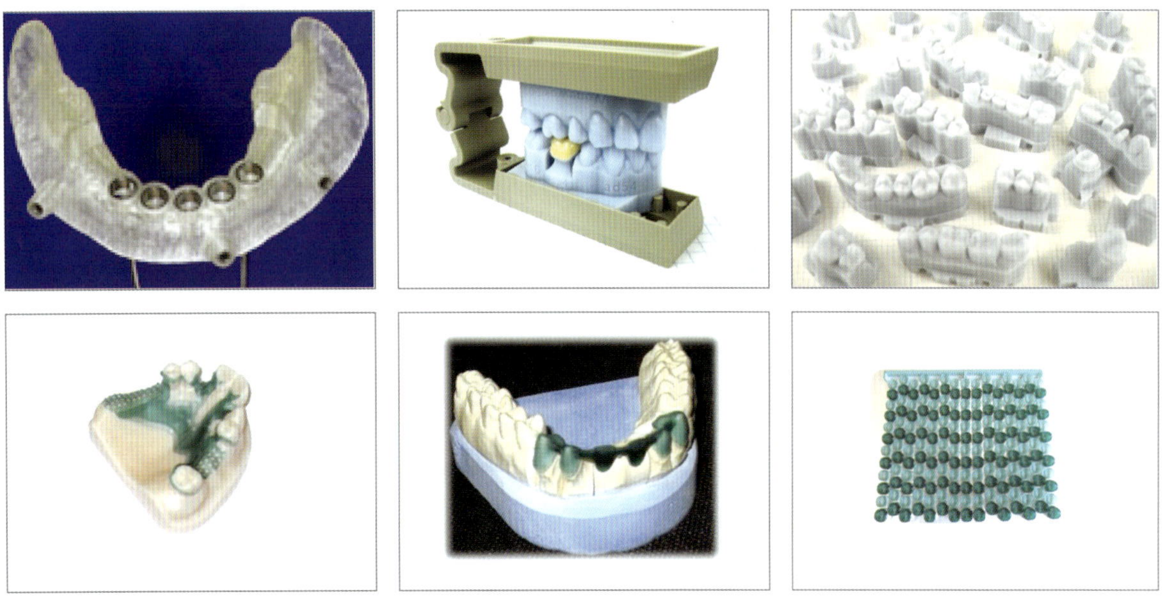

그림 2-6

4) 3D Printing 주요 기술 방식

분류	기술명	원 리	특 징
액체 기반	SLA (Stereolithography) Apparatus	- 저전력, 고밀도의 UV 레이저를 이용 - 빛을 조사하여 고체의 폴리머 액체에 디자인된 모양대로 레이저를 쏘아 얇은 막을 생성함. - 막이 형성되면 표면을 매끄럽게 하여 칼날 같은 것으로 표면을 다듬게 됨. - 받침대는 막이 완성되면 하나씩 모형을 아래로 내리며 수평을 유지함. - 층을 쌓아올려 형체가 완성되면 완전한 고체로 굳히는 과정을 거침.	- 찰스 헐(Charles Hull)에 의해 고안되어 1988년 3D Systems에 의해 도입됨. - 가장 널리 쓰이는 기술임 - 정확하고 세부적인 모형 제작 가능. - 액체 형태의 포토폴리머(Photopolymer)플라스틱을 원료로 사용함. - 중간 정도의 조형 속도
파우더 기반	SLS (Selective Laser Sintering)	- SLA 방식은 다른 프린팅방시과 유사한 과정으로 파우더 형태와 폴리머. 메탈 원료에 레이저로 고형화시켜 생성함. - 막이 형성되면 파우더를 얇게 뿌리고 레이저를 쏴서 새로운 막을 형성. - 플라스틱 폴리머로 층층이 쌓아 올리면서 모형이 완성. - 메탈 원료는 메탈 파우더로 플라스틱이 얇게 도포하여 레이저로 막을 형성하여 900도 이상의 용광로에 모형을 넣어 플라스틱 막을 분해시키고 금속을 침윤시켜 결합함.	- University of Texas System 연구진에 의해 개발됨. - 나일론, 유리섬유, SOMOS, 트루폼과 같은 다양한 원료와 함께 금속성 원료를 사용할 수 있다는 장점이 있음. - 조형 속도 빠름.
고체 기반	FDM (FUsed Deposition Modeling)	- 고체 필라멘트는 플라스틱, 왁스 원료가 노즐로 분사되어 얇은 막을 형성. - 노즐은 플라스틱을 고열로 발산하며,노즐을 통과하여 경화되면서 아래 부분에 층층으로 쌓이게 됨.	- 미네소타의 Stratasys사에 의해 개발됨 - ABS, 폴리아미드, 폴리카보네이트, 폴리에틸렌, 폴리프로필렌, 왁스 등 여러 형태의 원료 사용가능. - 조형 속도 느림.
선형 기반	반 중력 객체 모델링 (Anti-gravity Object Moedling)	- '반 중력 객체 모델링(Anti-gravity Object Moedling)' 방식은 서포트 구축이 필요없이 공간에서 조형을 할 수가 있음. - 방식은 사용자의 기술력으로 모든 곡선과 직선을 만들어낼 수 있음.	- '카탈로니아 아키텍쳐 연구소(Institute for Advanced Architecture of Catalonia, IAAC)'와 '네덜란드 요리스 라만 스튜디오'의 '페트르 노비코브,사사 요비크' 간의 협업으로 개발됨. - 기존 3D 프린터(FDM 등)에서 사용되는 열가소성 수지를 사용.

자료 : IRS Global, 3D 프린팅 시장, 기술 전망과 국내외 참여업체 사업전략, 2013

5) 작동원리

3D 프린팅의 기본 원리는 얇은 막을 쌓아올려 입체적인 형태를 가진 물체를 생성시키는 것으로, 입체적인 물체를 미분하듯이 가로로 매우 얇게 잘라 분석하고, 이러한 얇은 막을 한 층씩 바닥부터 꼭대기까지 쌓아서 물체의 형태를 완성하게 된다.

3D 프린팅에 쓰이는 재료는 분말, 액체, 실의 형태가 있으며, 이를 녹여 얇은 막을 무수히 쌓아 올려 물체를 만드는 방식이다.

- 3D 프린터에 들어있는 액체 재료는 빛을 받으면 고체로 변하는 플라스틱(광경화성 플라스틱)인데, 설계도에 따라 액체 재료가 담긴 용기 위에 프린터 헤드에서 나오는 빛을 쪼이면 원하는 모양을 그리고, 빛을 받으면 액체 표면이 굳어 하나의 층이 된다.

- 한 겹씩 쌓아 올리는 대신 커다란 덩어리를 둥근 날로 깎아 물건을 인쇄하는 프린터도 있는데, 이 방식은 층을 쌓아 올리는 방식에 비해 곡선 부분이 매끄럽다는 장점이 있지만 컵처럼 안쪽으로 들어갔거나 복잡한 모양을 만들 수 없다는 문제가 있다.

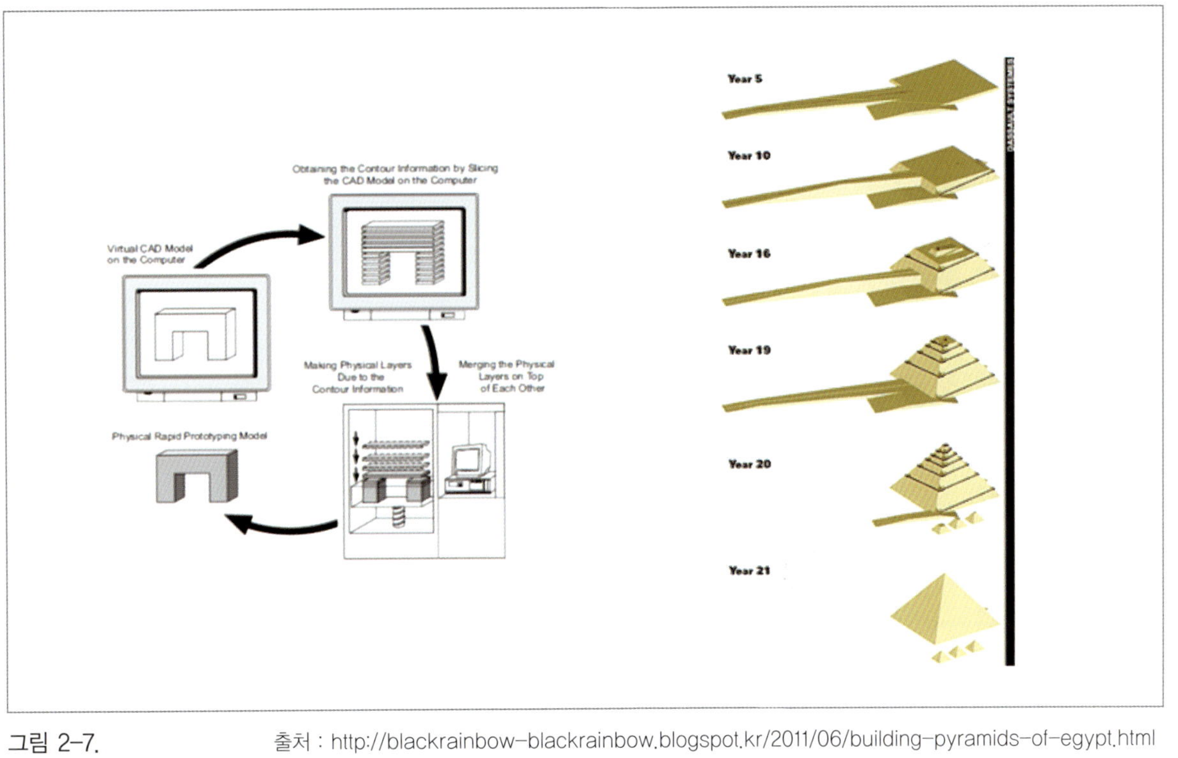

그림 2-7. 출처 : http://blackrainbow-blackrainbow.blogspot.kr/2011/06/building-pyramids-of-egypt.html

6) 3D 프린팅 과정

1. 3D 물체의 설계 도면을 만드는 모델링
2. 원료를 쌓아 올려 물건을 실제로 만들어내는 프린팅
3. 프린트된 물체를 굳히거나 표면 처리를 하는 마무리 단계로 구분된다.

(1) 모델링 : 모델링 과정에서는 CAD와 같은 컴퓨터 그래픽 설계 소프트웨어나 3D 프린터에 번들로 동봉된 전용 프로그램을 이용해 물체의 모양을 3차원으로 구성하게 된다. 산업 현장에서 제품 디자인에 주로 사용되는 CAD로 만들어진 데이터는 3D 프린터에서 사용되는 STL 파일 포맷으로 변환되어야 한다. STL 파일은 3D 모델 표면을 무수히 많은 삼각형들의 집합으로 쪼개 각 꼭짓점들의 위치 데이터를 저장하고 있다.

(2) 프린팅 : STL 파일을 3D 프린터에서 불러들이면 3D 모델을 가로 방향으로 무수히 많은 얇은 막으로 쪼개어 데이터를 분석하게 되며, 재료를 세팅한 후 조정을 시작하게 된다.

(3) 마무리 : 사용된 재료에 따라 차이가 있지만, 조형이 완료되면 완성물의 주변에 붙어 있는 찌꺼기나 부산물들을 제거하고 광경화 플라스틱의 경우 완전히 단단해질 때까지 굳히는 과정을 거친다. 경화 과정이 끝나면 표면 청소와 매끄럽게 만드는 작업, 코팅이나 페인팅 과정을 거쳐 최종 결과물로 완성하게 된다.

▶ 3D printer를 활용한 (시)제품 제작 과정

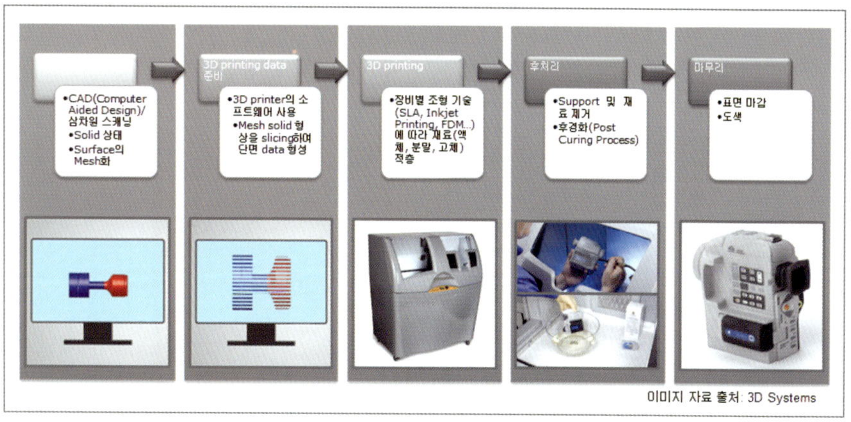

이미지 자료 출처: 3D Systems

그림 2-8.

3. 3D Printer의 종류 및 특징

1) 3D Printer의 종류

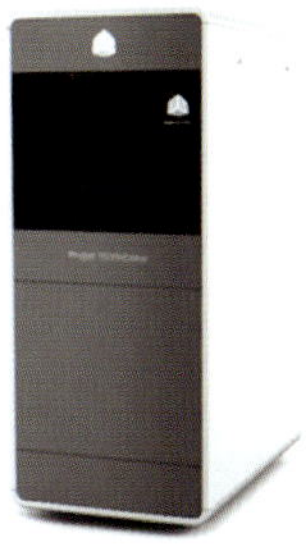	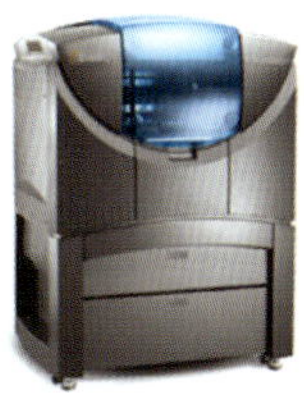	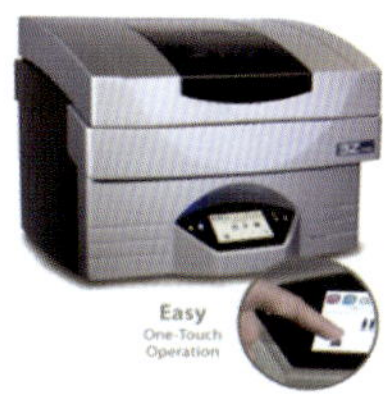
3D Systems(미국) Projet 3500 HDMax Optical Type(광학식)	Objet(이스라엘) Objet EDEN Optical Type(광학식)	Solid-scape(이스라엘) 3Z pro Optical Type(광학식)
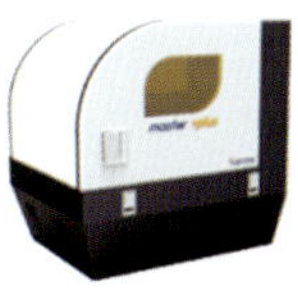	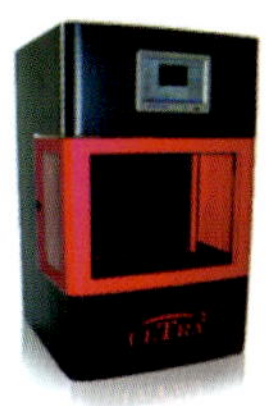	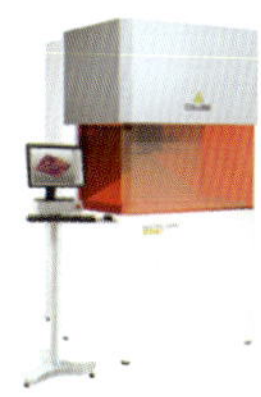
Carima(대한민국) Master Plus M Optical Type(광학식)	Envisiontec(독일) Ultra 2 Optical Type(광학식)	DWS Lab(이탈리아) DW 028D Laser Type

그림 2-9.

2) 3D 프린팅 주요 기술의 방식별 특성 비교

구분	정밀도	표면마감	재료강도	색상 재료	투명 재질	유연성 재료
액체 기반 방식 (SLS)	우수	우수	보통	가능(제한적)	가능	가능(제한적)
파우더 기반 방식 (SLS)	보통	우수	매우우수	불가능	불가능	불가능
고체 방식 (SLS)	떨어짐	떨어짐	우수	가능(제한적)	불가능	불가능

3) 3D 프린트 기술 유형

구분	기술	재료
압출 적층 (Extrusion)	FFF : Fused Filament Fabrication	열가소성 플라스틱류(PLA, ABS), HDPE, 나일론, 래이우드, 공정반응 금속류, 식재료
	FDM : Fused Depositon Modeling	
	PJP : Plastic Jet Printing	
와이어(Wire)	EBF3 : Electron Beam Freeform Fabrication	모든 합금류
분말(Granular)	DMLS : Direct Metal Laser Sintering	모든 합금류
	DMT Laser-aided Direct Metal tooling	모든 합금류
	EBM : Electron Beam Melting	티타늄 합금
	SHS : Selective Heat Sintering	열가소성 플라스틱류 분말
	SLS : selective laser Sintering	열가소성 플라스틱류 분말, 금속류 분말, 세라믹 분말
	PBP(3DPTM) : Powder Bed and injet head 3d Printing	플라스터
	PP : Plaster-based #D Printing	플라스터
라미네이트 (Laminated)	LOM : Laminated Object Manufacturing	종이류, 금속류 호일, 플라스틱 필름류 포토폴리머(광 중합체)
광 경화 (Light polymerised)	SLA : Stereo LIthography Apparatus	포토폴리머(광 중합체)
	DLP : Digital Light Processing	
	Polyjet : Photopolymer jetting	
기타	MJM : Multi Jet Modeling	무독성 열가소성 플라스틱류
	SCP : Smooth Curvature Printing	

자료 : http://xyzist.com

4. Trios scan 제작 매뉴얼

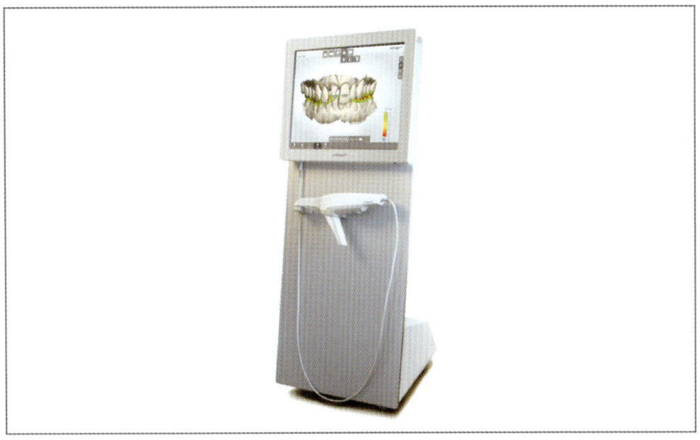

그림 2-10.

• 기존의 실리콘 인상 방식과 달리 디지털 촬영방식으로 3D 형태로 구강환경을 재현

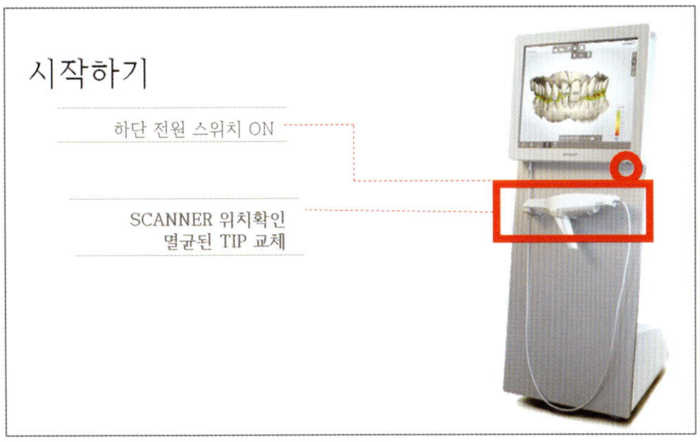

그림 2-11.

〈트리오스 on/off〉

• 트리오스 시작하기 위해 오른쪽 모니터 하단 쪽으로 전원을 끄고 켤 수 있는 스위치가 있다.

• Trios기계도 컴퓨터로 구성이 되어있어 오랜 시간 켜두면 열이 발생하므로 사용하지 않을 때는 전원을 꺼두는 것이 좋다. 그리고 항상 올바른 위치에 스캐너가 있는지 확인을 하고 사용하기 전 멸균된 팁으로 교체를 해서 준비한다.

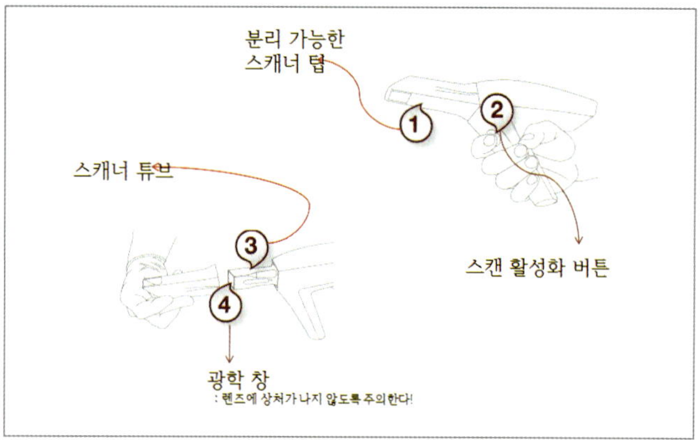

그림 2-12.

〈scaner tip〉

- 스캐너 팁 부분은 일단 분리가 가능하도록 되어있어 환자마다 멸균된 팁으로 교체해서 사용이 가능하다. 그리고 스캔을 시작하고 종료할 때 손잡이에 있는 활성화 버튼을 눌러 스캔을 시작하고 종료할 수 있어 편리하다. 스캔을 처음 시작할 때는 시작 전 먼저 환자 구강 내에 위치시킨 후 활성화 버튼을 눌러 스캔을 시작하는게 좋다. 스캐너 팁을 빼면 스캐너 튜브가 보이고 그 앞에 광학 창 렌즈가 보인다.
- 렌즈는 상처나 기스가 가지 않도록 관리에 주의해야하고 깨끗하게 항상 관리가 되어있어야 좋은 스캔을 얻을 수 있다. (매일 아침 광학창을 극세사로 부드럽게 닦아서 관리)

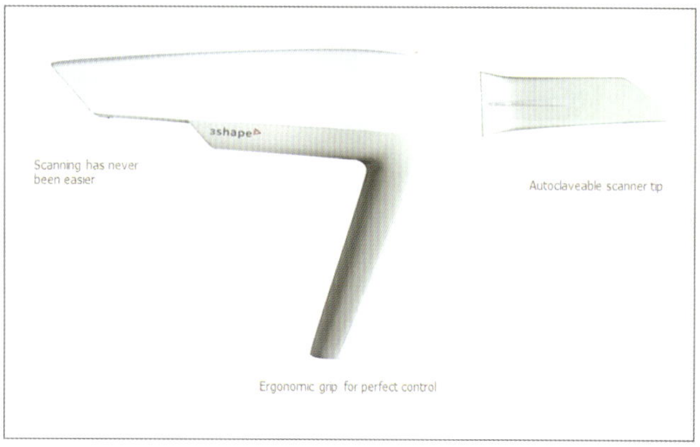

그림 2-13.

〈스캐너〉

- 스캐너를 살펴보면 먼저 팁은 예전의 iTero와는 달리 멸균가능한 팁으로 구성되어 있다. 그리고 권총 모양으로 생겨서 잡기 좋은 형태로 되어있으며 기존의 iTero와 비교해서도 훨씬 더 가벼워 손목에 무리가 덜 가도록 되어 있다.

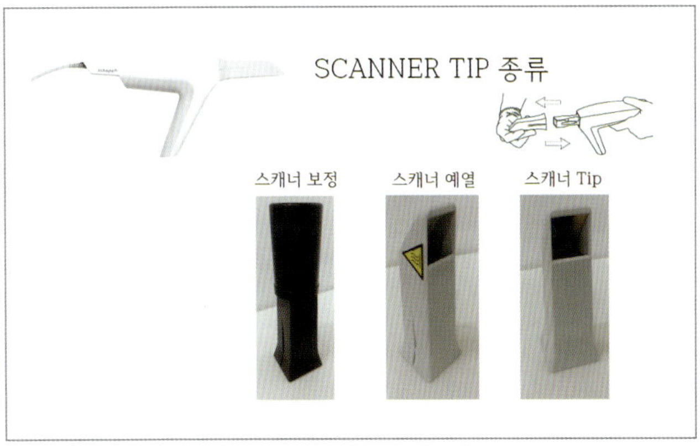

그림 2-14.

〈스캐너 팁의 종류〉

- 스캐너 보정용
  매일 아침 스캐너 보정을 하는 것은 깨끗하고 정밀한 스캔을 얻기 위해 시행함
- 스캐너 예열
  구강안과 실온의 차이로 인한 습기 방지를 위해 스캔 전 미리 예열을 함
  권장사항은 10분 전 먼저 예열
- 촬영용 스캐너 팁
  스캔 시 사용되는 스캐너 팁

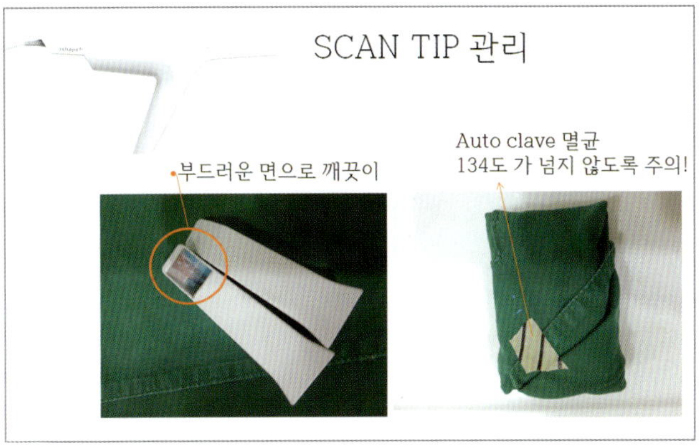
SCAN TIP 관리
부드러운 면으로 깨끗이
Auto clave 멸균
134도 가 넘지 않도록 주의!

그림 2-15.

〈스캐너 팁의 관리〉

- 스캐너 팁에 보면 반사되는 반사판이 있다. 이 창을 통해서 스캔이 인식되기 때문에 항상 부드러운 면으로 깨끗이 청소한다. 만약 창이 손상되었거나 기스가 나있으면 상이 왜곡되거나 깨끗하게 나오지 않기 때문에 상처가 난 팁은 폐기처분 하면 된다.
- 소독포에 싸서 멸균을 시행하되 이때 멸균온도가 134도 이상이 되지 않도록 조절하고 5분간 가압 멸균을 한다. 오토클레이브에 보면 멸균시간과 온도를 선택할 수 있다. 그래서 가압멸균 5분, 드라이 10분 상태로 선택을 해서 소독을 시행하면 된다.

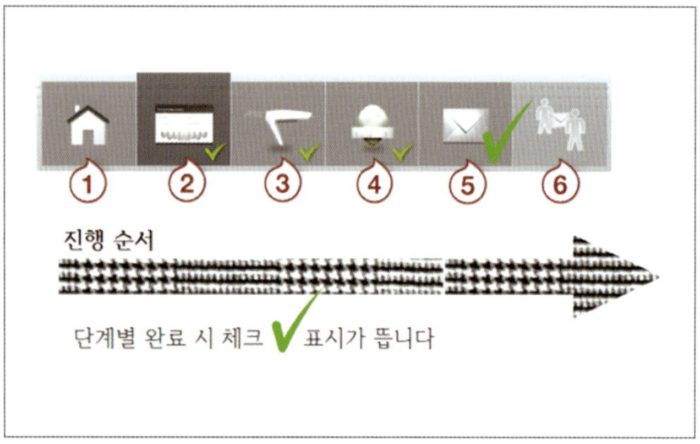

그림 2-16.

〈iTero 스캔의 진행순서〉

- 순차적으로 진행하는 과정에서 단계별로 완료되면 체크 표시가 뜨는데 항상 이 체크 표시를 확인하고 다음 단계로 진행한다.

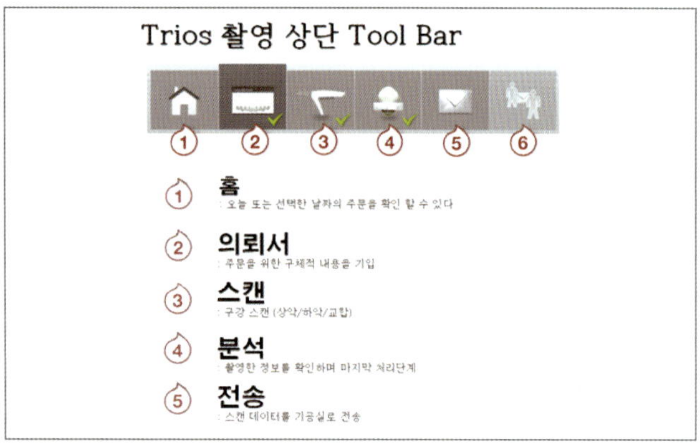

Trios 촬영 상단 Tool Bar
1
2
3
4
5
6
1 홈
: 오늘 또는 선택한 날짜의 주문을 확인 할 수 있다
2 의뢰서
: 주문을 위한 구체적 내용을 기입
3 스캔
: 구강 스캔 (상악/하악/교합)
4 분석
: 촬영한 정보를 확인하며 마지막 처리단계
5 전송
: 스캔 데이터를 가공실로 전송

그림 2-17.

〈Trios 촬영 상단 Toor Bar〉

① 홈 - 선택된 요일에 대한 처방지시 Session이 있는 달력을 연다. 처방지시를 검색하고 Trios를 구성할 수 있다.

② 처방지시 양식 - 처방지시를 만들고 처방지시 세부 정보를 지정하기 위해 처방지시 양식을 연다.

③ 스캔 - 디지털 치형을 얻기 위해 스캔 창을 연다.

④ 분석 - 치형 검색을 검사하고 검증하기 위해 특수 도구가 있는 창을 연다.

⑤ 전송 - 처방지시를 연구소로 전송할 수 있는 양식을 연다.

⑥ 3Shape Communicate - 연구소와 설명을 교환하고, 보낸 처방지시를 보고, 시각적 검사 및 승인을 위해 연구소에서 3D 모델 디자인을 받을 수 있는 창을 연다.

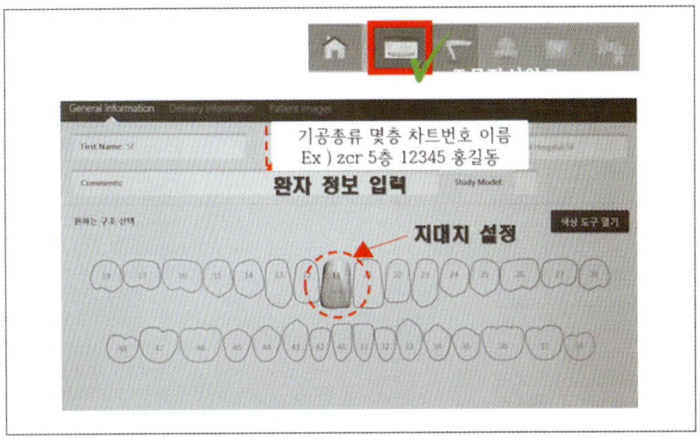

그림 2-18.

〈주문서 작성〉

- 먼저 환자분이 오시면 제일 처음해야 할 것은 주문서 작성하는 것이다.
- 주문서 작성칸으로 넘어오면 다음과 같은 화면이 뜬다.
- 여기서 last name 칸에 필요한 정보를 입력한다.
- 주문시 확인할 사항은 두 가지이다.

  ① 환자 정보 (기공종류/몇층/차트번호/성함)

  ② 지대치 설정 (Inlay, Crown 구분없이 입력)

  지대치까지 작성하면 초록색 체크 표시가 뜬다.

  ③ 주문서 작성 완료.

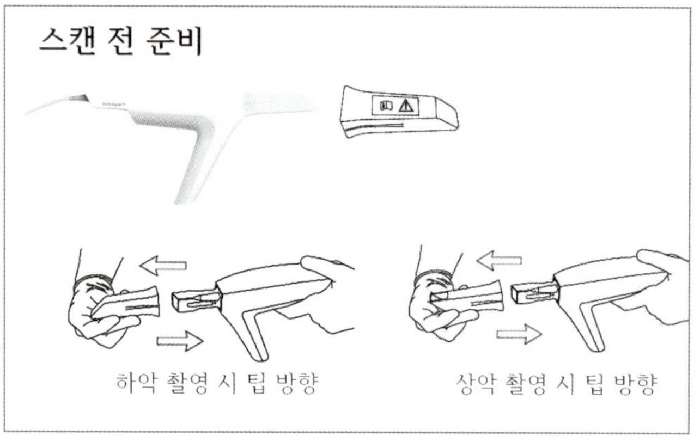

그림 2-19.

〈스캔 전 준비사항〉

① 스캐너 예열

카트를 켜고 세척 및 멸균 처리된 스캐너 끝단을 부착한다. 약 10분 동안 스캐너 튜브를 완전히 가열하여 스캔하는 동안 스캐너 창에 습기가 차지 않도록 방지한다. 습기가 차는 것을 방지하려면 스캔 이전에 카트 가열기로 스캐너 끝단을 가열해야 한다.

스캐너 끝단이 아래로 향하게 하여 스캐너 장착 위치에 스캐너를 배치한 경우 스캔 화면을 열면 가열기가 자동으로 켜진다.

가열기는 스캐너 끝단의 온도를 측정하고 스캐너 끝단이 충분히 뜨거우면 저절로 꺼진다.

스캐너 끝단이 아래로 향하게 하여 스캐너 장착 위치에 배치된 경우 가열기는 스캐너 끝단을 계속 모니터링하고 온도가 최적 온도 아래로 떨어지면 스캐너 끝단을 다시 가열한다.

② 스캔 팁의 방향

하악 촬영 시 팁은 아래를 향하도록 하여 촬영한다.

그 이유는 일반적으로 환자분이 앉아있는 상태에서 촬영을 하기 때문이다.

상악 촬영 시 팁은 위로 향하게 하여 촬영한다.

팁의 방향은 술자의 편리대로 위치시켜 진행한다.

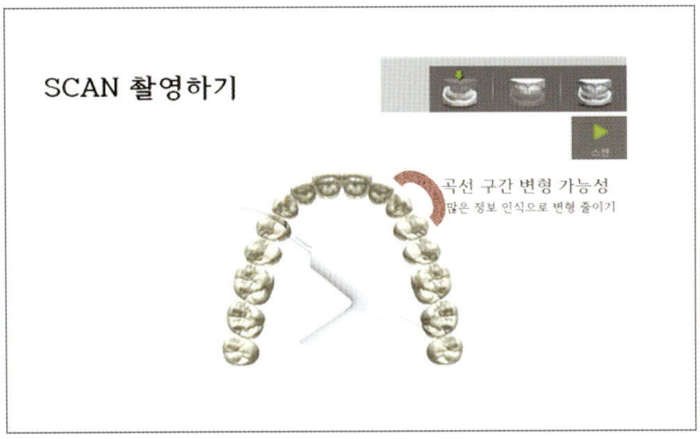

그림 2-20.

〈좋은 스캔을 얻기 위한 스캔 방법〉

- 압축 공기를 사용하여 치아를 부드럽게 건조한다. 치아 사이의 좁은 영역까지 도달해야 한다. 침 배출기 및, 또는 탐폰을 사용한다. 타액이 있을 경우 정확한 치아의 인상이 어렵다.

  ① 시작하기
  - 지대치에서 시작한다 (대합치의 경우 첫째 어금니).
  - 처음 스캐터 위치에서 약 5회 "클릭"할 때까지 기다린다(좋은 시작 포인트 ,처음시작을 0,0으로 인식).
  - 지대치를 먼저 촬영한다.
  - 인접 치아인 교합, 설측, 구개, 측면, 협측, 입술, 측면을 스캔한다.
  - 스캔은 치아에서 0-5mm 떨어진 곳에 스캐너 헤드를 둔다.
  - 가끔 치아를 터치해도 된다.
  - 스캐너를 천천히 부드럽게 이동하면 더 커지고 빨라진 클릭 소리가 들려야 한다.

  ② 입술, 볼 및 혀는 같이 스캔이 되지 않도록 한다.
  - 손가락이나 치과 미러를 사용하여 치아, 입술 및 볼 사이에 공간을 만든다.
  - 자신 또는 보조인의 손가락을 스캔하지 않도록 주의
  - 입술, 볼 또는 혀가 스캔되는 경우 치아와 접촉하는 부분에서 모두 삭제해야 한다.
  - 치아에서 어떤 표면도 눈에 띄지 않아야 한다.

- 전치부에서 구치부로 넘어갈 때 곡선구간은 변형가능성이 높으므로 천천히 스캔한다.

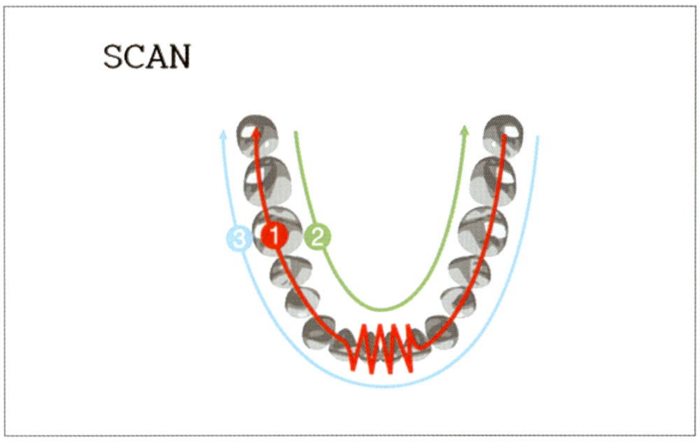

그림 2-21.

〈권장되는 스캔 경로〉

가장 변형이 작은 스캔방법은 교합면, 설면, 협면 순으로 스캔을 받는 것이다.
교합 스캔은 3D 구조의 대부분을 차지하므로 항상 처음 나온다.
스캔의 처음은 첫째 어금니(대합치인 경우) 또는 프렙(오므려져서 축소되기 전 치은 스캔용)에서 시작해야 한다.
스캐너를 치아 위로 0-5mm만큼 스캐너를 천천히 조심스럽게 이동하기 전에 3-5회 클릭할 때까지 기다려 스캐너에서 좋은 시작점을 찾도록 한다.
스캔하는 동안 가장 큰 과제는 혀, 입술 및 뺨과 같은 부드러운 조직을 잘 다루는 것이다. 연조직이 같이 스캔될 경우 스캐너가 작동에 어려움을 겪을 수 있으며 작동이 느려지거나 스캔 프로세스가 중단될 수 있다.

- 상악은 한 면(협측)에만 부드러운 조직이 있으므로 교합면 촬영 후 협측을 먼저 촬영한다.
  이 경우 부드러운 조직을 밀어내고 선명한 공간을 확보한다.
- 하악은 혀 때문에 더 어렵다. 볼은 손가락이나 미러를 사용하여 쉽게 공간을 확보할 수 있다.
  따라서 설측을 먼저 스캔한다.
- 3차 훑어내기는 2차 훑어내기의 반대쪽을 다룬다. 다시 부드러운 조직을 피해야 한다.
  훑어내기 2회 동안 스캐너가 이미 치아의 다른 면에 있었기 때문에 시스템에서는 얻은 데이터를 사용하여 부드러운 조직이 스캔된 치아에 추가되지 않도록 할 수 있다.

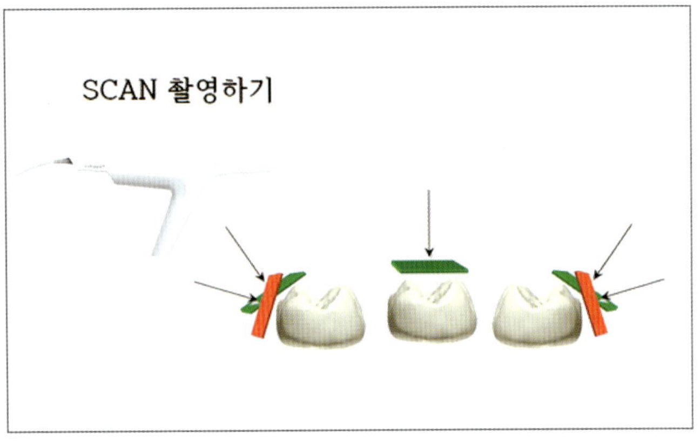

그림 2-22.

〈스캔의 각도〉

- 스캔하는 동안 스캔 각도를 35-55도로 변경하여 표면이 오버랩 될 수 있도록 한다.
  오버랩이 작은 경우 정렬이 끊어질 수 있다.

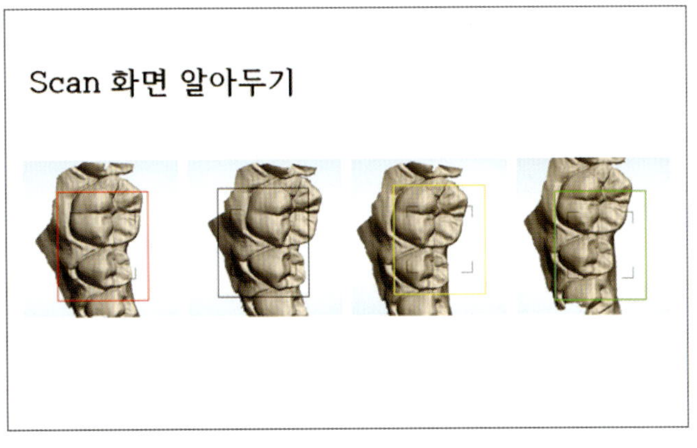

그림 2-23.

〈Scan 화면 알아두기〉

- 빨간색 직사각형 - 정렬 끊어짐.
- 검정 직사각형 - 화면을 터치하여 새 시작 보기를 가져옴.
- 노란색 직사각형 - 스캐너가 너무 빨리 이동할 때 경고 메시지를 보냄.
- 녹색 직사각형 - 스캔에서 정렬을 다시 시작.

- 정렬을 놓치면 놓친 부분으로 돌아가서 계속 촬영을 이어 나간다.
  스캔하는 동안 원하는 방향에 터치하여 이동이 가능하다.
  모델 보기가 가장 적합한 지점으로 이동하고 계속해야 할 방향(시작 보기)을 나타낸다.

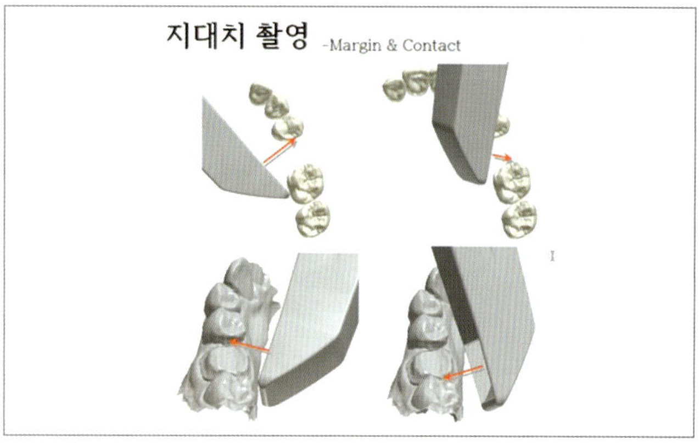

그림 2-24.

〈지대치 촬영〉

- 스캔 시 가장 먼저 촬영이 이루어 져야 한다.
- 코드 제거 후 잇몸이 다시 오므라들기 전에 항상 촬영을 한다.
- 지대치 촬영 시 마진 부분은 고해상도로 촬영을 하여 좀 더 정밀하게 촬영이 가능하며, 선명한 상을 얻을 수 있다.
- 지대치 촬영이 완료되면 "표면잠금" 도구를 이용하여 오버랩이 되지 않도록 설정한 후 인접치아를 스캔한다.
- 접촉점(contact)촬영 시 각도를 45도로 기울여서 촬영한다.

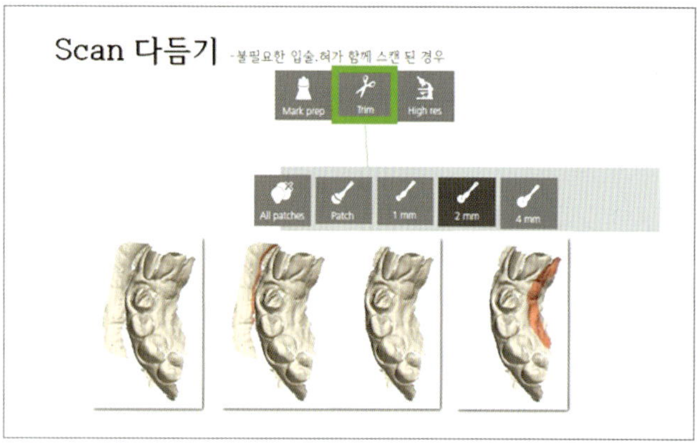

그림 2-25.

〈불필요한 부분 다듬기〉

- 스캔촬영을 하다보면 볼, 혀, 연조직이 함께 스캔되는 경우가 있다. 움직이는 연조직으로 인해 스캔이 연결되지 않고 끊어지는 경우가 있으며, 불필요한 정보로 인해 파일 용량이 커지므로 불필요한 곳은 다듬어서 정리한다. Trim 칸을 눌러서 원하는 굵기를 선택 후 제거한다.

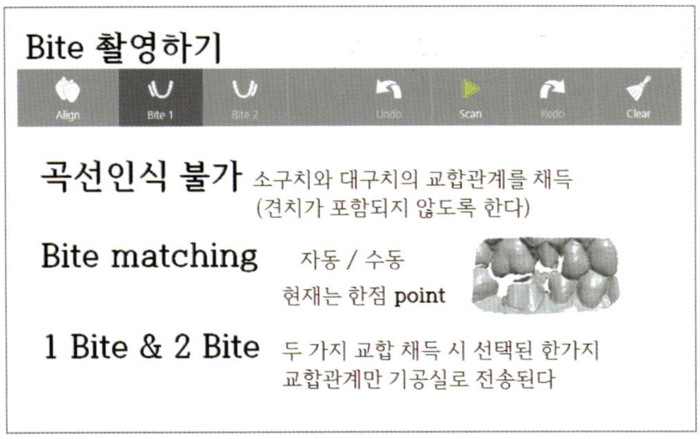

그림 2-26.

〈Bite 스캔〉

- 보철물에 있어 가장 중요한 것이 바로 교합이다.
  곡선인식이 어려울 수 있으므로 되도록 곡선 구간은 피해서 촬영을 한다.
  전치 스캔을 수행하는 경우 둘째 어금니 또는 견치에서 시작한다.
- 교합 평면에서 2D 이미지를 가운데 배치하는 동안 직선 중앙 방향으로 스캐너 끝단을 천천히 이동하여 상부 치아와 하부 치아를 균등하게 처리한다.
- 최적의 정렬을 위해 4개의 치아를 스캔한다. 이 스캔은 5초 이내에 수행해야 한다.

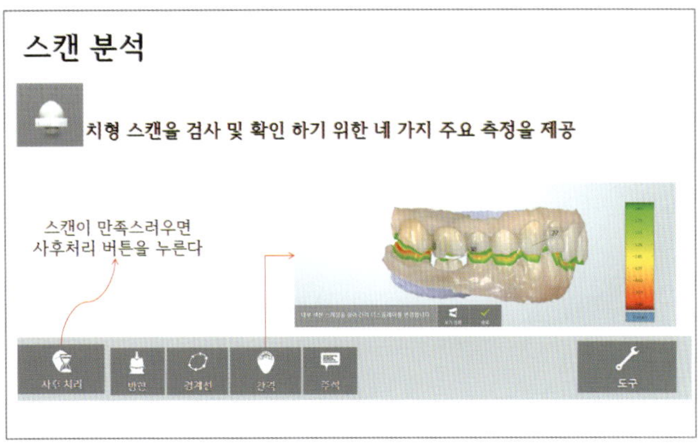

그림 2-27.

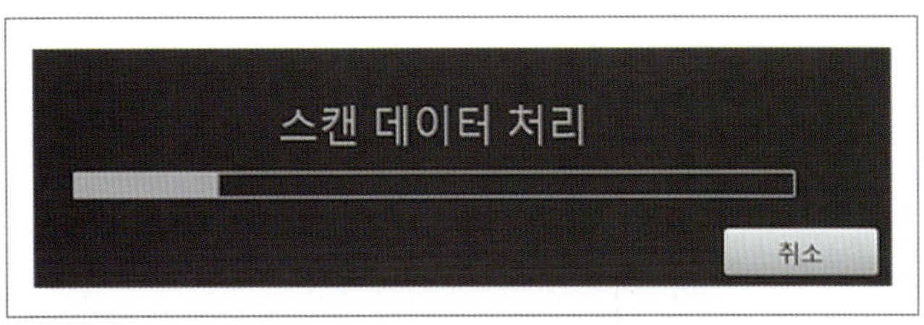

그림 2-28.

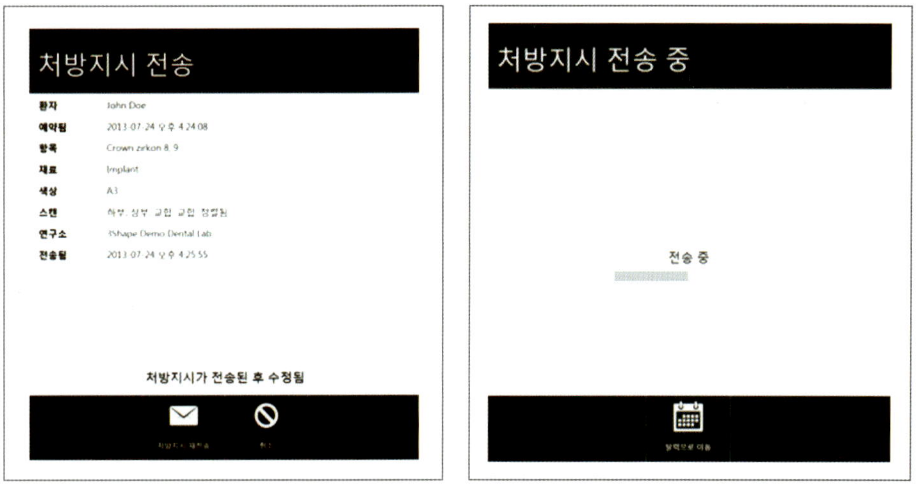
처방지시 전송
환자 John Doe
예약됨 2013-07-24 오후 4:24:08
항목 Crown zirkon 8, 9
재료 Implant
색상 A3
연구소 3Shape Demo Dental Lab
전송됨 2013-07-24 오후 4:25:55
처방지시가 전송된 후 수정됨
처방지시 전송 중
전송 중

그림 2-29.

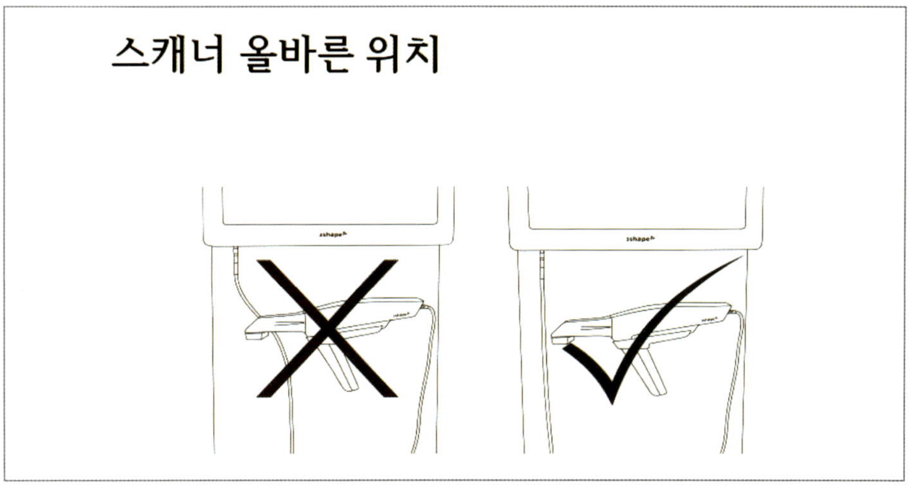
스캐너 올바른 위치

그림 2-30.

5. CS 3500 구강스캐너 사용방법 및 활용

1) CS 3500 특징

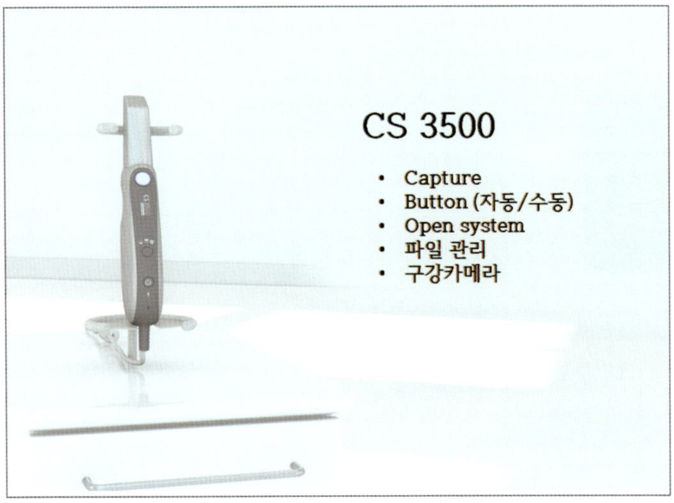

그림 2-31.

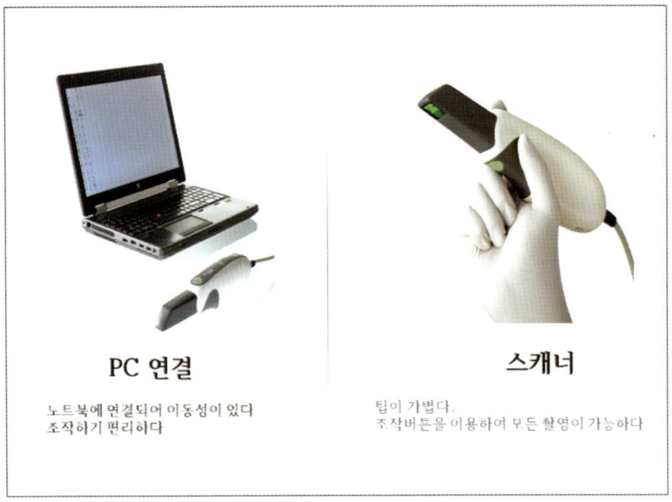

그림 2-32.

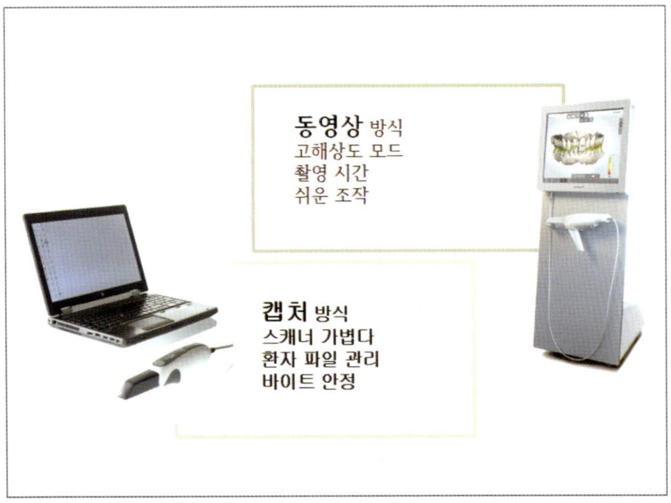

그림 2-33.

2) CS 3500 사용방법

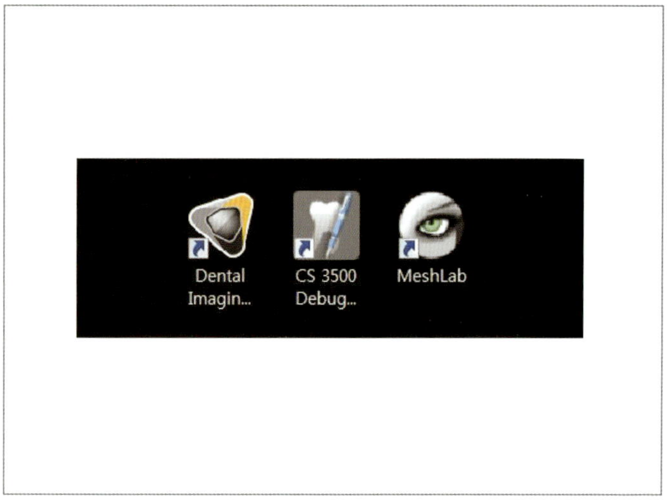

그림 2-34.

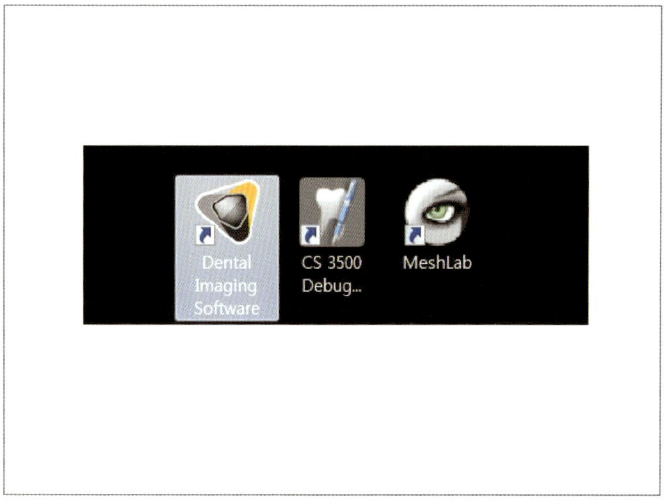

그림 2-35.

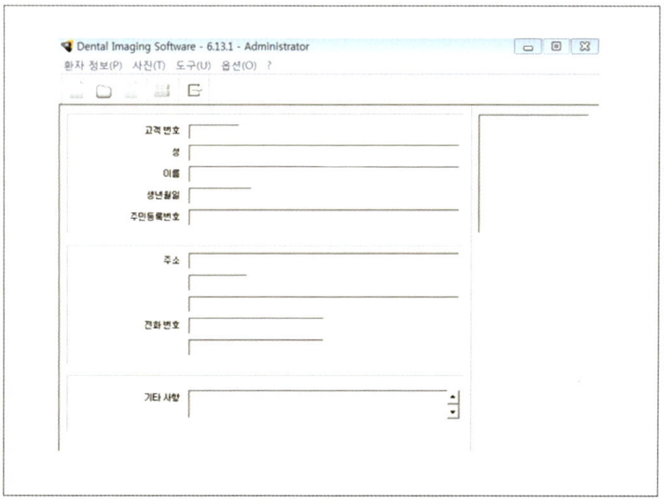

그림 2-36.

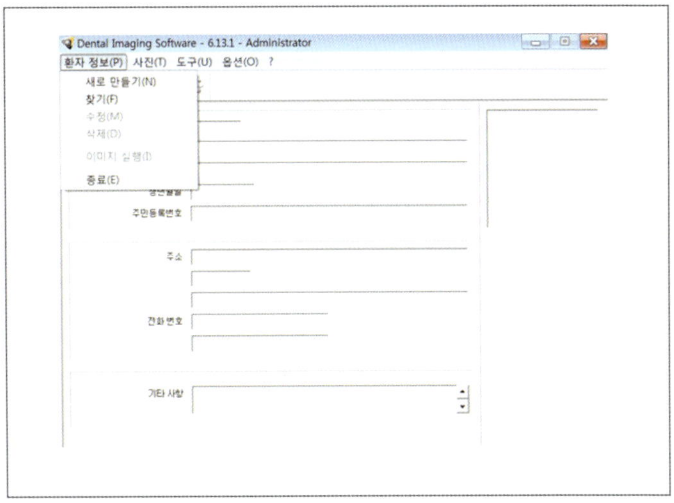

그림 2-37.

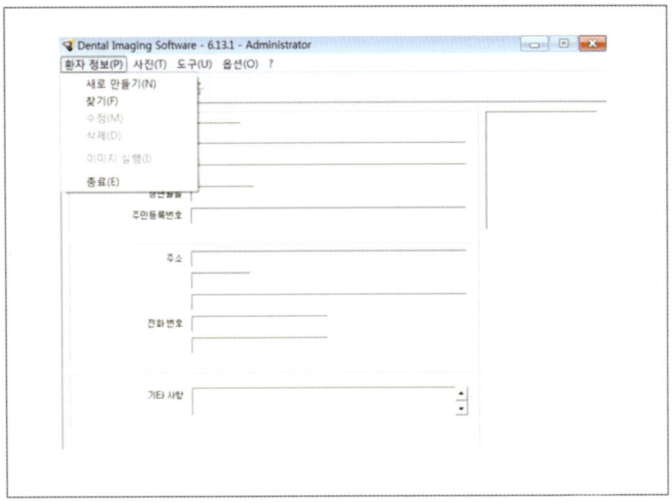

그림 2-38.

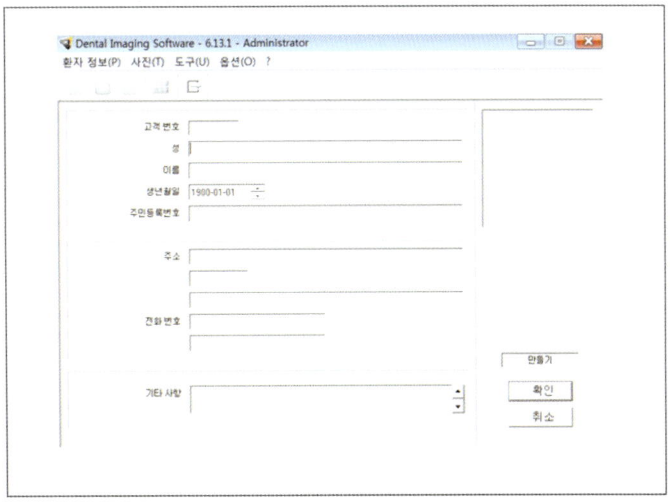

그림 2-39.

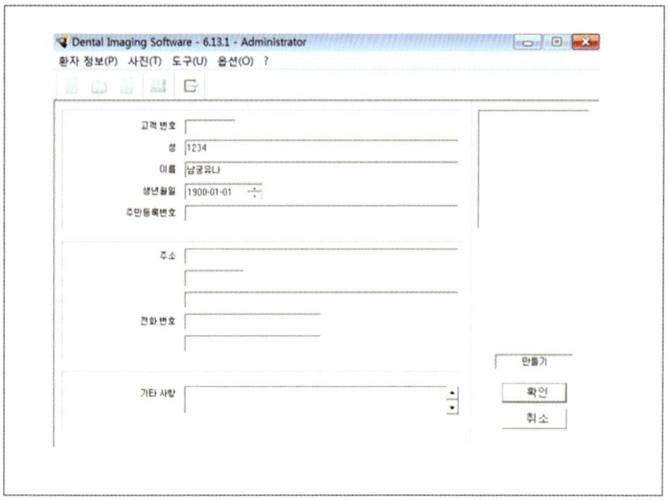

그림 2-40.

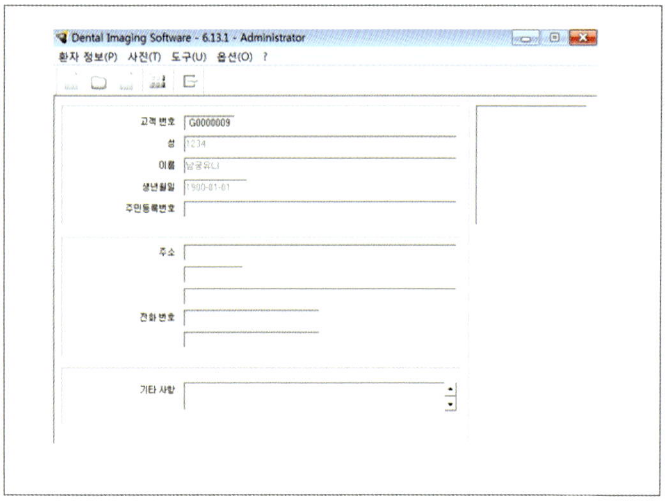

그림 2-41.

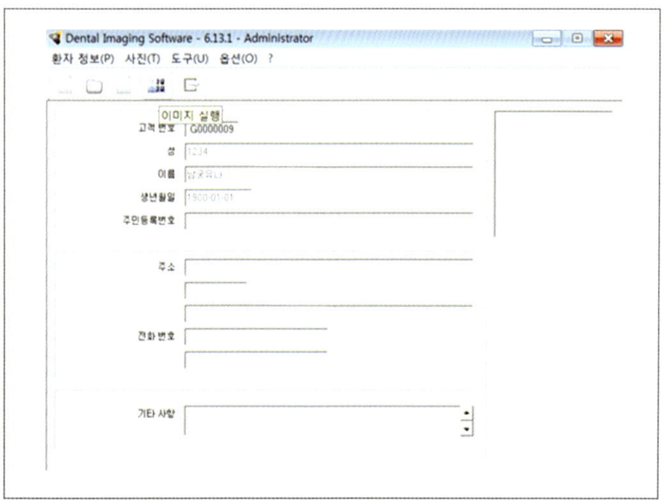

그림 2-42.

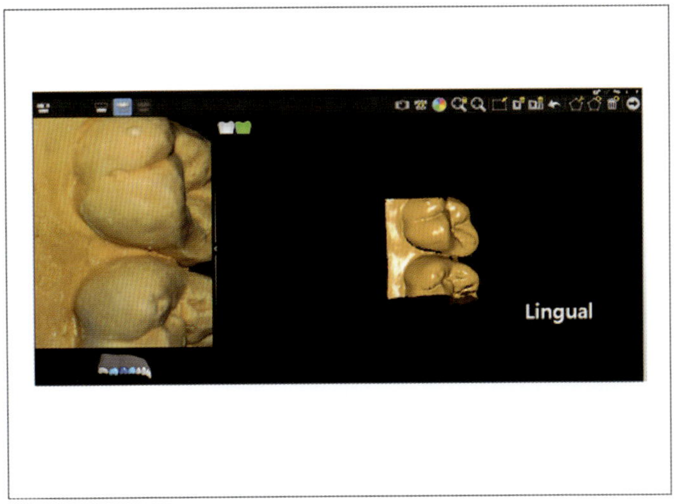

그림 2-43.

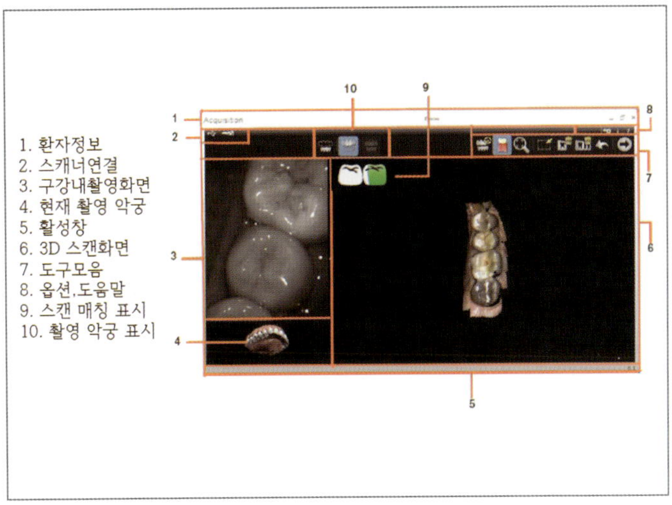

그림 2-44.

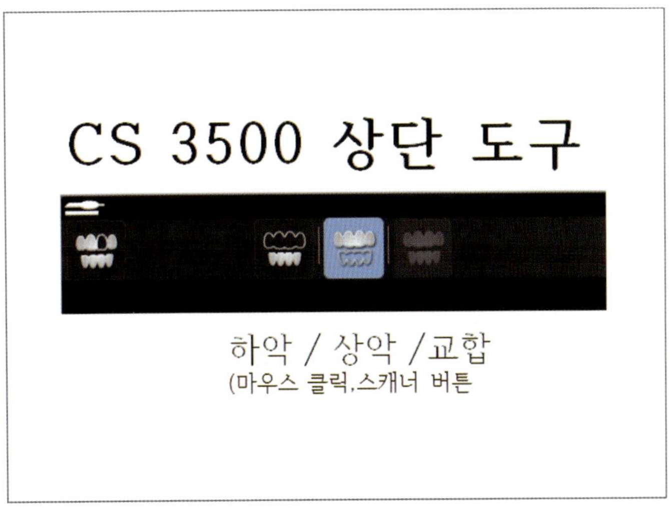

그림 2-45.

3) 스캐너의 구조

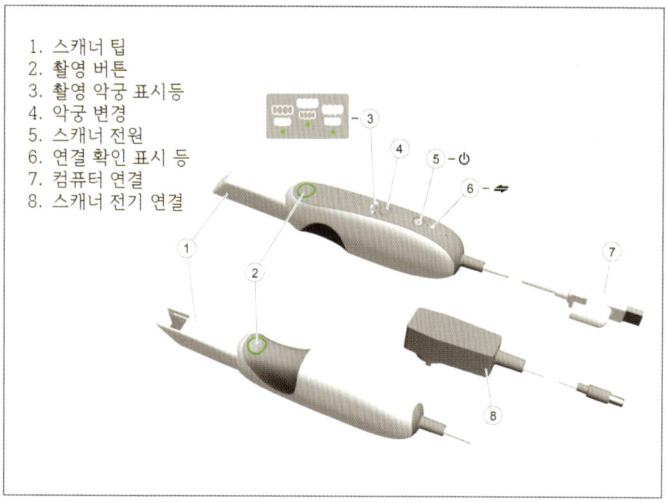

그림 2-46.

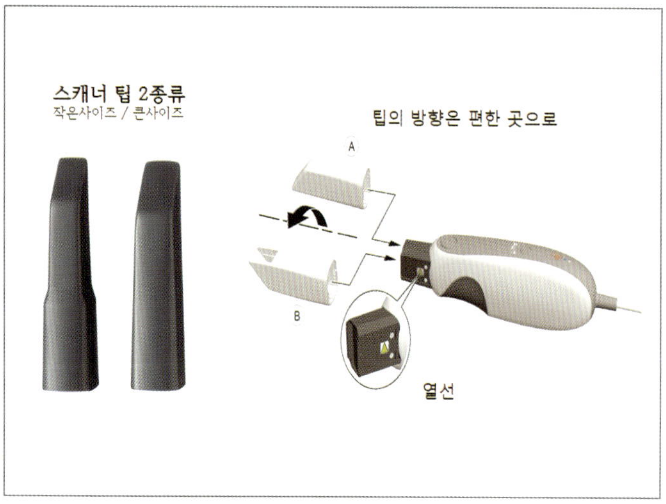

그림 2-47.

〈스캐너 팁〉

- 스캐너 팁이 2가지 종류로 되어있어서 작은 팁을 이용하여, 7번 치아 distal , 인접면 촬영, 지대치 촬영이 가능하다.
- 스캐너 팁 방향에 상관없이 편한 쪽으로 끼울 수 있고 열선이 있어서 습기가 차지 않는다.
- 항상 사용하기 전에 미리 켜두어서 충분히 온도가 올라가도록 한다.

4) CS 3500 상단

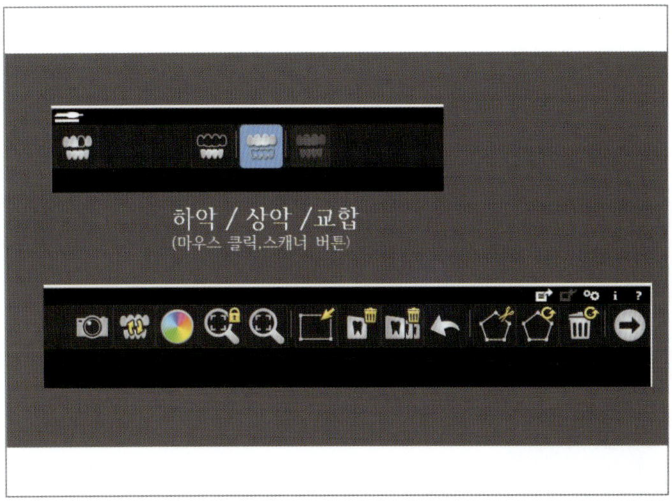

그림 2-48.

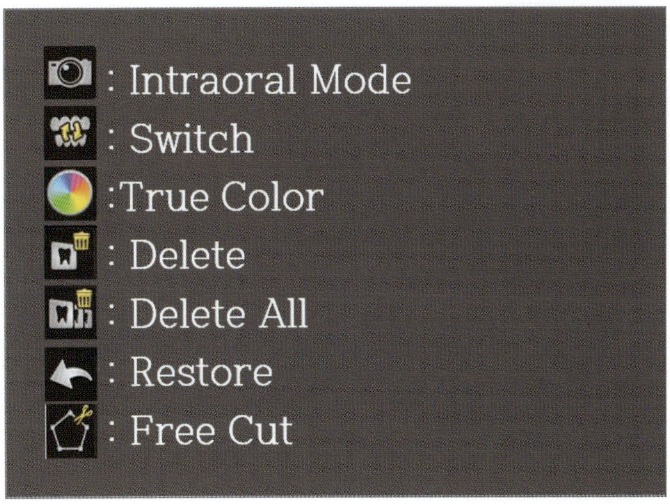

그림 2-49.

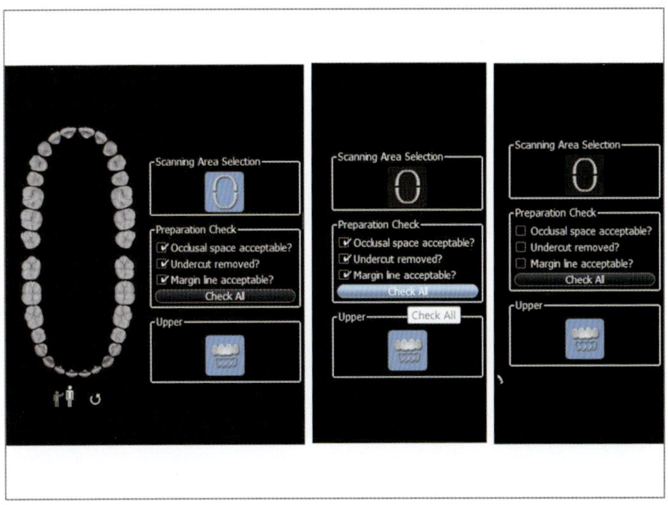

그림 2-50.

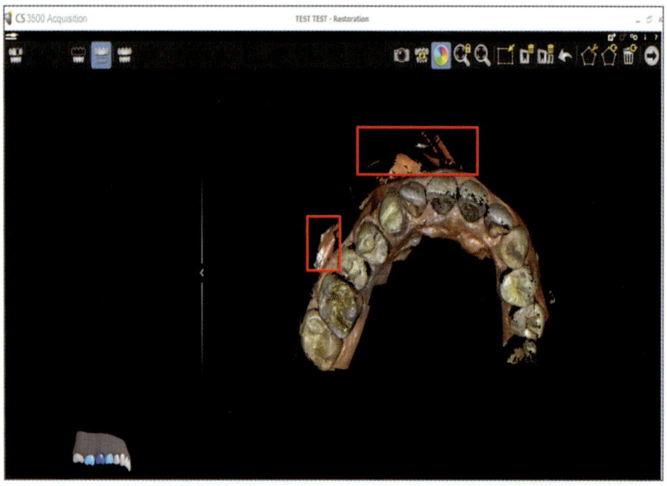

그림 2-51.

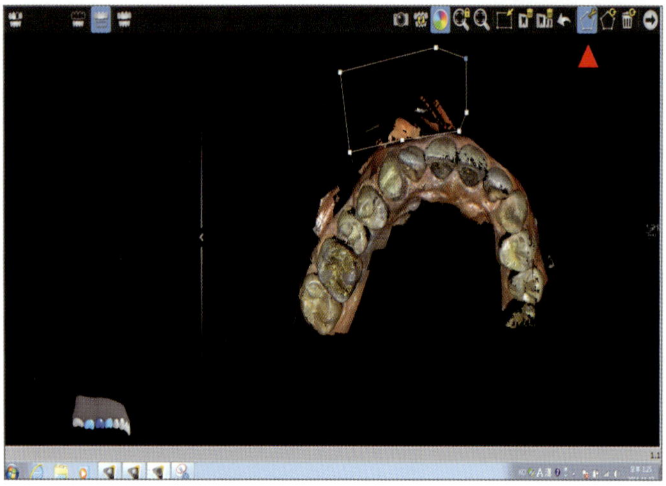

그림 2-52.

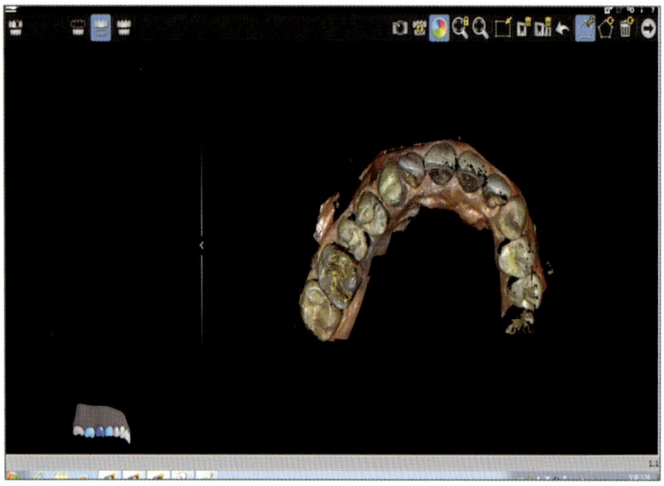

그림 2-53.

- 스캔을 찍을때 주변에 잇몸 조직들이 보인다.
- 빨간색 표시된 부분들. (클릭)
- 불필요한 부분들은 지워야 나중에 바이트 촬영이나 추가 스캔 시 용이함.
- 빨간 화살표 부분을 눌러서 영역을 정해서 제거해준다.

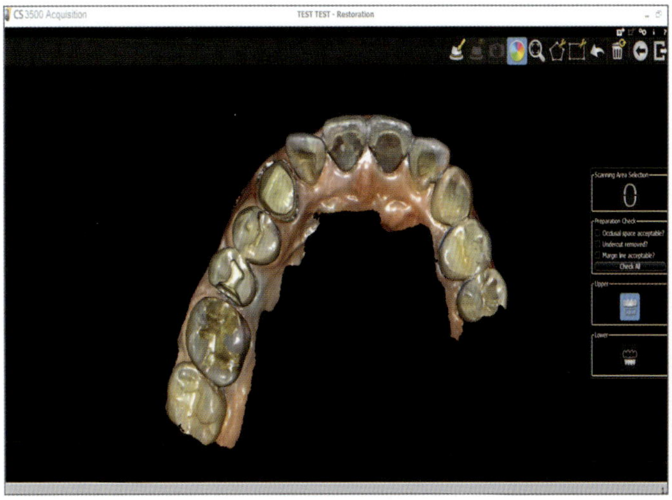

그림 2-54. 촬영 완료, 후처리된 화면

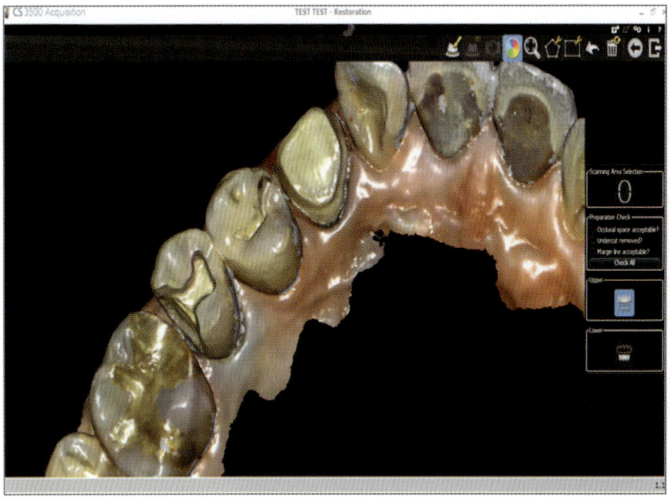

그림 2-55. 후처리된 모습 - 컬러 사진

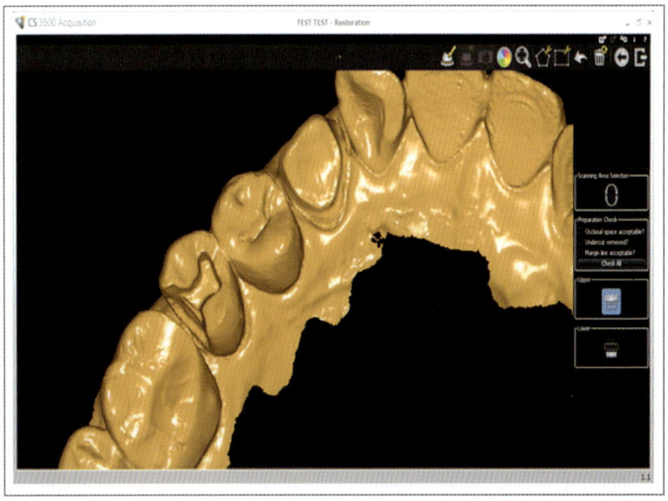

그림 2-56. 후처리된 모습 - 흑백 사진

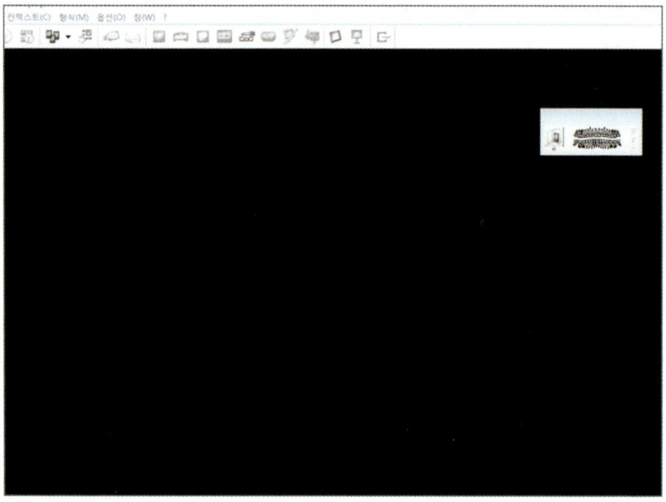

그림 2-57.

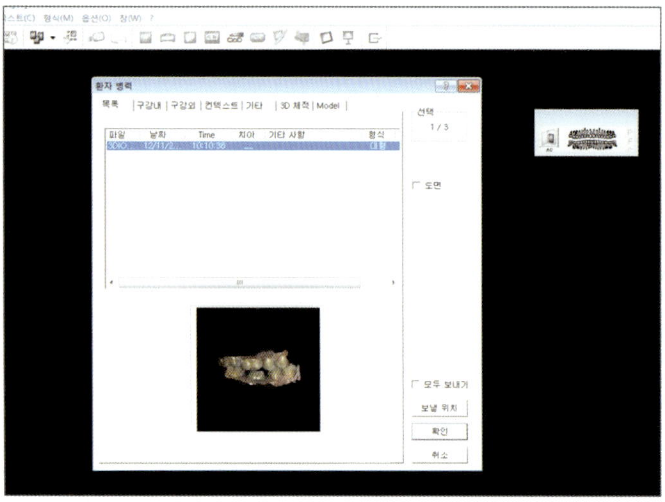

그림 2-58.

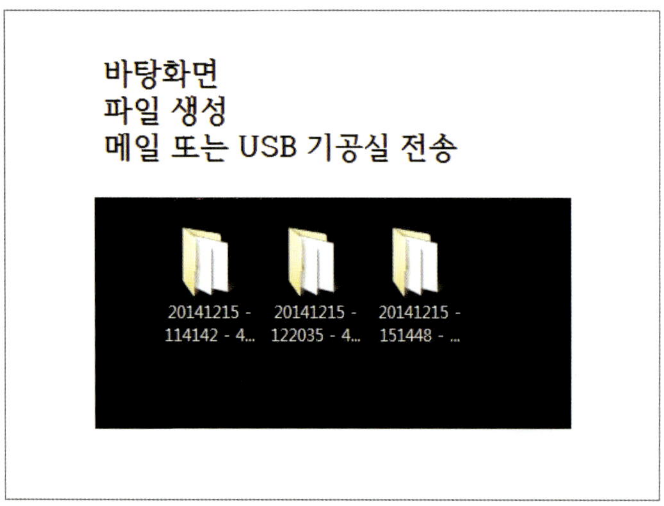

그림 2-59.

5) 구강스캐너 사용범위

- Inaly
- Crown
- Implant
  - 1차 scan
  - 2차 scan (내관 매칭)
  - single custom+zir.cr

6) 구강스캐너 촬영 시 주의사항

치아와 스캐너 팁 사이 거리가 멀지 않도록 한다.
거리가 멀수록 흐리게 촬영되고, 선명하지 않다.

좌측 상단의 캡쳐 화면이 선명하게 찍혔는지 확인
흐리게 찍혔다면 지우고 다시 촬영 하는 것이 좋다.

사진이 중첩이 되지 않는다면?
연조직이 많이 촬영이 되었는지 확인한다.
연조직이 많이 찍힌 경우 리트렉션 (주로 하악) 어떻게 하느냐에 따라
형상이 바뀌기 때문에 매칭이 안된다(trios도 동일)
주변 연조직 제거 후 스캔

파우더 사용시 주의사항
한부분이 많이 뭉쳐진 부분이 없는지 확인
-기공 결과에 영향 (인접면, 교합, 지대치)

7) 촬영 접근 방법

인접면 촬영
눈에서 잘 보이는 각도가 잘 찍힌다. 45도 각도

중첩되게 촬영 한다.
1/3 이상의 면적이 중첩되게 촬영한다.
중첩이 적게 될수록 오차의 범위도 넓어진다.

처음에는 큰 팁으로 전체적 악궁 먼저 스캔
지대치는 작은 팁으로 스캔(거리가 좁아지면 가까이서 촬영 : 선명하다).

촬영위치
Trios는 환자분이 앉아서 촬영하지만
CS는 하악 : 7시 방향 / 상악 : 12시 방향으로 촬영하고,
볼과 혀는 리트렉션을 한다. (미러사용이 어색하다면 손으로)

8) Inlay 촬영 시 알아 둘 것

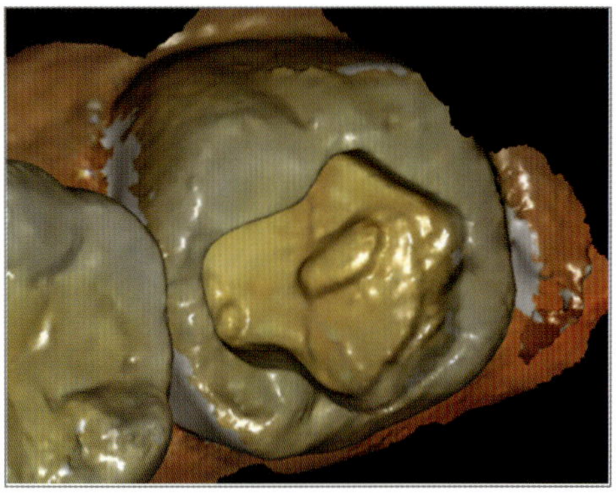

- 내면의 촬영이 안된 곳이 있는지 반드시 확인한다
- 흑백 모드에서는 확인 할 수 없고, 컬러 모드에서 확인 (회색 빛)

9) Crown 촬영 시 알아 둘 것

- Bite scan과 인접면 촬영
- Bite scan 1. 교합지를 찍어서 스캔 (컬러스캔 활용)
  2. 심스탁 사용 약하게 물리는 곳, 교합이 안되는 곳 확인하기
  3. 빈 공간이 많을 수록 오차 가능성 높아짐
  4. 환자분의 교합관계 연습
  5. 앉아서 교합 스캔
  6. 수직된 면에서 촬영
  7. (trios사용 중) 엑사바이트 협측 잘라내서 물린 상태로 스캔
- Margin 에 따른 cord 삽입 & bleeding control
- 더블 코드, 싱글 코드, 지혈제 사용 Supra / EQ / Sub
- 기공실과 커뮤니케이션
- 의뢰서와 사진을 통해 전달

Ⅲ. Cast scanner(모형 스캐너)

1. 스캔을 위한 사전준비
    1) 작업절차 요약도
2. 모형 스캔
    1) 스캔모델 확인
    2) 스캔 스프레이 도포
    3) 차트입력
    4) 치식 설정
    5) 스캐너 모형 장착
    6) 스캔 후 병합

III. Cast scanner(모형 스캐너)

1. 스캔을 위한 사전준비

1) 작업절차 요약도

Archive (차 트)	1.치과 정보	2.환자 정보	3.담당 기사	4.치식 설정	5.저 장	6.스 캔 (아이콘 누르기 전 스캐너 전원 on/off 확인 - 15~20sec 후 클릭)

Scan과정	1.Articulator selection	2.스캔대상 체크	3.상부 아이콘 (가운데 버튼)	4.영역설정 / 스캔시작 (가운데 버튼)	Hole 無	5.Move plane	6. Manual Registration (인접치 후 지대치 스캔시)		7.첨가(+)/삭제(-) 및 저장		
					Hole 有	5. 3D 화면이동	6.Move to position	7.카메라 (Shot) 클릭	8.Move plane	9. Manual Registration	10.첨가 /삭제 및 저장
							※단축키: Live view 화면에서 가운데 버튼 클릭				

CAD 절차		1.마진설정	2. 크라운 기초 작업	3.치아배열	4.모델링	5.교합/인접치	6.수축	7.모델링	8.컨넥터 (싱글-생략)	9.병합	10.수정 (병합해제⇨수정⇨병합)	11.저장
옵셋 (브릿지)	pontic 無 (옵셋 싱글)	●	●	-	●	-	-	-	●	●	●	●
	pontic 有	위의 1,2,4 단계 후		●	●	●	●	●	●	●	●	●
수축용 crown		●	●	●	●	●	●	●	●	●	●	●
해부학적 crown		●	●	●	●	●	-	-	●	●	●	●
Wax up		●	●	-	●	●	-	-	-	●	●	●
수축용 Wax up		●	●	-	●	●	●	●	-	●	●	●
Situ/Mirror		● (마진 설정 전 situ 모델 배열)	●	●	모델링 ● / 치아모델 적용하기 ● / 모델링 ●	●	●	●	●	●	●	●
							해부학적 crown - 생략 -					

Nesting/ CAM	1.큐 보기 (수복물 추가)	2.블록두께결정 Zr :10,12,14,16,18,22,30 PMMA:12,16,20 Wax:10,16,20,25	3.새 블록 등록/ 사용가능한 블록 (레거시-사용불가)	4.수복물 정렬 (자유롭게 이동하기)	5.정렬확인	6.서포트 정렬 (받침대생성)	7. 네스팅 저장/ CAM 소프트웨어 실행	8. 표면 성상/ 밀링 축 결정	9.밀링 시작

Frasen (밀 링)	❖CNC 생성기에서 열 경우	1.CNC 생성기에서 "Mill" 클릭	2.Reference drive ⇨상부 Block 아이콘 ⇨블록장착	3.Load CNC-file (파일 자동이동)	4.Mill selected file	5.Motor change - OK -	6.Transponder - continue -	7.사용자 창 - OK -
	❖열려진 창을 열 경우	1.작업줄 하단의 frasen 띄움		3.Load CNC-file (폴더연 후 파일이동)				

2. 모형 스캔

1) 스캔모델 확인

(1) 스캔할 모델에는 이물질이나 기포 등이 없어야 한다.

(2) 스캔 전 이를 확인하여 제거하고 음형의 기포는 메워준다

(3) 스캔 대상 물체가 어둡거나, 금속처럼 유광이 있거나, 투명한 재질이면 반사 등으로 인하여 투영된 패턴이 뚜렷하게 맺히지 않으므로 스캔이 어려울 수 있다.

(4) 위의 경우에는 전용의 스캔 스프레이를 얇게 도포한 후에 스캔을 실시한다.

2) 스캔 스프레이 도포

(1) 환기가 잘 되는 곳에 충분한 크기의 받침을 깔고 물체를 올려놓는다.
(2) 물체와 스프레이의 간격을 30~50㎝ 정도 뛰운 상태에서 분사한다.
(3) 물체의 전 영역에서 골고루 분사하기 위하여 다양한 각도에서 분사한다.
(4) 이때 한 번에 너무 많은 양을 분사하지 말고 1~3초씩 끊어서 분사한다.
(5) 스프레이 도포 후에는 그 두께를 감안하여 디자인시 cement space를 줄이는 것이 현명하다.

3) 차트입력

(1) 거래 치과명을 입력한다.
(2) 환자명 및 환자케이스에 사용할 대합치의 종류 및 정보를 입력한다.
(3) 작업자의 이름을 입력한다.
(4) 기공물 의뢰서에 기재된 작업상 주의사항 및 환자의 사진 등 각종 데이터를 입력할 수 있다.
(5) 보철물의 종류, 작업방향, 치식 여부 등에 따라 스캔 작업물을 결정한다.
(6) 저장경로, 스캐너의 연결상태, 마지막 캘리브레이션 실시와 같은 간략한 스캐너 정보를 확인한다.

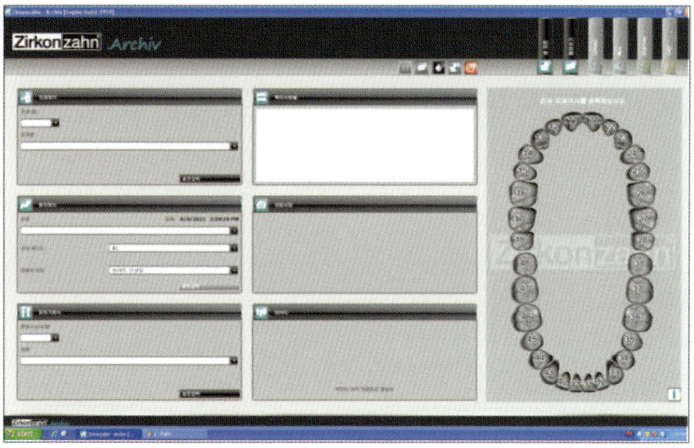

4) 치식 설정

(1) 지대치 : 일반적인 치아를 프렙하여 지대치로 사용하는 케이스
(2) 임플란트 : 커스텀 어버트먼트 등을 제작하기 위해 스캔 어댑터(스캔바디)를 스캔
(3) 인/온레이 : 인레이 또는 온레이 케이스
(4) 자연치 : 보철물을 제작하지 않는 자연치로 인접치, 대합치 등이 해당
(5) 폰틱 : 발치되거나 탈락된 부분으로 브릿지 작업시 회복시켜 주는 공간
(6) 대합치 : 교합 모델(대합치가 석고 모델인 경우), 바이트 모델(대합치가 바이트 임프 레션인 경우)
(7) 결손치 : 치아가 없지만 수복하지 않는 경우

5) 스캐너 모형 장착

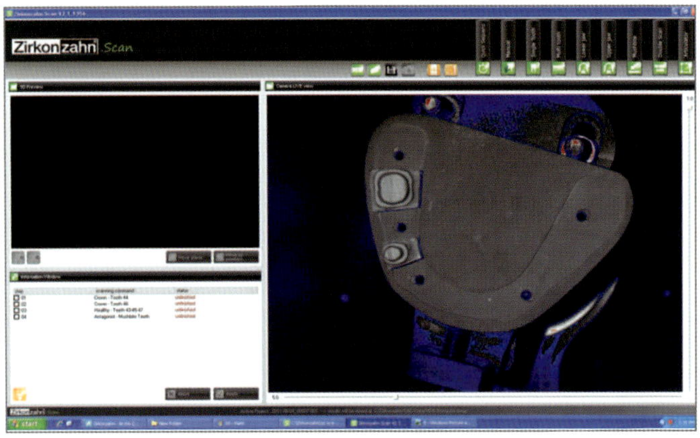

(1) Camera Live view: 스캐너 내부의 실제 모습

(2) 3D Preview: 스캔 결과물을 보여주는 화면

(3) Information window: 스캔 대상물들을 나열하고 보여주는 화면

(4) 각종 아이콘 : 이 아이콘들은 소프트웨어에서 스캔 대상물을 재확인하고 스캔 방법을 결정하게 된다.

6) 스캔 후 병합

(1) 먼저 information window 창에서 스캔하고자 하는 대상의 빈 박스에 클릭을 하면 체크표시가 뜬다.

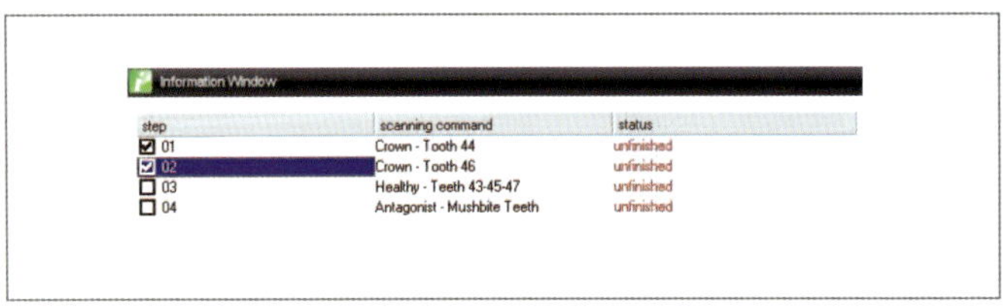

그러면 상부 작업줄 상의 여러 아이콘들 중에서 소프트웨어가 스스로 판단하여 필요한 아이콘만 활성화 시켜 준다.

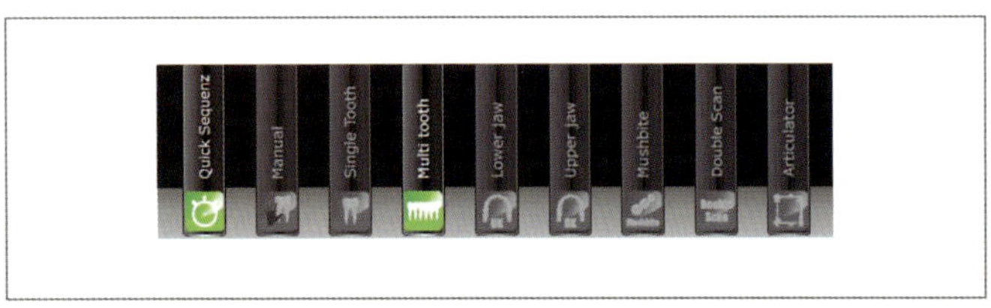

(2) 상부 작업줄 상의 아이콘을 클릭한 후에 스캔할 부위의 수평영역을 설정하고 한 컷을 찍는다.

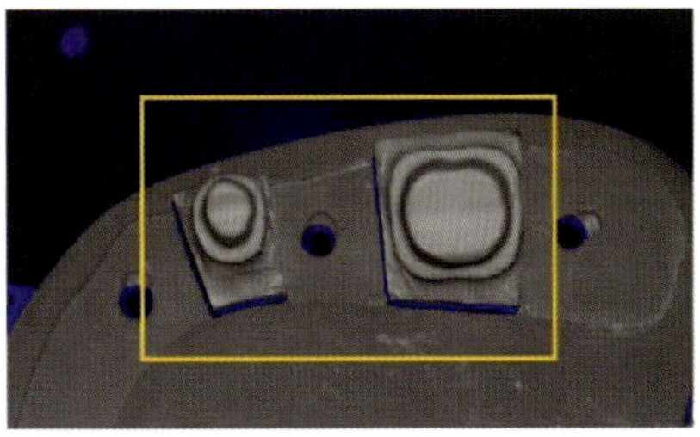

(3) 한 컷을 찍으면 사진의 결과물이 화면 왼쪽 상단의 3D preview 화면에 나타나는데, 그러면 작업자는 plane을 움직여 수직적인 스캔 영역을 결정해야 한다.

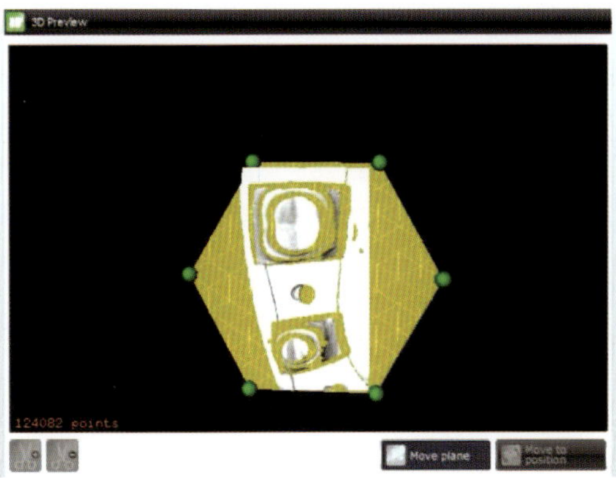

그 다음 Apply를 클릭하여 스캔을 시작한다.

(4) 스캔의 특성상 빛이 방해받는 곳은 잘 안 나올 경우도 존재한다. 따라서 이 경우에는 Move to position을 클릭하여 추가 컷을 찍는 것이 좋다.

(5) 원하는 모든 부위의 촬영이 끝나면 자동적으로 하나의 데이터로 병합된다.

Ⅳ. 실전 임상 테크닉

1. 치과의사를 위한 preparation of tooth for CAD/CAM Technique
   1) Dental cad/cam을 이용한 보철물 제작을 위한 preparation of tooth의 기본원칙과 형태에 대한 이해

2. 치과위생사를 위한 Intra oral scanner Technique

IV. 실전 임상 테크닉

1. 치과의사를 위한 preparation of tooth for CAD/CAM Technique

1) Dental cad/cam을 이용한 보철물 제작을 위한 preparation of tooth의 기본원칙과 형태에 대한 이해

(1) Inlay preparation

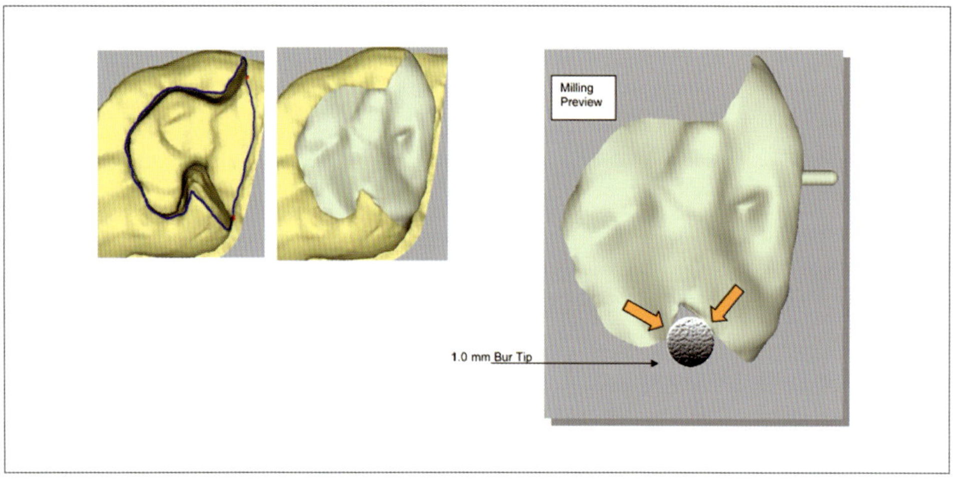

그림 4-1. 이미지출처 : Sirona

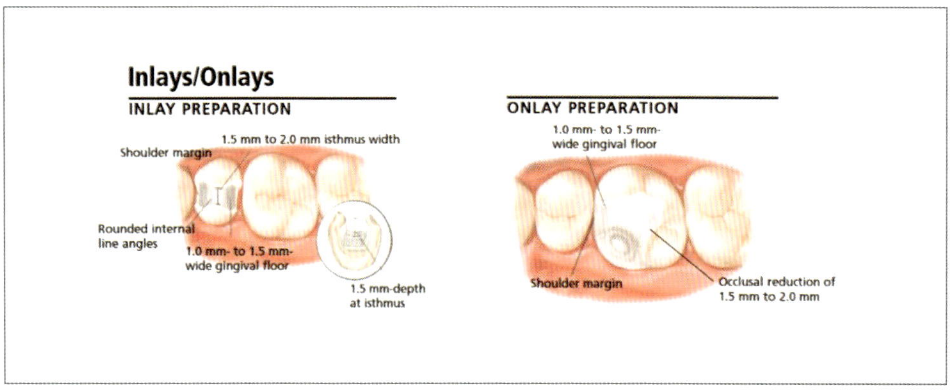

그림 4-2 이미지출처 : ivoclar vivadent

CAD/CAM을 이용한 Inlay 보철물을 제작하기 위해 preparation을 할 경우 기존 Inlay 마진 형태와 다르게 날카로운 부위가 없이 둥근 형태의 마진을 형성해 주어야 하며, bevel을 형성해 주어서는 안된다.

이는 milling machine에 사용되는 tool의 직경 및 세라믹의 물성과 밀접한 관계가 있다. 위의 그림과 같이 날카롭게 형성된 마진 부위가 있을 경우 일반적인 세라믹 전용 밀링기에 사용되는 직경 1mm tool로 마진을 재현하기 어려워 가공시 보철물의 파절 또는 adaptation 실패로 이어진다.

또한 MO, DO, MOD와 같은 classII 케이스의 경우 proximal 부위에 shoulder 형태의 chamber를 형성해 교합압에 충분이 버틸 수 있는 지지력을 형성해 주어야 한다.

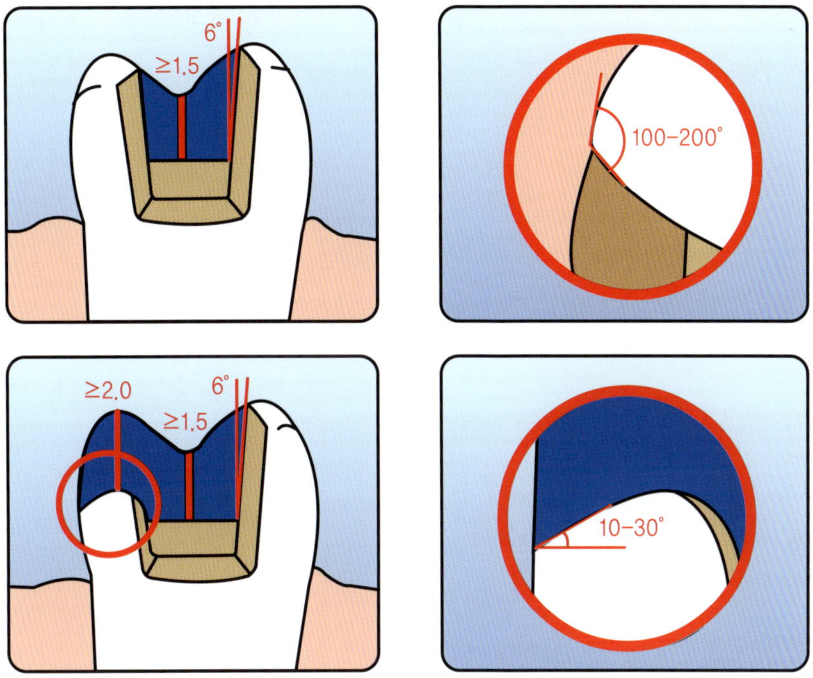

그림 4-3. 이미지출처 : ivoclar vivadent

(2) Crown preparation

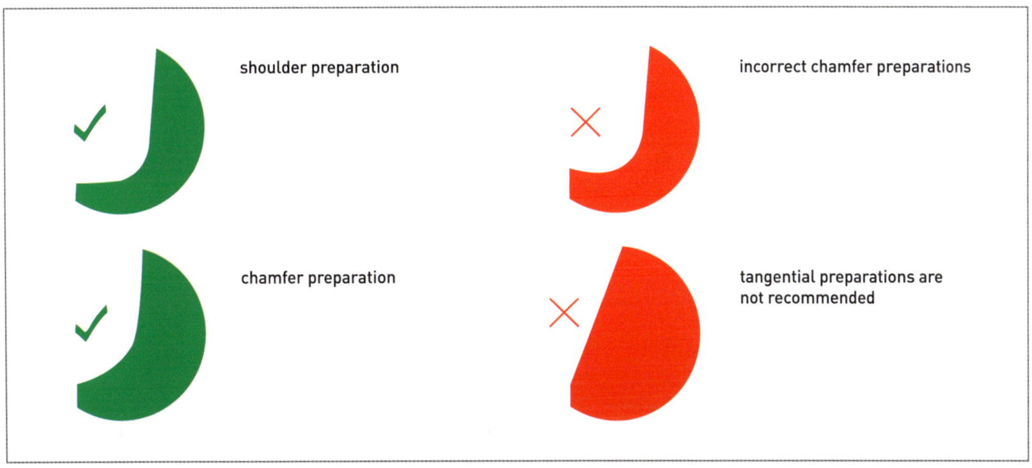

그림 4-4. 이미지출처 : ivoclar vivadent

All ceramic 보철물을 제작할 경우, 타 보철물보다 preparation 형태에 매우 많은 영향을 받게 된다. 따라서 ceramic crown을 제작할 경우 부위에 따라 두께의 차이는 있지만 일반적으로 shoulder, chamfer 두 종류의 형태로 마진을 형성하게 되며. 만약 knife edge 마진을 형성할 경우에는 교합압, 측방압에 대한 충분한 지지력과 저항력을 가질 수 없어 세팅 후 보철물 파절, 탈락 등의 보철 실패로 이어질 확률이 매우 높아지게 된다.

(2)-1. Anterior crown

전치부의 경우 마진의 형태는 shoulder, chamfer 마진을 형성하며, 재료에 따라 약간의 차이는 있지만 최소두께는 아래 그림과 같이 마진부위 약 0.6mm, body부위 약 1.0~1.5mm 정도로 형성해 주는 것이 안정적인 세라믹 보철 제작을 위한 필수 조건이라 할수 있다.

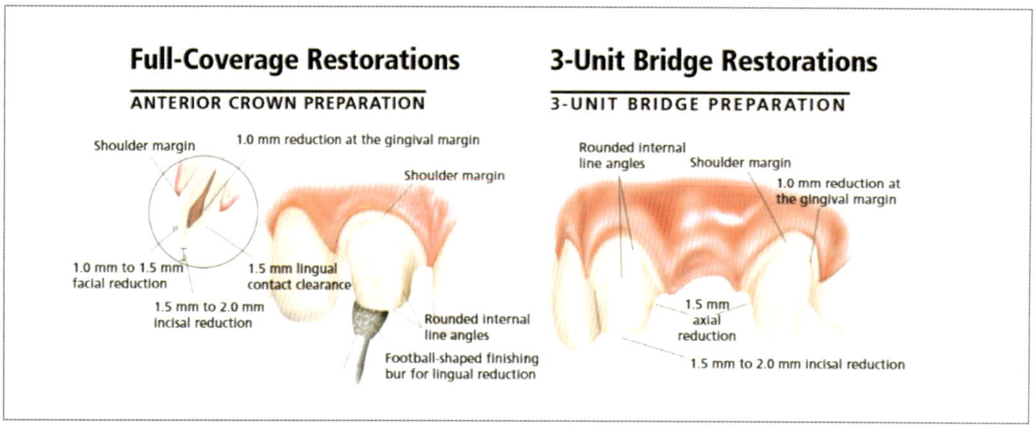

그림 4-5. 이미지출처 : ivoclar vivadent

(2)-2. Posterior crown

구치부의 경우 전치와 마진의 형태는 동일하며, 전치부에 비해 크라운 제작을 위한 최소두께가 조금 증가하게 된다. 일반적으로 높이 4mm, 4~8° 의 taper한 형태로 형성하며, 최소두께는 마진부위 약 1.0mm, body 부위 1.5~2.0mm 정도로 형성해야 파절 및 탈락에 저항성이 있는 안정적인 구치부 보철을 제작 할 수 있다.

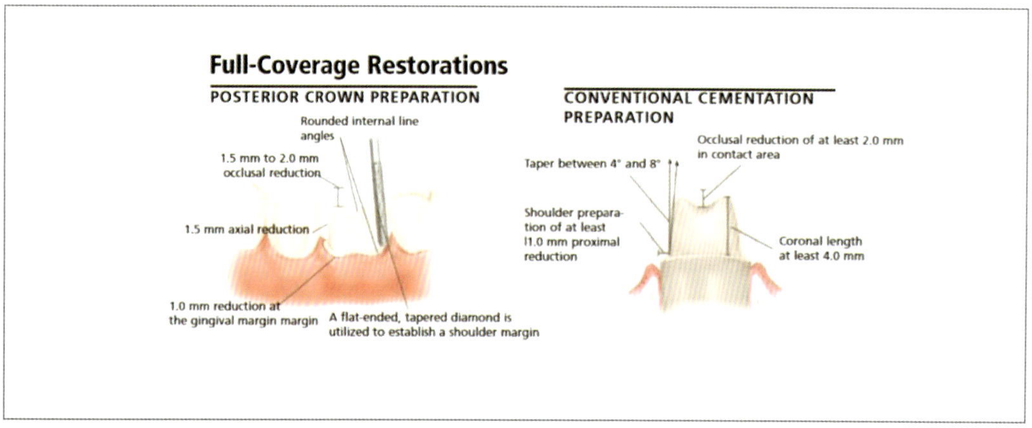

그림 4-6. 이미지출처 : ivoclar vivadent

(3) Veneer

비니어를 제작할 경우 마진의 형태는 크라운과 동일하며, 두께는 최소 0.3mm~0.6mm 정도로 형성한다. 기존의 비니어와 다르게 incisal 부분을 삭제하지 않거나 편평하게 형성해 보철물을 제작한다. 이는 inlay와 마찬가지로 밀링시 사용되는 tool의 직경과 관련이 있으며, 좁고 날카로운 부위는 가공이 어렵고 가공시 파절이 될 가능성이 높기 때문이다.

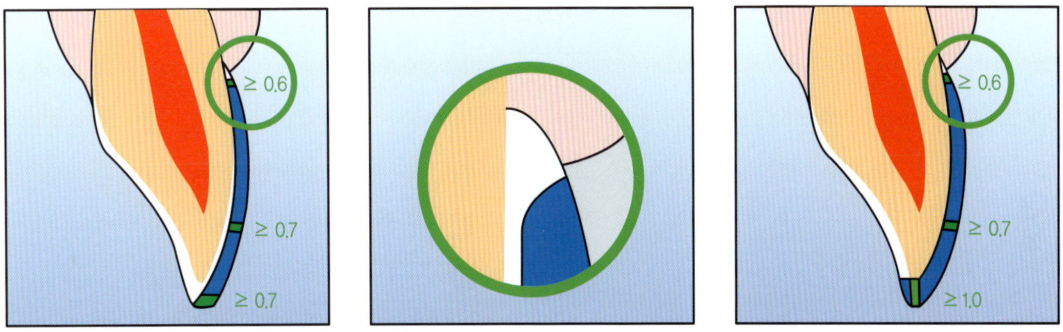

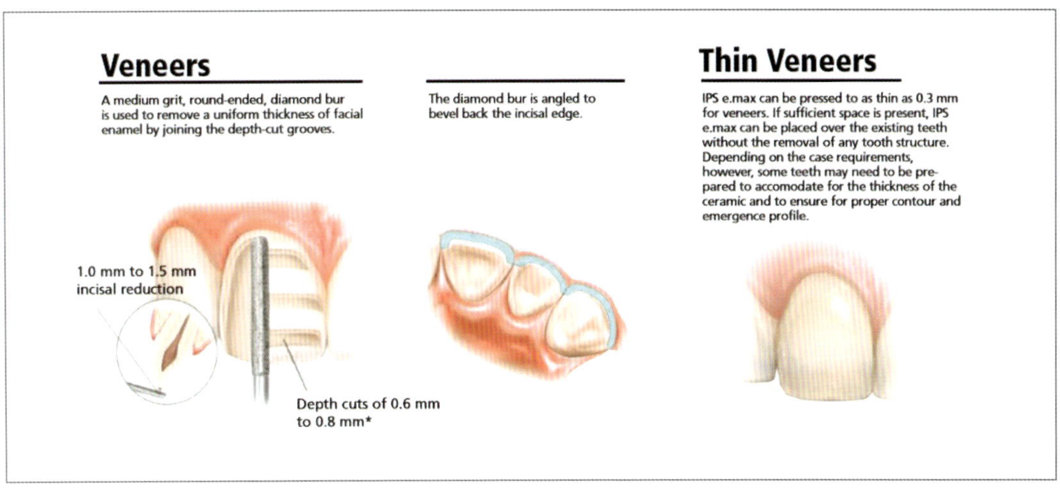

그림 4-7. 이미지출처 : ivoclar vivadent

2. 치과위생사를 위한 Intra oral scanner Technique

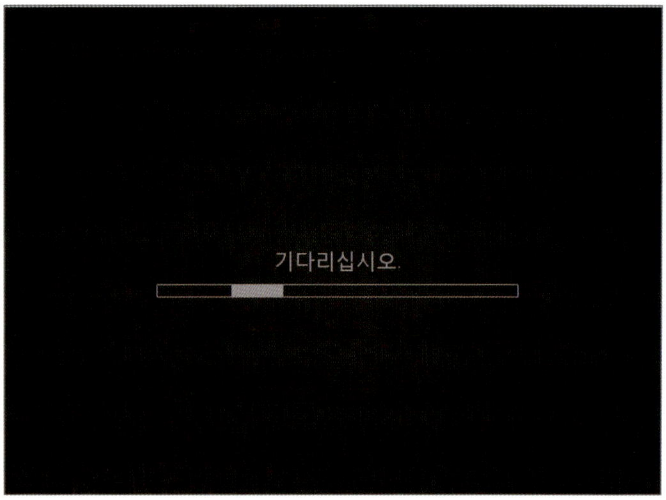

그림 4-8.

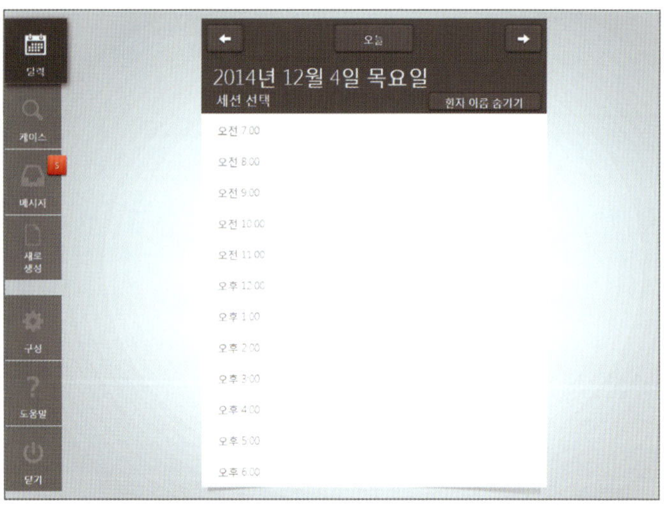

그림 4-9. 처음화면

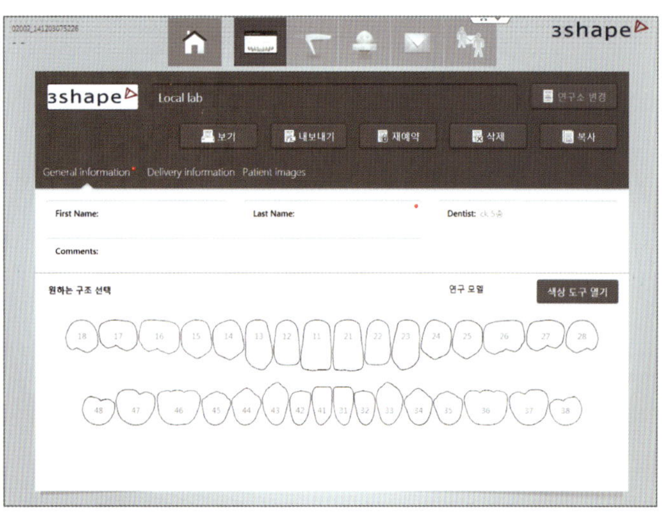

그림 4-10. 의뢰서

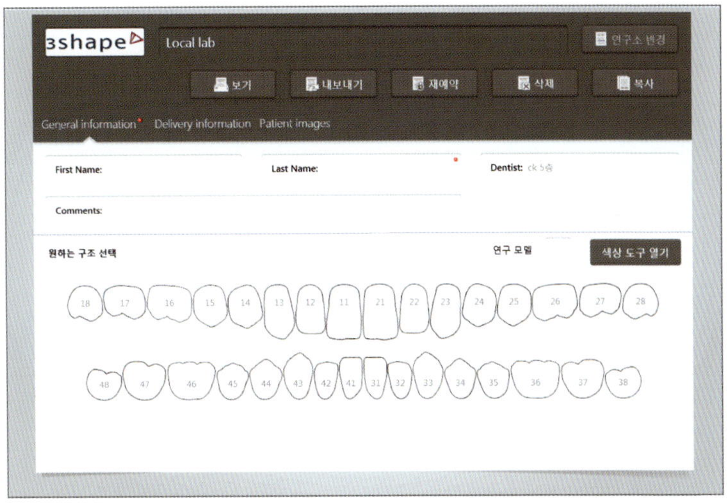

그림 4-11. 의뢰서

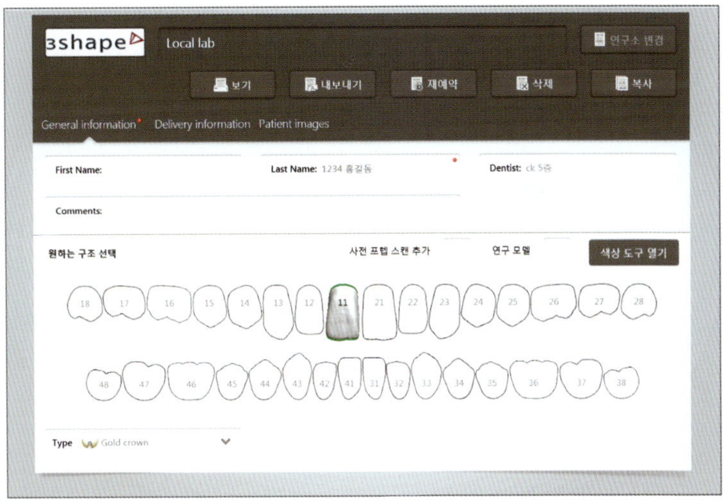

그림 4-12. 의뢰서 작성

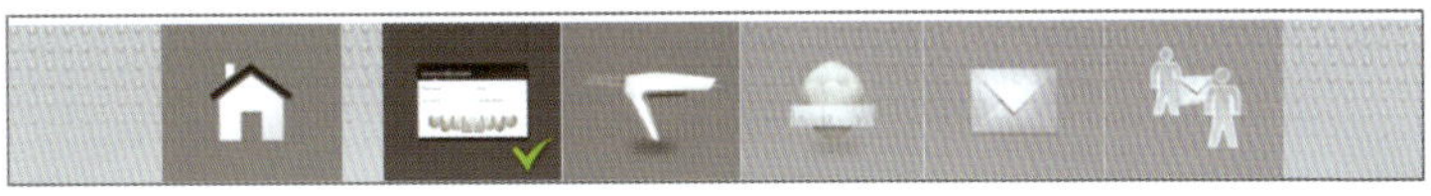

그림 4-13. 상단 도구

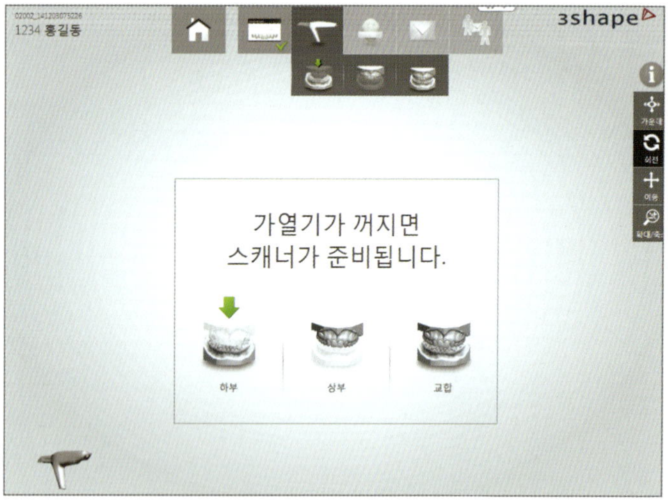

그림 4-14. 하악 스캔

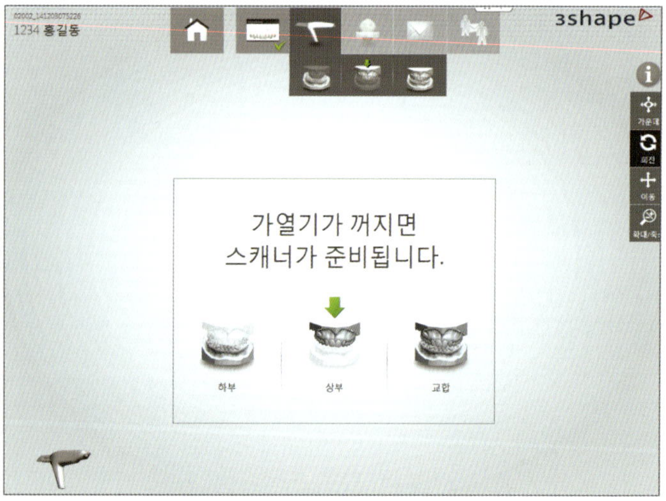

그림 4-15. 상악 스캔

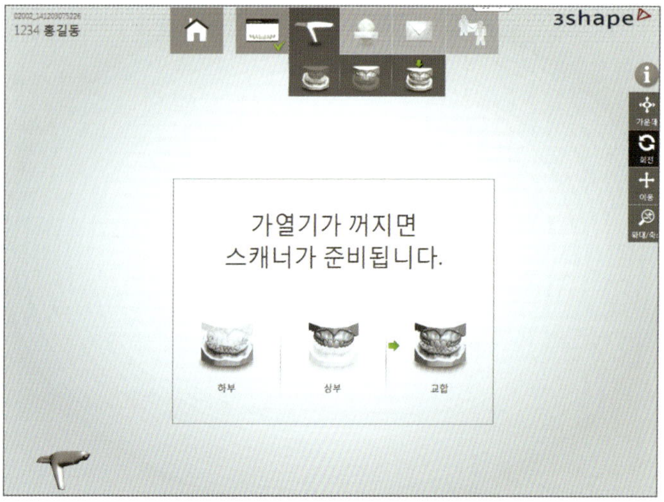

그림 4-16. 교합 스캔

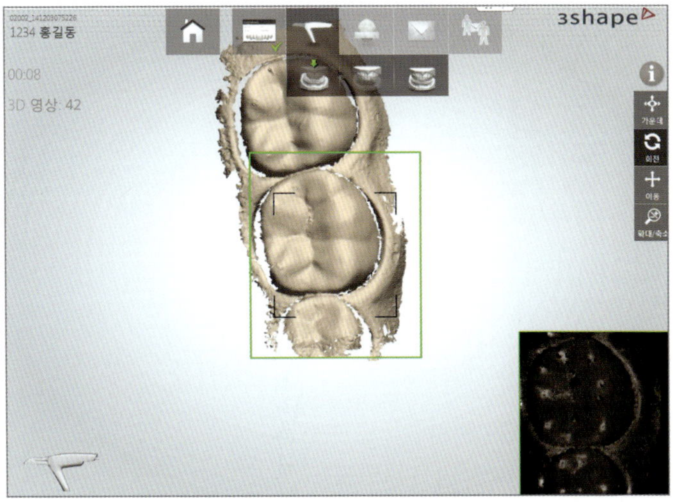

그림 4-17. 하악 스캔 장면

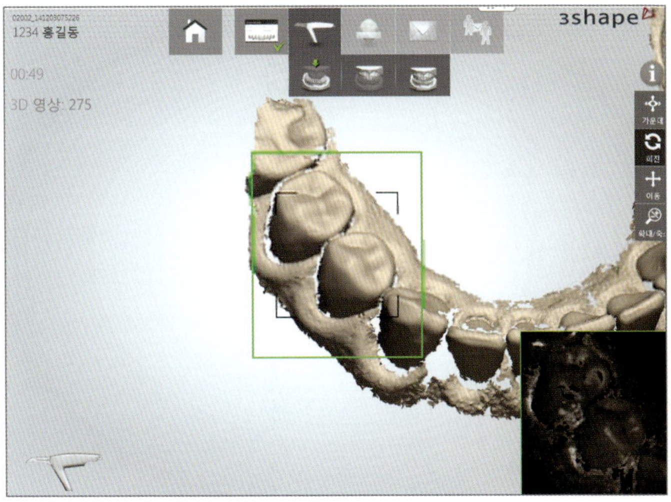

그림 4-18. 하악 스캔 장면

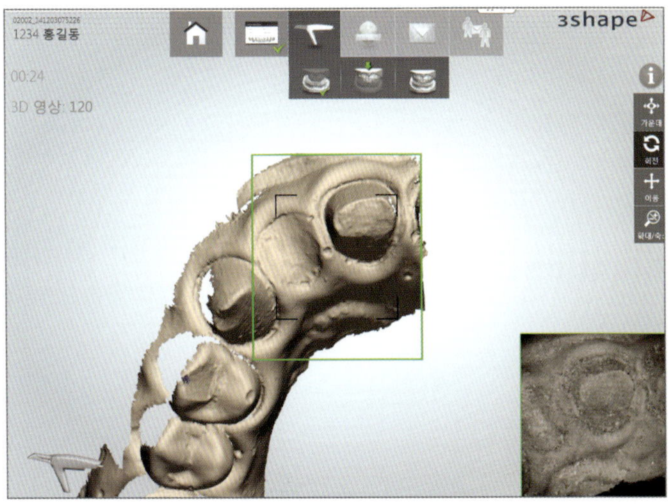

그림 4-19. 상악 스캔

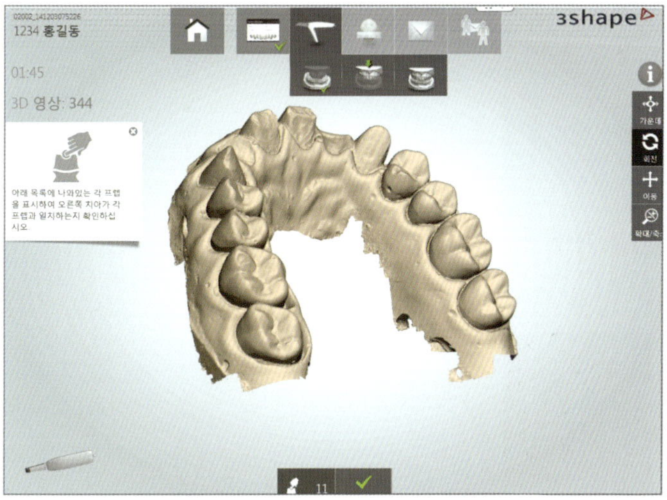

그림 4-20. 지대치 설정

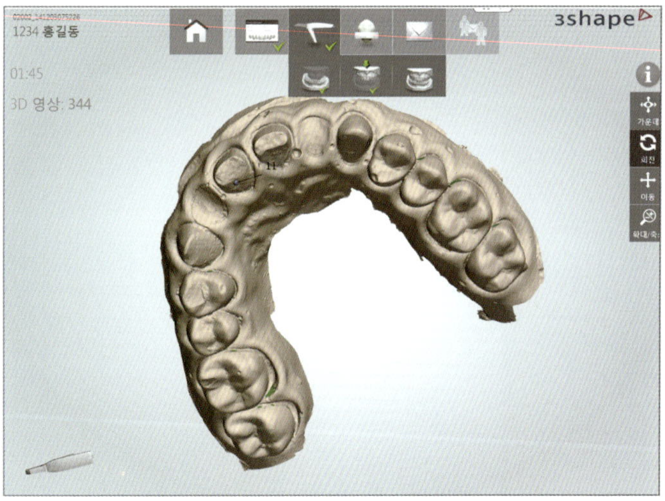

그림 4-21. 지대치 설정 완료

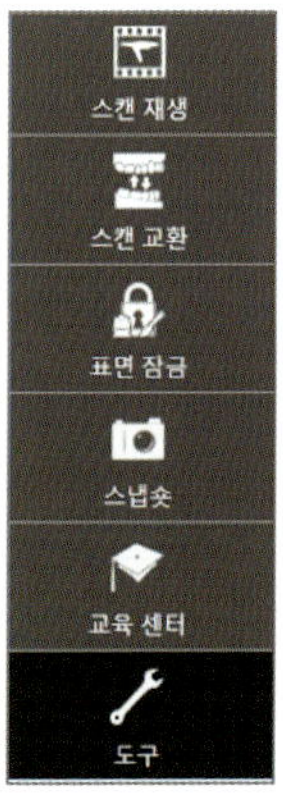

그림 4-22. 도구모음

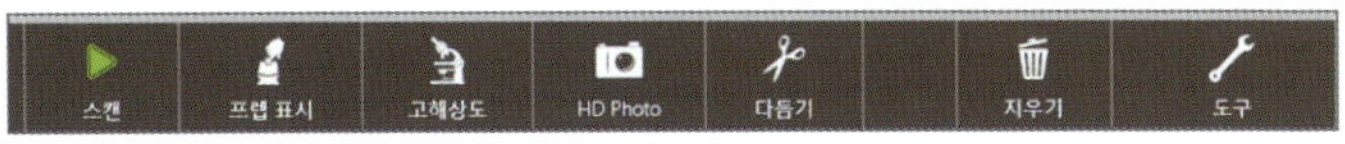

그림 4-23. 스캔 시 하단 도구

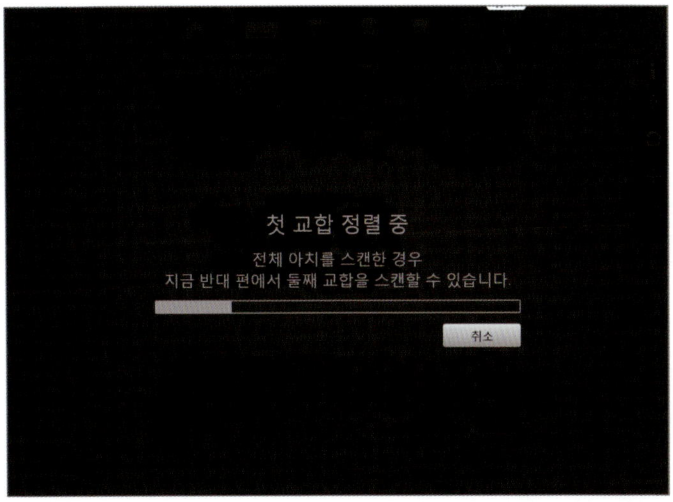

그림 4-24. 교합 스캔

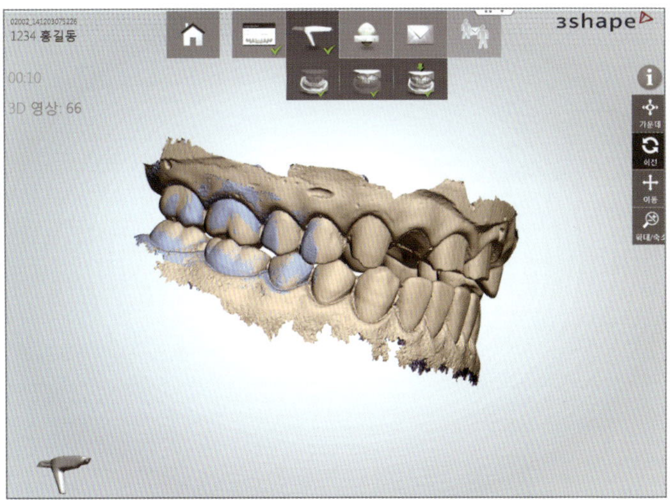

그림 4-25. 교합 매칭

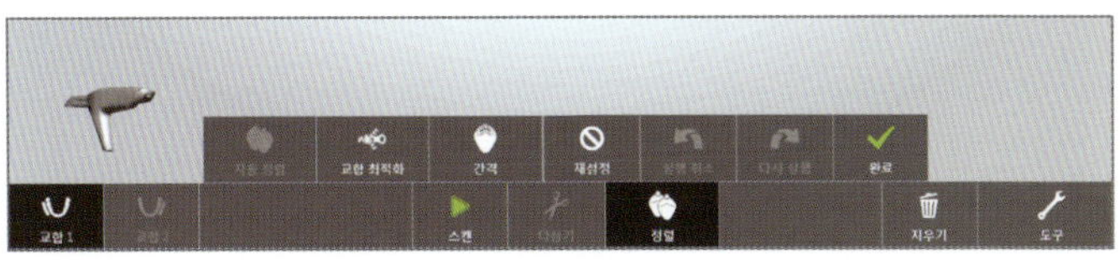

그림 4-26. 교합 도구 정리

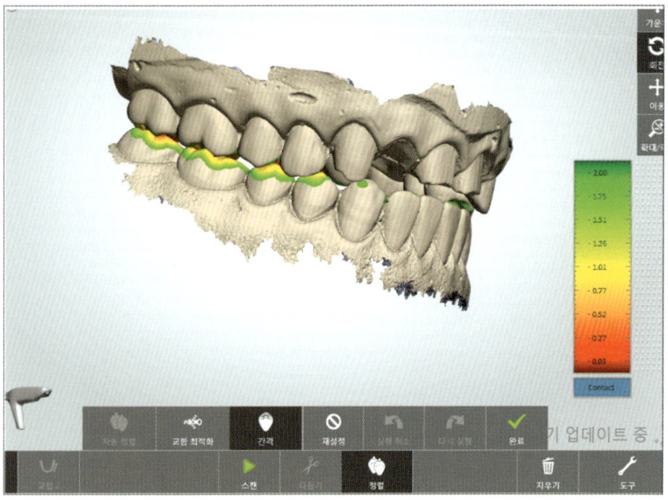

그림 4-27. 교합 확인

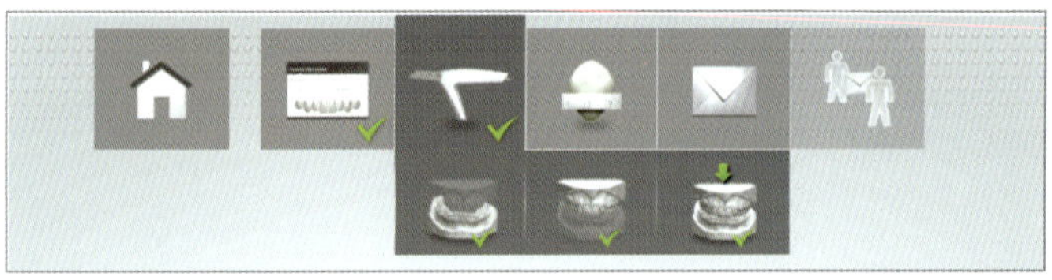

그림 4-28. 스캔 완료

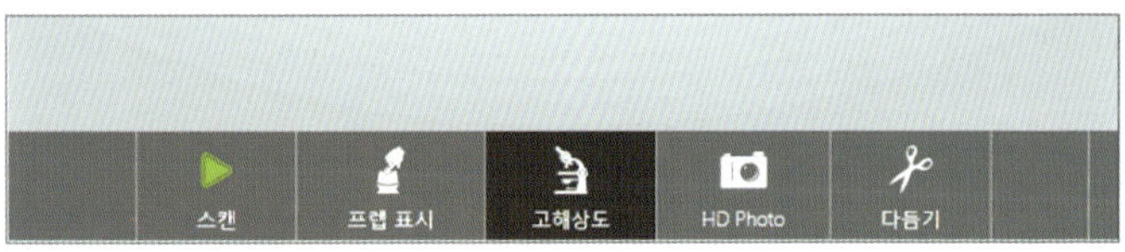

그림 4-29. 고해상도 촬영

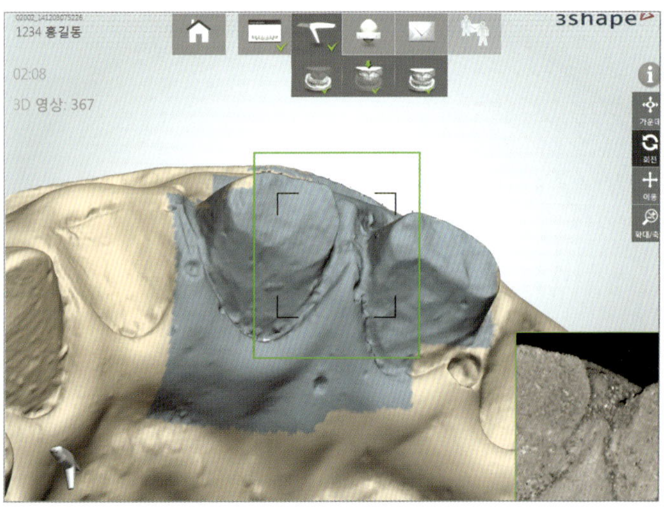

그림 4-30. 고해상도 촬영 장면

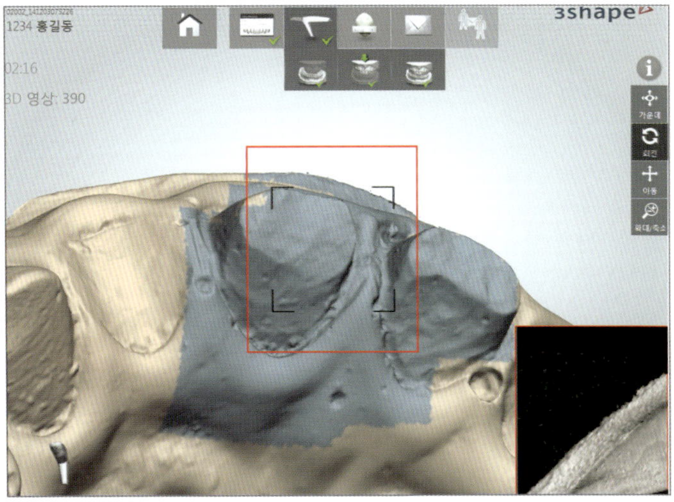

그림 4-31. 고해상도 촬영 장면

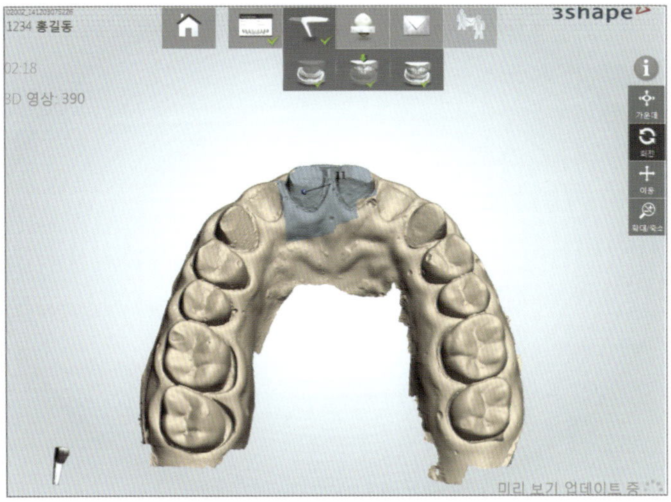

그림 4-32. 고해상도 촬영

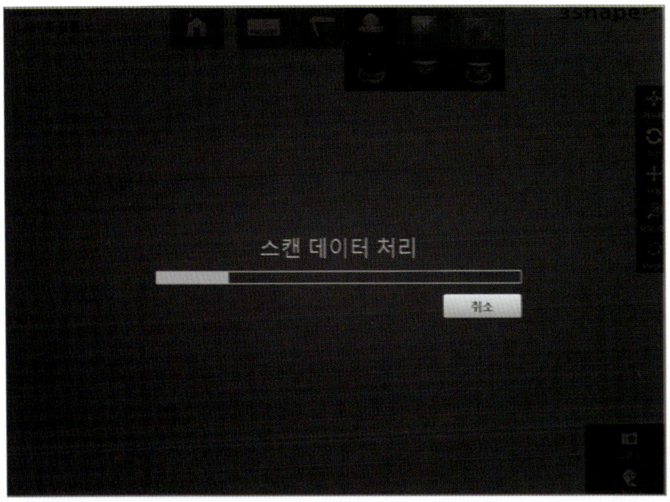

그림 4-33. 사후 처리

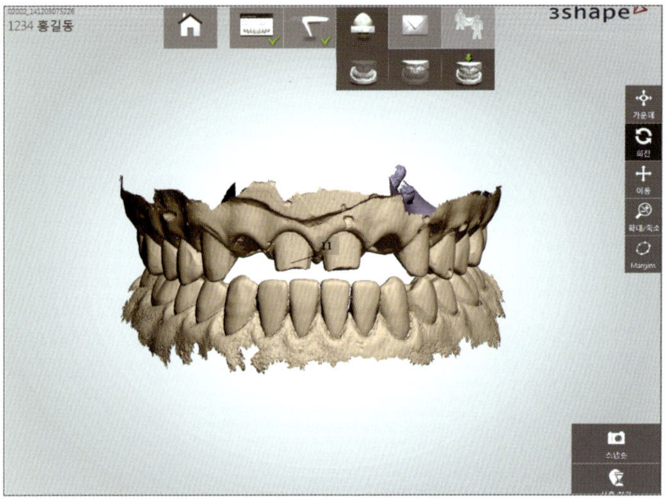

그림 4-34. 사후처리 완료

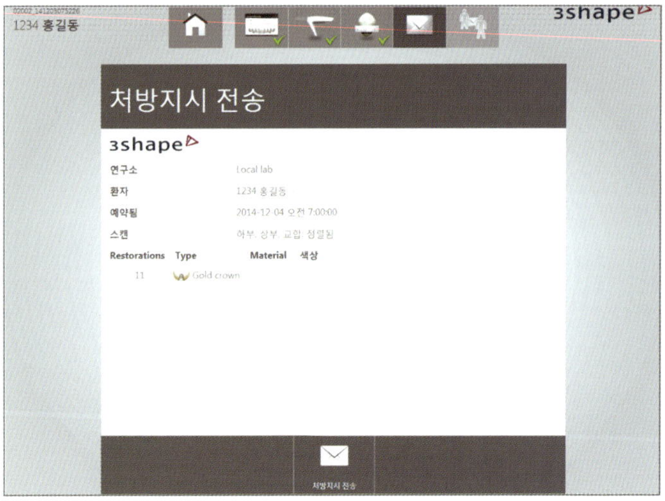
1234 홍길동
3shape
처방지시 전송
3shape
연구소 Local lab
환자 1234 홍길동
예약됨 2014-12-04 오전 7:00:00
스캔 하부, 상부, 교합: 정렬됨
Restorations Type Material 색상
11 Gold crown
처방지시 전송

그림 4-35. 전송

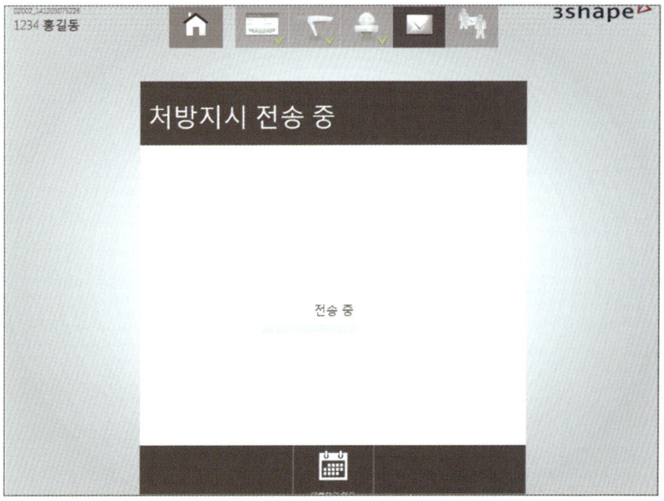

그림 4-36. 전송

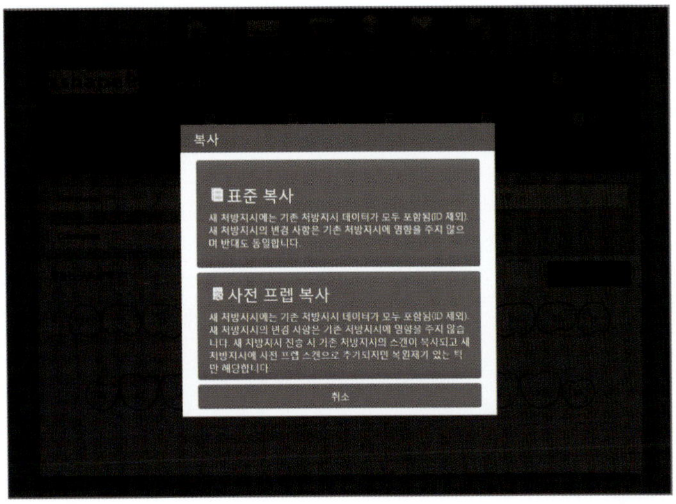

그림 4-37. 스캔 복사

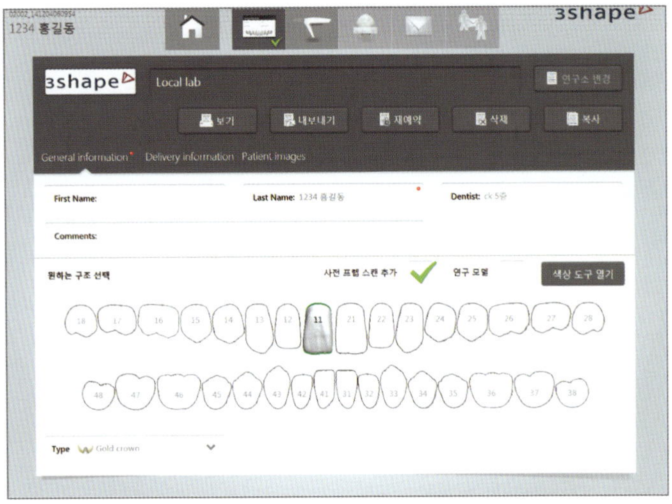

그림 4-38. 사전 프렙

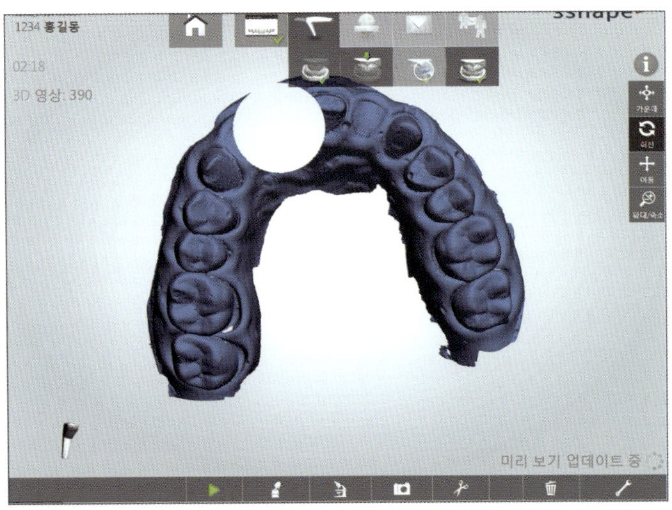

그림 4-39. 사전 프랩 시 상단 툴

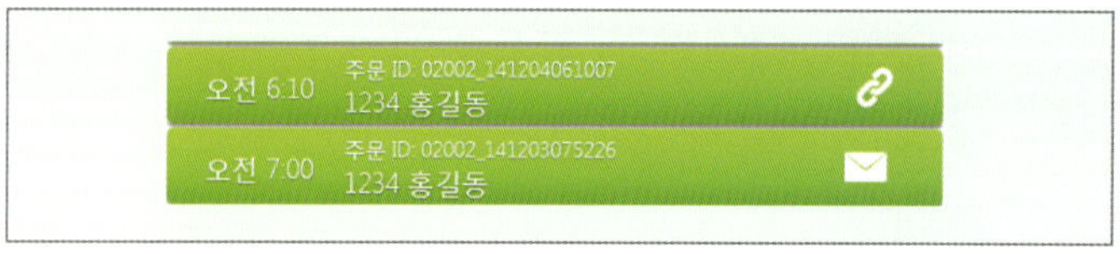

그림 4-40. 사전 프렙 표시

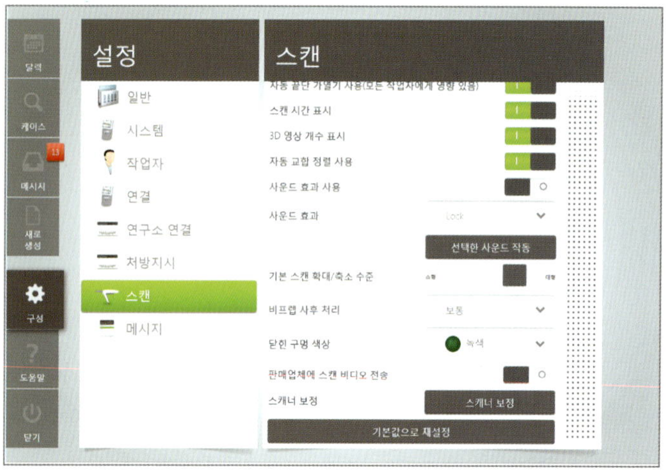

그림 4-41. 스캐너 관리 페이지

V. 치과기공사를 위한 Dental CAD/CAM Technique

1. 치과용 소재에 따른 Dental CAD/CAM Technique

1) Customized abutment
2) 3 Shape ortho analyzer를 이용한 투명장치 제작
3) Crown 실무
4) Inlay 디자인 및 제작
5) 각종 Crown과 Cap 디자인 및 제작
6) Case별 Color Liquid 기법
7) 교정장치물 디자인 및 제작
8) 치열교정분야 3차원 캐드캠 기술의 활용(Orapix)

V. 치과기공사를 위한 Dental CAD/CAM Technique

1. 치과용 소재에 따른 Dental CAD/CAM Technique

1) Customized abutment

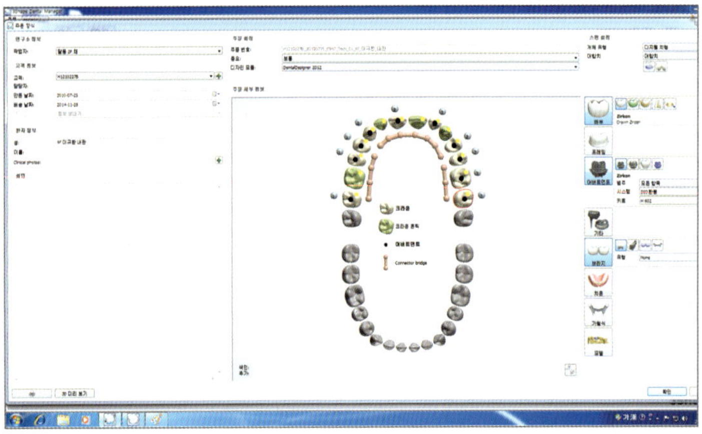

그림 5-1. 주문서 작성

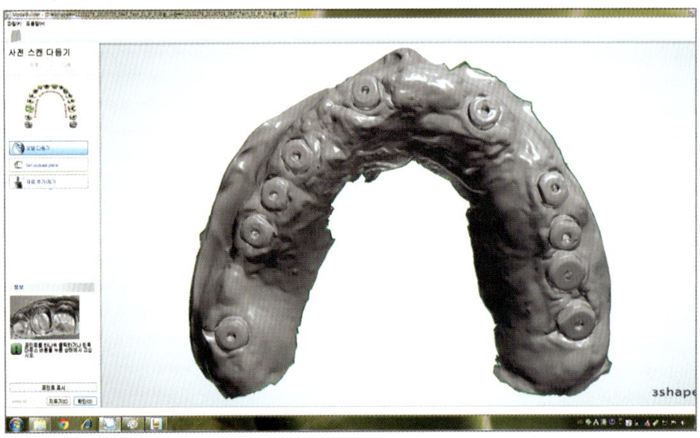

그림 5-2. 사전스캔 다듬기

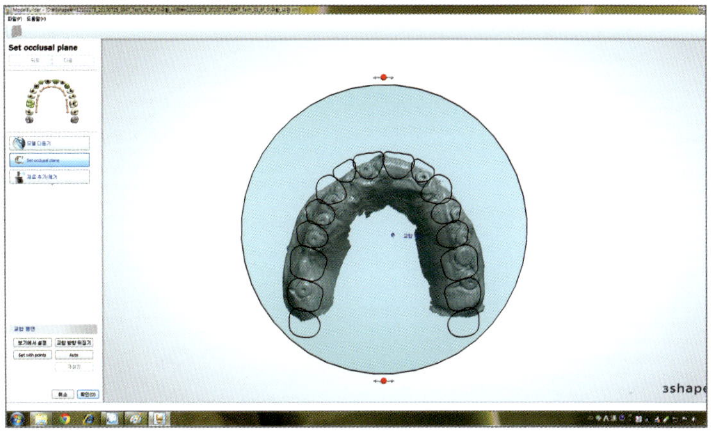

그림 5-3. 교합평면 설정

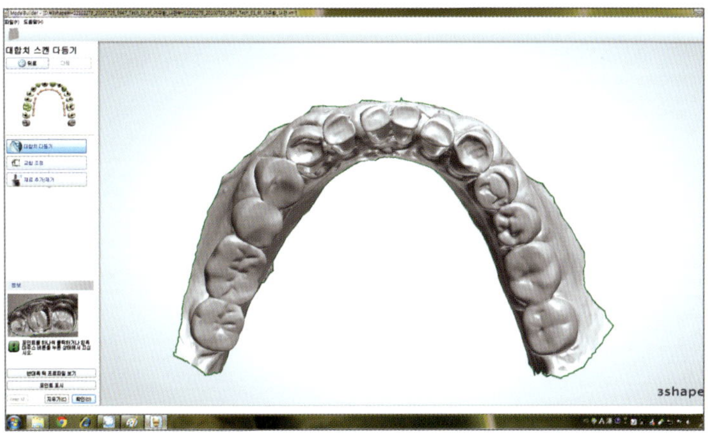

그림 5-4. 대합치 스캔 다듬기

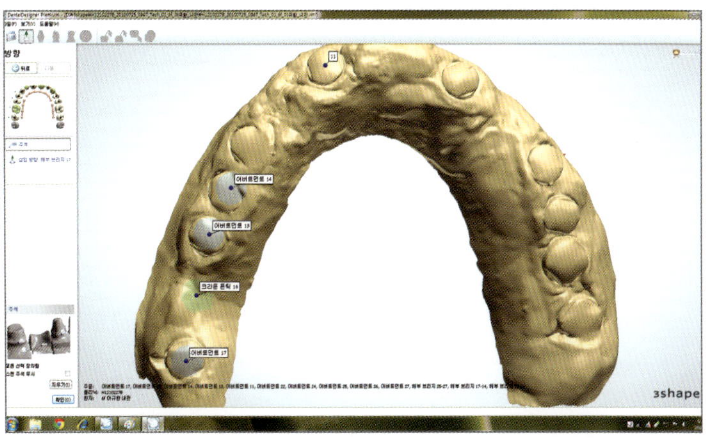

그림 5-5. 주석달기

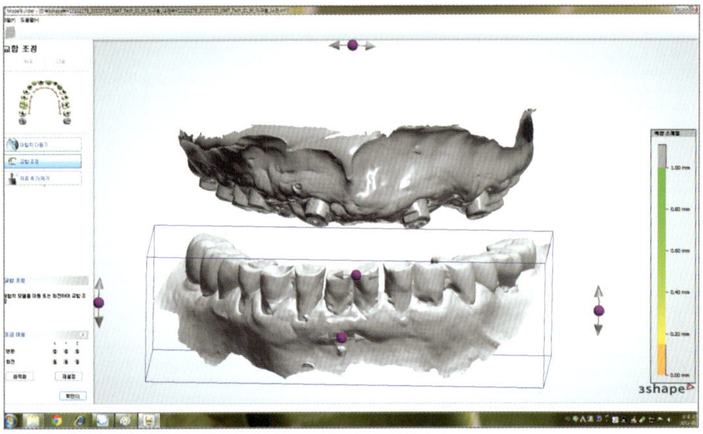

그림 5-6. 교합 조정

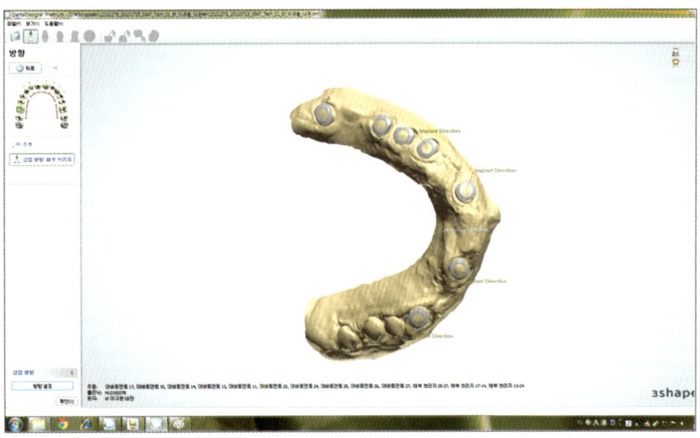

그림 5-7. 삽입 방향

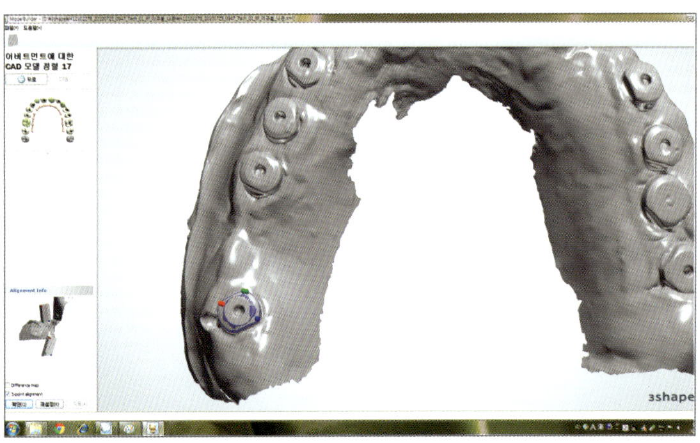

그림 5-8. 매칭 성공

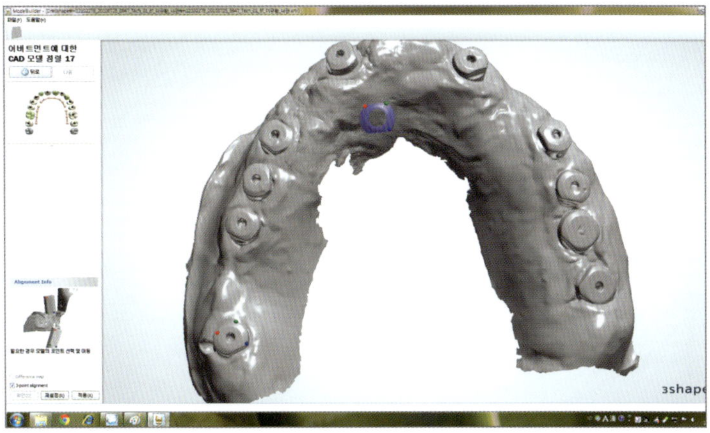

그림 5-9. 스캔 바디 매칭

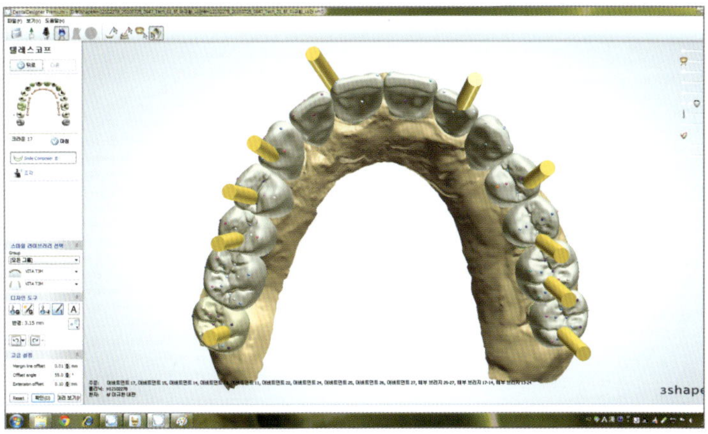

그림 5-10. 치아 설정

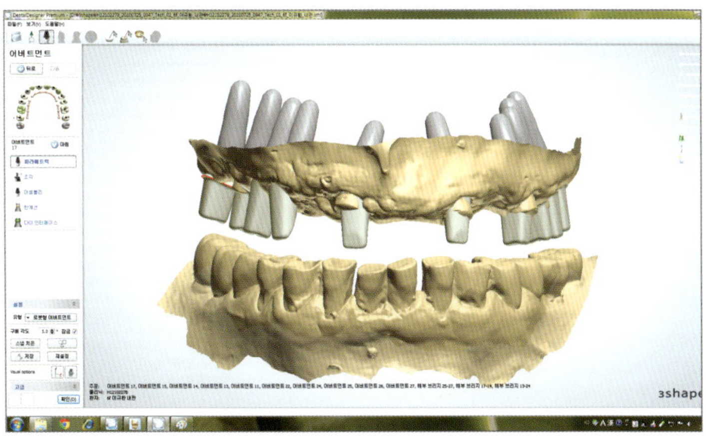

그림 5-11. 내관

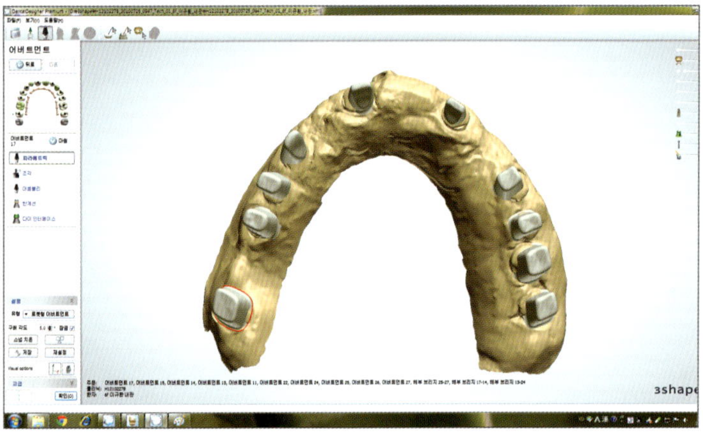

그림 5-12. 내관

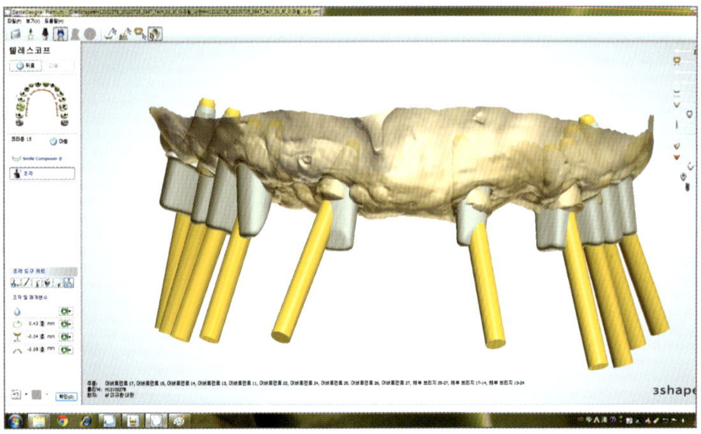

그림 5-13. 내관 세우기

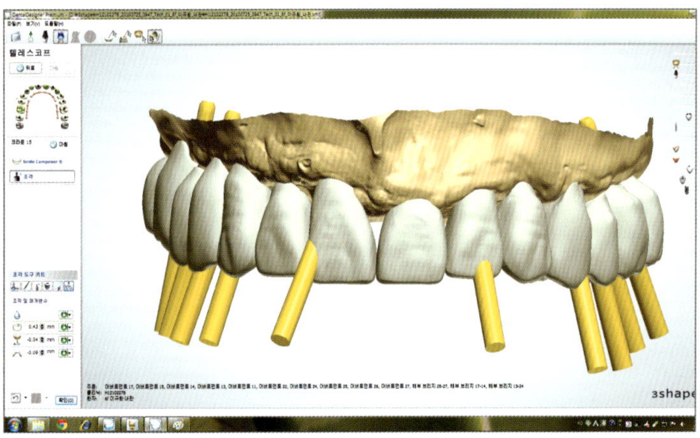

그림 5-14. 마진 붙이기

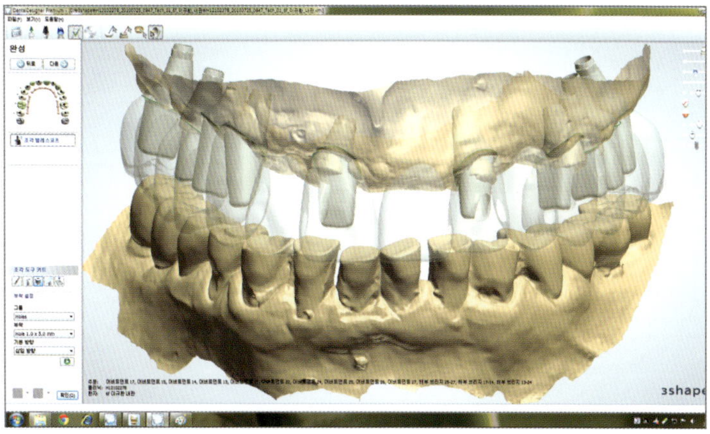

그림 5-15. 완성

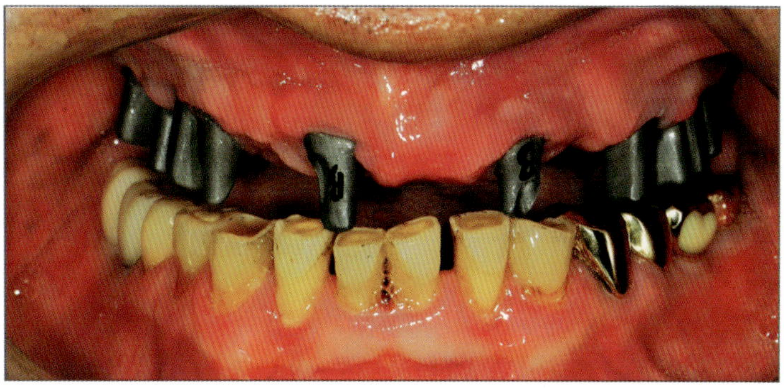

그림 5-16. 완성

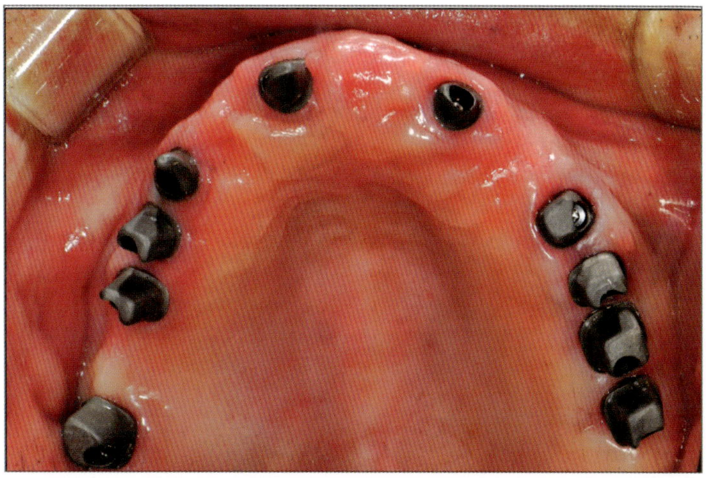

그림 5-17. 완성

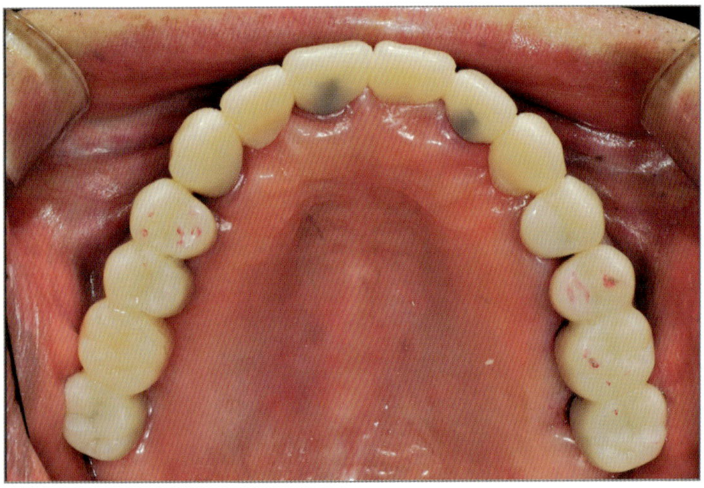

그림 5-18. 완성

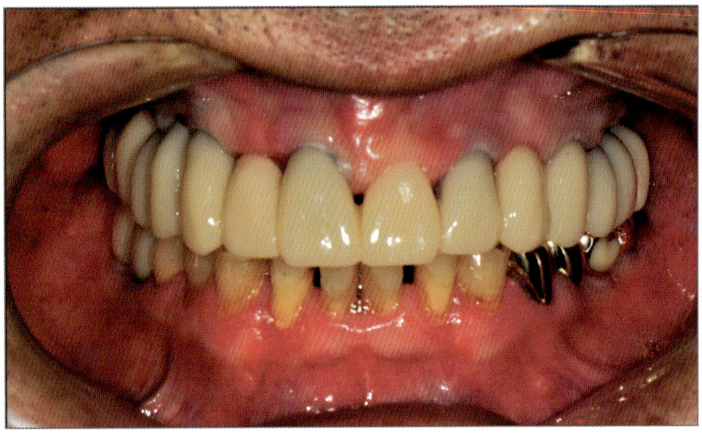

그림 5-19. 완성

2) 3 shape ortho analyzer를 이용한 투명장치 제작

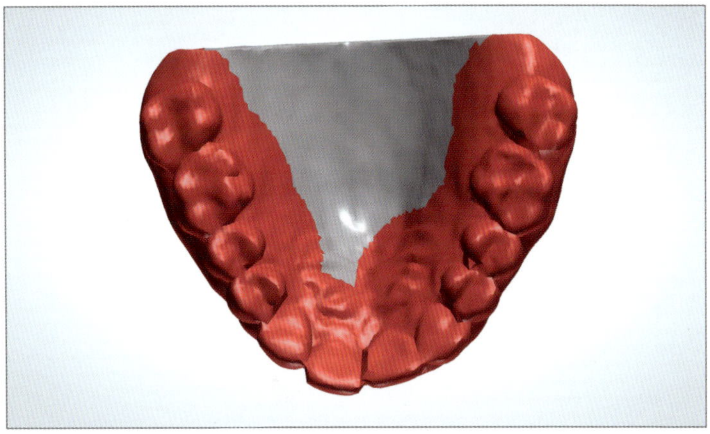

그림 5-20. 상악 모형 scan

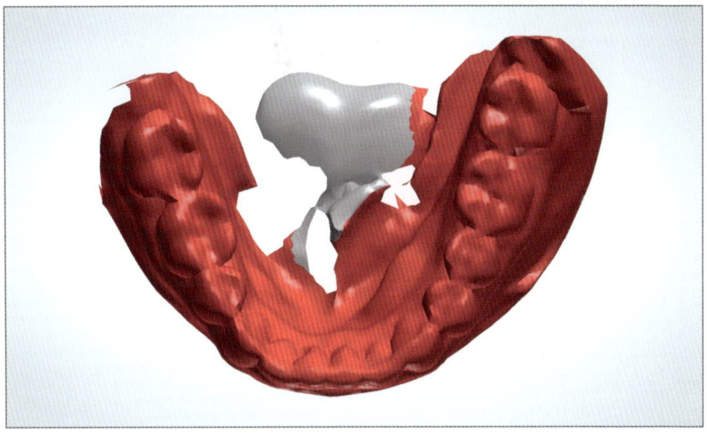

그림 5-21. 하악 모형 scan

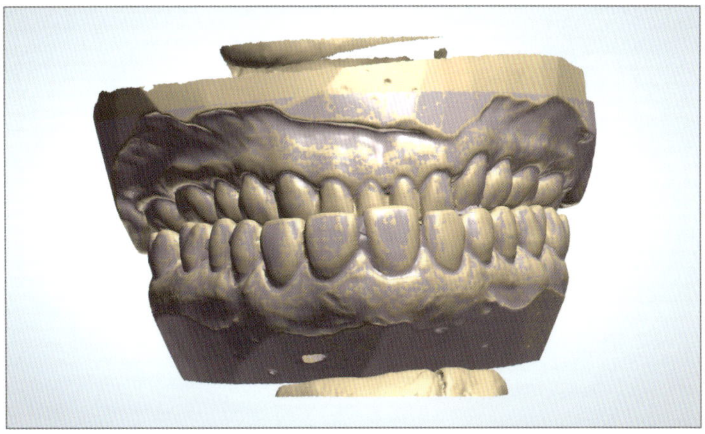

그림 5-22. 상 · 하악 모형 scan

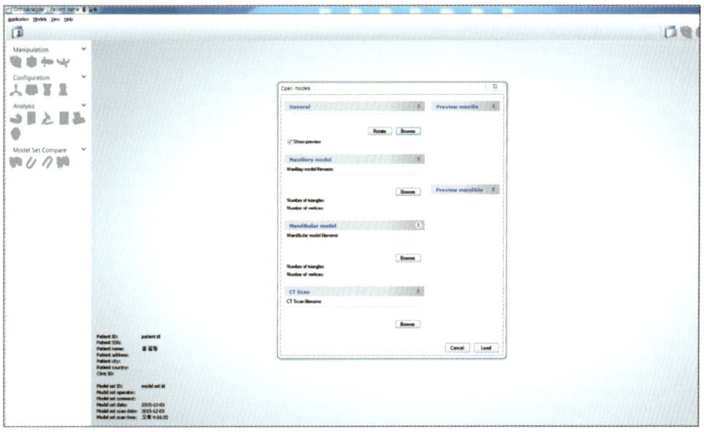

그림 5-23. 파일 불러오기

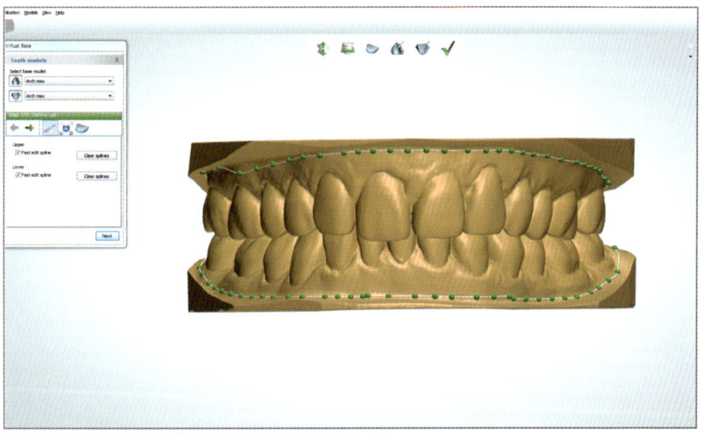

그림 5-24. 모델 베이스 범위 설정하기

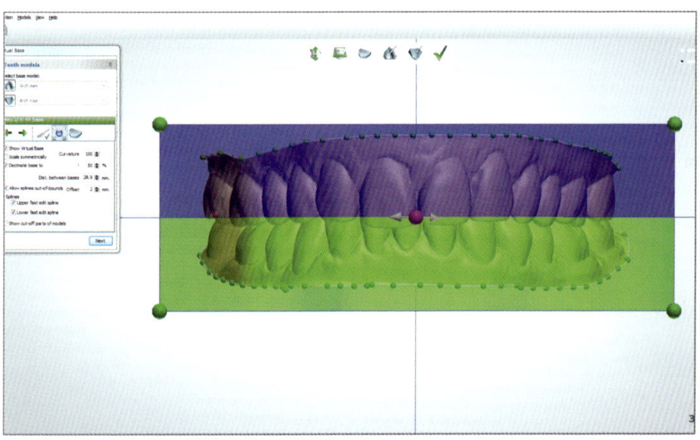

그림 5-25. 모델 베이스 거리 설정

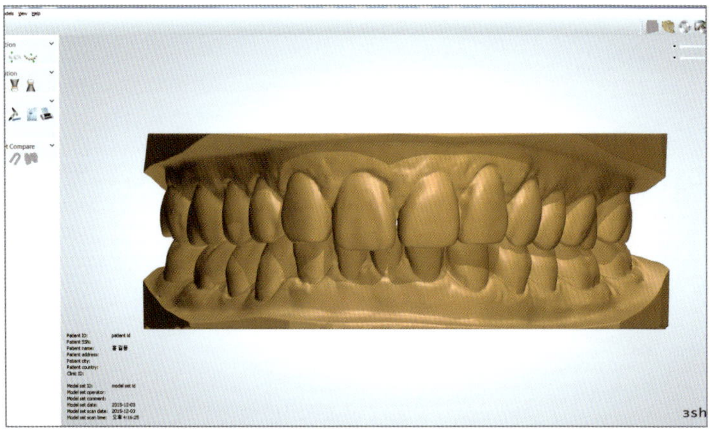

그림 5-26. set up 준비

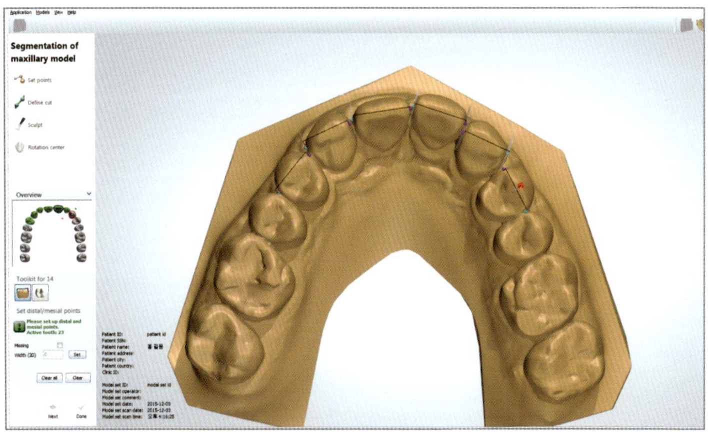

그림 5-27. 치아 근 · 원심 폭 설정

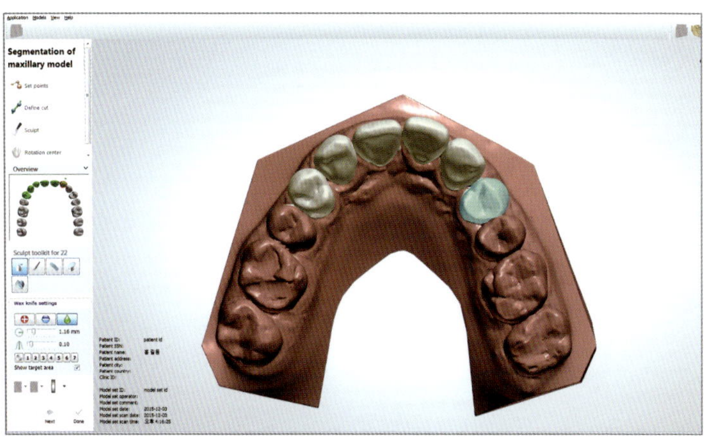

그림 5-28. 치아형태 수정

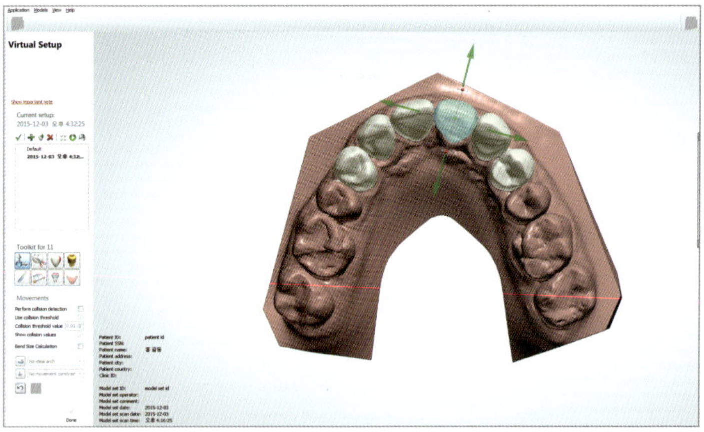

그림 5-29. 치아이동

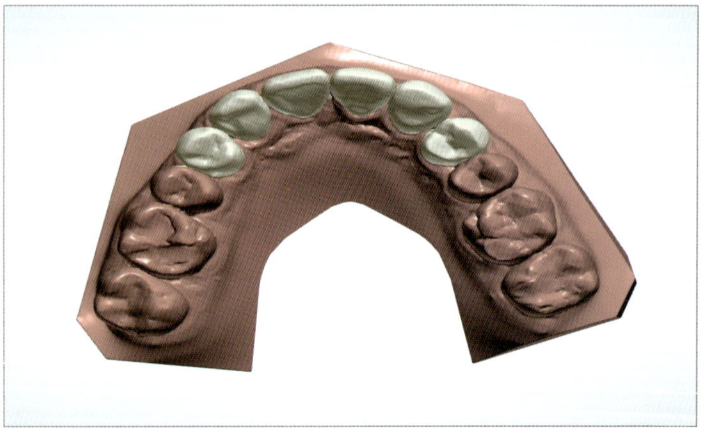

그림 5-30. set up 완성

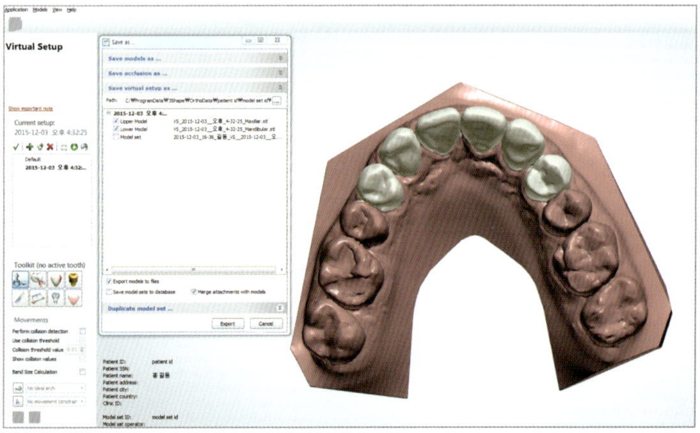

그림 5-31. stl 파일생성

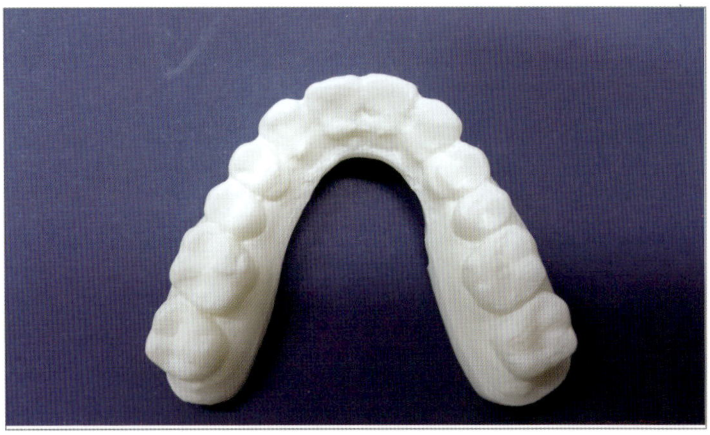

그림 5-32. 3D 프린트 모델 추출

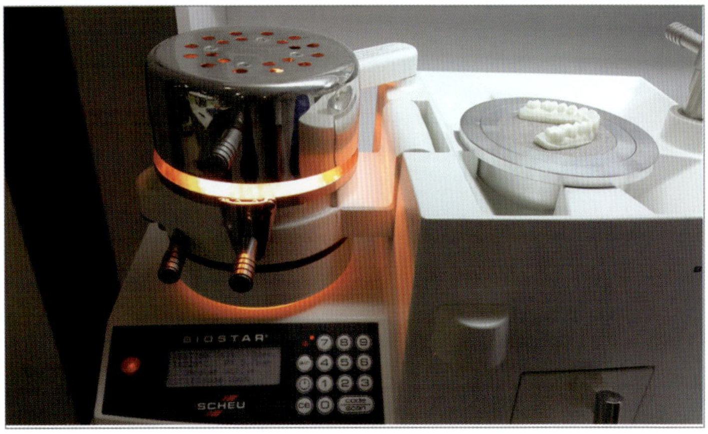

그림 5-33. Bio star로 sheet 찍기

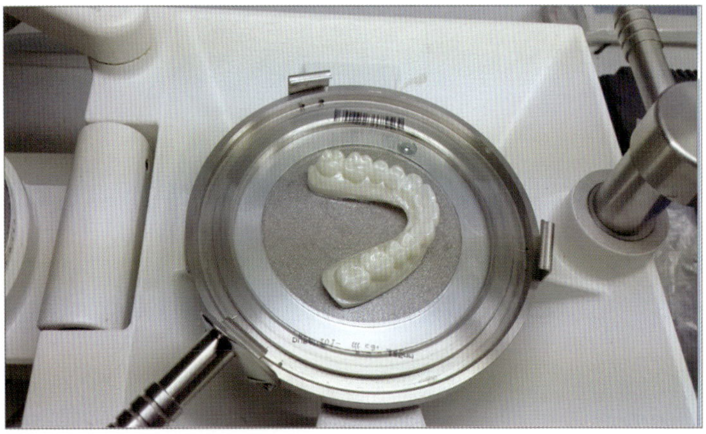

그림 5-34. sheet 완성

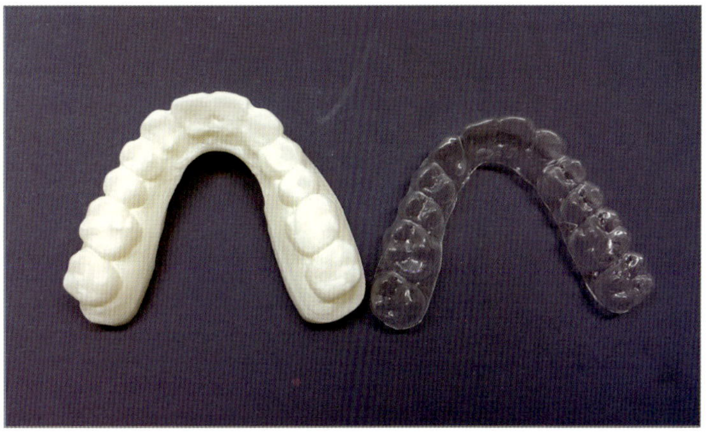

그림 5-35. sheet 완성

3) Crown 실무

(1) 치식 종류와 계획

① 옵셋코핑 – 최소두께만을 가진 가장 일반적인 coping(modelling으로 축성이나 삭제가 가능)

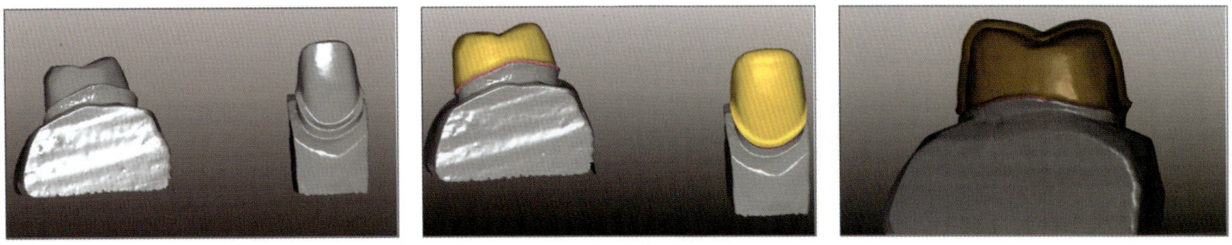

② 해부학적 크라운 – Prettau(=Full Crown) (modelling으로 축성이나 삭제가 가능)

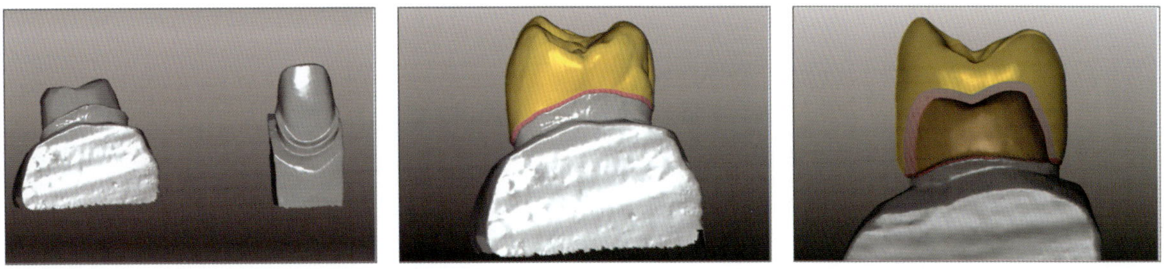

③ 수축용 크라운 – 해부학적 형태를 불러내어 수축(cut back)시키는 코핑 (cut back 할 영역과 깊이를 선택 지정할 수 있다. modelling으로 축성이나 삭제가 가능)

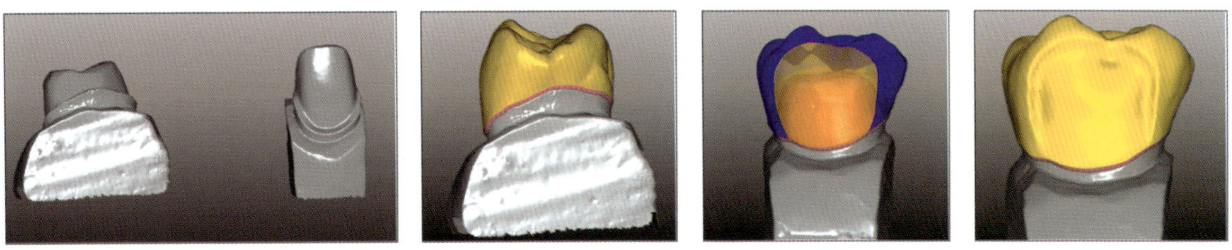

④ 해부학적 pontic – Prettau(Full Crown) 형태의 pontic(modelling으로 축성이나 삭제가 가능).

⑤ 수축용 pontic – 해부학적 형태를 불러내어 수축(cut back)시키는 pontic(modelling으로 축성이나 삭제가 가능).

⑥ 해부학적 Waxup – 직접 조각한 크라운의 폼을 그대로 깍고자 할 때 설정(modelling으로 축성이나 삭제가 가능하며, Wax-up을 응용해 post 작업도 가능하다).

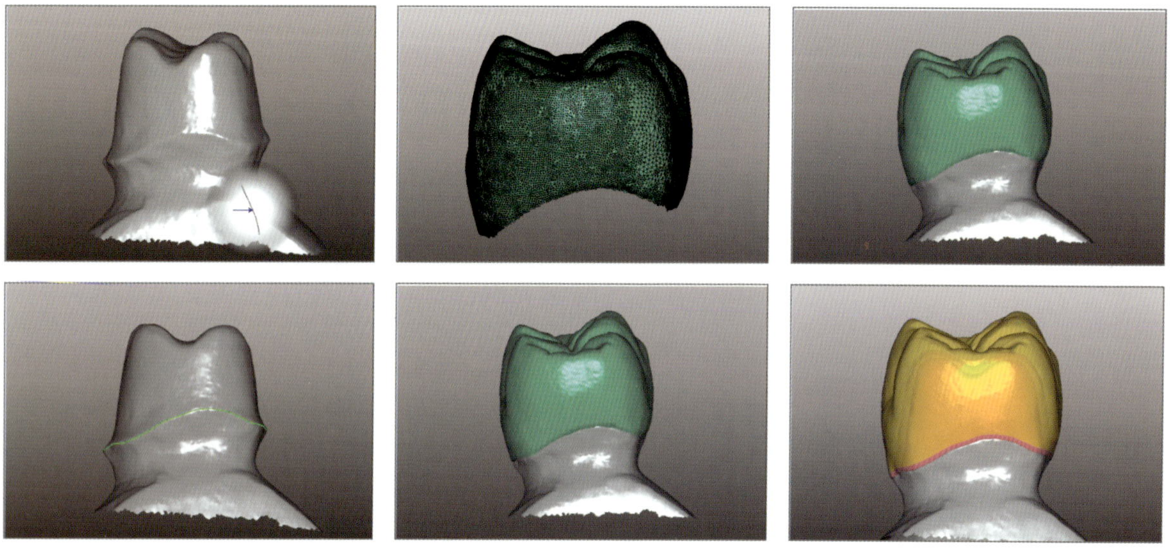

⑦ 수축용 Wax up – ⑥번의 기능에서 추가로 수축(cut back)을 시키고자 할 때 설정(modelling으로 축성이나 삭제가 가능).

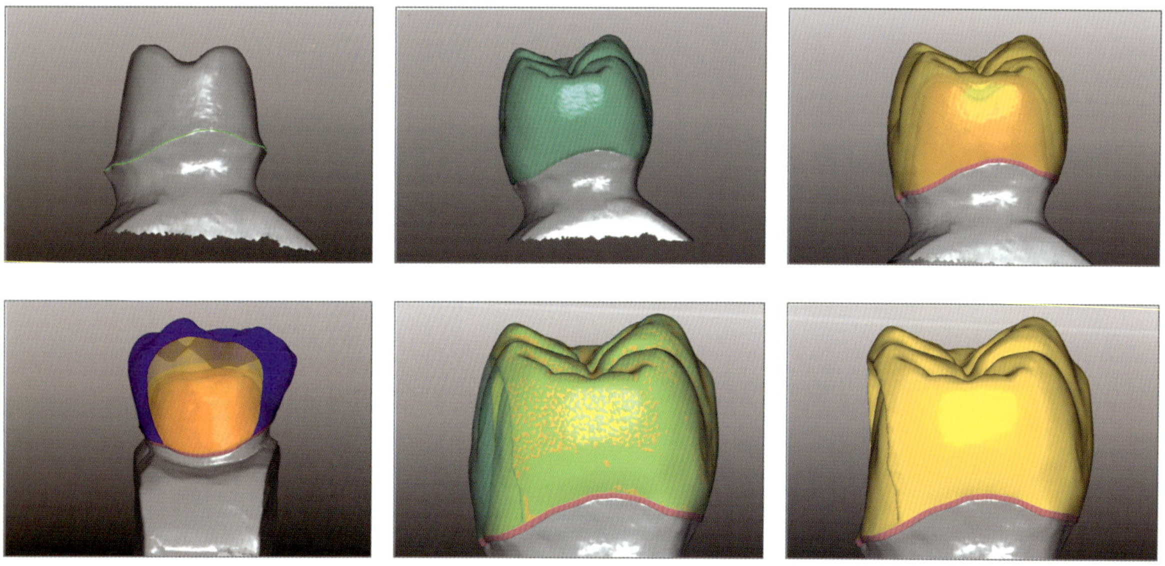

⑧ Wax up pontic – ⑥번의 기능에서 pontic이 있는 경우 설정.

⑨ Pressed Crown, Pontic – Zirconia 위에 E-max를 올리기 위한 프로그램.(왁스로 밀링)

⑩ Provisional Crown, Pontic (Eggshell) – Temporary를 만드는 프로그램(레진으로 밀링)

⑪ Prettau bridge element, reduced – 치은(gingival)을 modelling 할 수 있는 프로그램

⑫ Inlay – 인레이

⑬ 옵셋 Inlay – 최소 두께만 가지고 있는 인레이.

⑭ 수축용 Inlay – 해부학적 형태에서 수축(cut back) 시킬수 있는 Inlay.

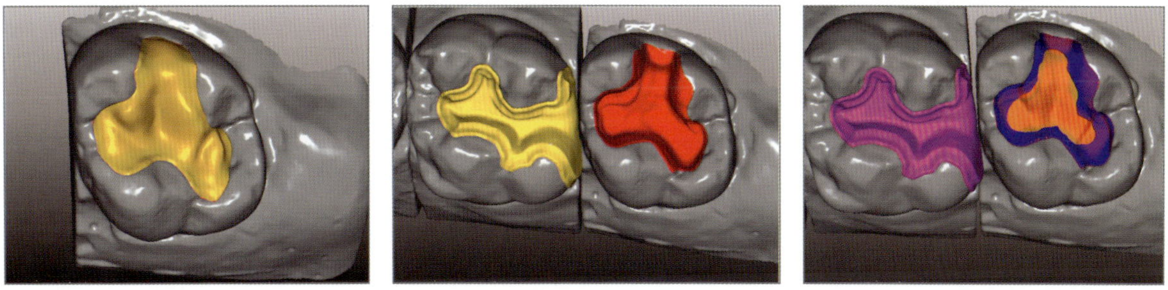

(Inlay) (옵셋 Inlay) (수축용 Inlay)

⑮ Bite splint – splint 제작 프로그램.

⑯ 상실치 – 상실된 치아.

⑰ 근접 인접치 – 지대치 좌우에 설정.

⑱ 대합치 – 작업하고자 하는 반대 악골에 설정하며 치식은 아무거나 설정해주면 된다.

⑲ Primary attachment – Attachment 제작 프로그램.

⑳ Primary telescope – Konus Crown 제작 프로그램.

㉑ Bar pillar, segament – Bar 제작 프로그램.

㉒ Situ – Wax 조각한 크라운을 Scan한 후 그 형태를 하나의 Jacket form으로 사용하는 프로그램. (wax-up은 그 형태를 그대로 깍는 데 의미가 있다면, situ는 형태를 이용해 modelling의 다양한 파트에서 개별 치아마다 변화를 달리 줄 수 있다는데 의미가 있다)

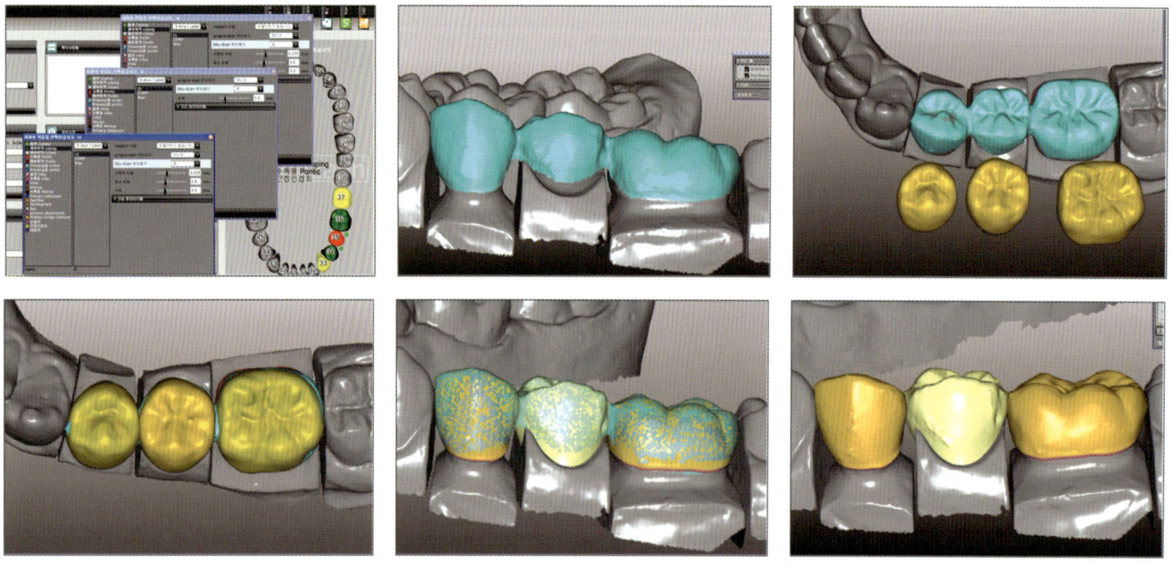

㉓ Mirror – 지대치 반대측의 동명치를 이용해 형태를 만들어내어 작업하는 방법.

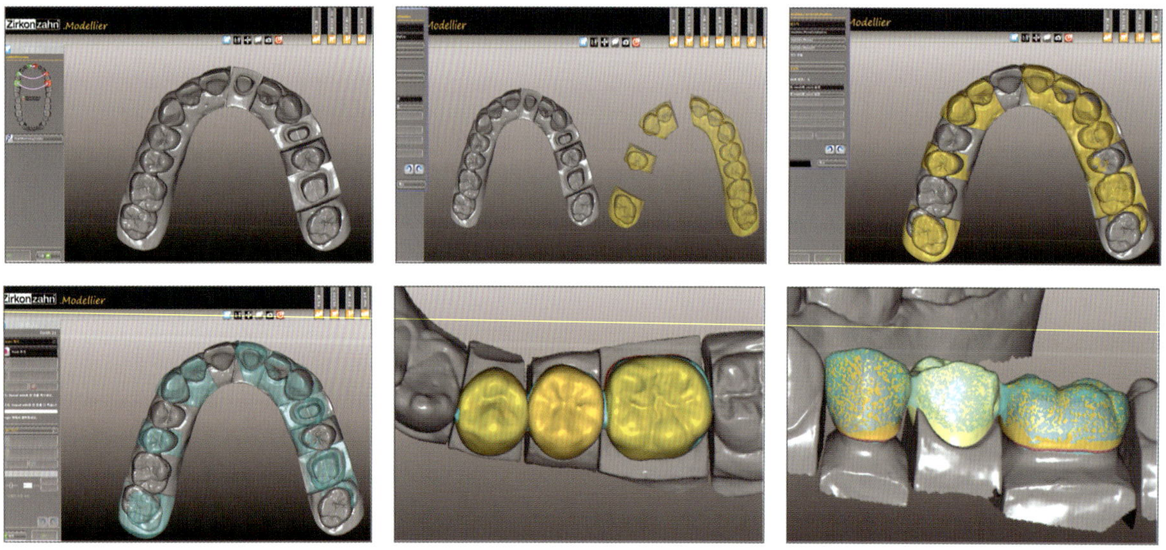

※ Double Scan 방식 – 예를 들어, 3번 Bridge를 지대치 만을 가지고 modelling으로만 완성하는 것이 아니라 Crown을 조각한 후 **지대치, Crown 두 파트 모두를 Scan**해서 Wax-up이나 Situ를 이용해서 작업하는 방식을 Double Scan 방식이라고 한다.

※ Crown(Jacket)을 만드는 방식에 따른 세가지 분류

① **Wax-up scan** - 직접 조각해서 Crown(Jacket form)을 생성하는 방법.

② **Situ scan** - 직접 조각하거나 다른 Crown(Jacket form)을 불러내어 생성하는 방법.

③ **Mirror scan** - 직접 조각하지 않고 차트에서의 설정만으로 Jacket form을 만들어내는 방법.

(2) Model의 사전작업

① Model의 mounting 시 model table에 안정적으로 holding이 되도록 평평하게 한다(특히 상악의 경우)(Scan시 Scaner의 동작으로 인한 진동에 의해 Model의 움직임이 없도록 주의한다).

② Die hardner, Die spacer, margin pencil등 빛 반사의 요건을 제거한다.

③ Block out을 한 경우에는 반드시 Telescan(텔레스캔)을 뿌려준다.

④ Telescan(텔레스캔)을 과도하게 많이 뿌리면 헐거워질 수 있으므로 반사부위를 차단하는 정도로만 뿌리고, 한번 뿌린 부위는 손대지 않는다.

⑤ Ditching은 너무 깊지 않도록 한다(Margin의 형태가 sharp한 경우 Scan이 안 나올 수가 있다).

(3) 차트 입력(Ver.4539 기준)

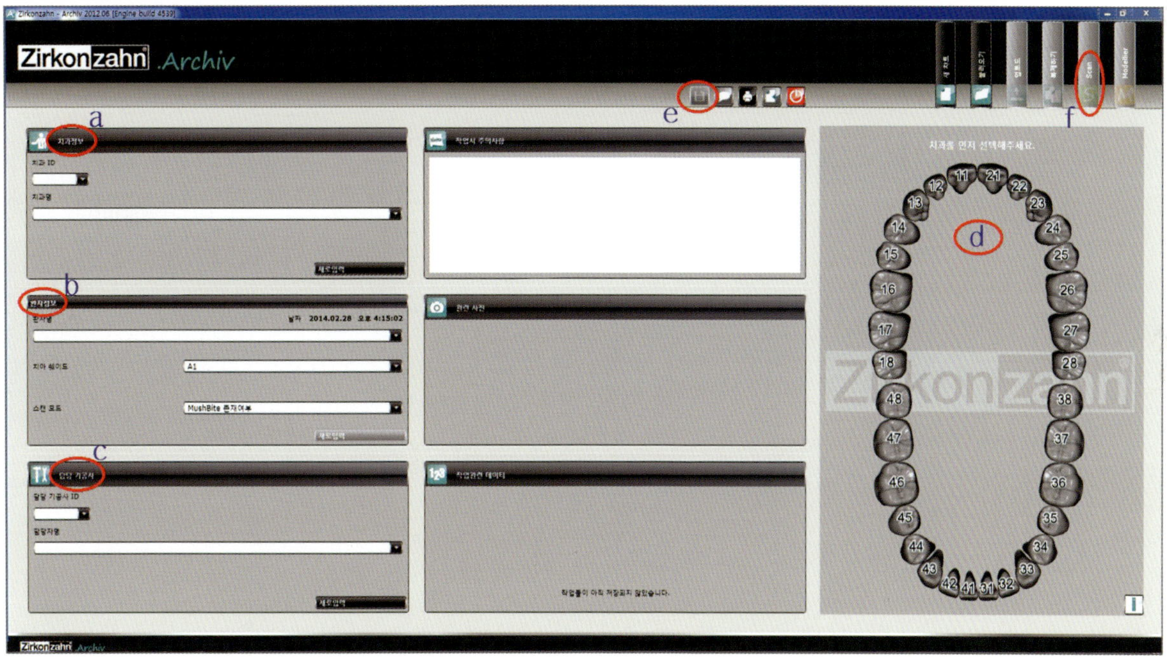

: 언어설정 : 프린트 : 작업가져오기 : 작업닫기

사전설명

- 바탕화면에 있는 "Archiv 아이콘"을 더블클릭해서 차트를 연다.
- 항상 "새차트"를 눌러 시작한다.
- 차트 입력시 모든 데이타는 영문으로 입력해야 한다(대문자,소문자 관계없음).

차트	1. 치과정보 입력	2. 환자정보 입력	3. 담당기공사 입력	4. 치식 입력	5. 저 장	6. Scan 전원을 켜고 10초 후에 차트의 스캔아이콘 클릭

1. 【치과정보】입력 – ⓐ

《기본순서》

① 처음 입력시에는 **"새로입력" 또는 "편집"** 을 클릭한다

② **"치과명"**에 해당 치과명을 입력한다.

③ **"저장" – "닫기"** 누른다

추가설명

- 한번 입력한 치과명을 다음에 불러 올때는 세가지 방법이 있다.
  - 치과 ID를 클릭하거나 치과명을 클릭하거나 새로입력에서 왼쪽의 치과명을 클릭해서 불러오는 방법.

2. 【환자정보】입력 – ⓑ

《기본순서》

① **"새로입력" 또는 "편집"** 클릭한다.

② **"이름" "성"**에 환자이름을 입력한다(둘 중에 하나만 입력해도 관계없고, 한쪽으로 몰아서 모두 입력해도 관계없다).

③ **"저장" – " 닫기"** 누른다.

추가설명

- 치아 Shade는 입력하든 안하든 관계없다.
- Scan Mode에서
  - MushBite 존재여부 : Silicone Bite로 대합치를 설정할 때.
  - 대합치 모형(Mounting) : 실제 대합치 모형을 대합치로 사용할 경우(교합 관계를 추가 Scan해야 함)
  - 교합기 : 교합기 프로그램을 사용할 때 (Kavo, Artex 등의 디지털 교합기 프로그램)

    (※ 대합치를 Scan 하지 않을 경우는 "대합치 없음"이 없는 관계로 아무거나 선택되어 있어도 관계 없다)
- 치과를 선택하면 과거에 입력된 환자들이 모두 나타나는데 동명이인이나 또는 재차 방문한 환자의 경우 두 번째 부터는 이름뒤에 홍길동1, 홍길동2, 홍길동3 등을 별도로 표시를 해서 중복이 되지 않도록 한다. 이때 중요한 사항은 왼쪽의 이름은 절대 클릭해서는 안된다.

중요사항

- 환자명은 좌측에 있는 환자명을 클릭해서는 **절대** 안되고 **항상 새로이 입력**해야 한다. 클릭하는 순간 그 이름위에 덮어쓰기가 되므로 데이터를 찾기가 어려워진다.

3. 【담당 치과기공사】입력 – ⓒ

《기본순서》

① 처음 입력시에는 **"새로입력"**을 클릭한다

② **"치과기공사명"**에 기공사명을 입력한다.

③ **"저장" – " 닫기"** 누른다.

차트	1. 치과정보 입력	2. 환자정보 입력	3. 담당 치과기공사 입력	4. 치식 입력	5. 저 장	6. Scan 전원을 켜고 10초 후에 차트의 스캔아이콘 클릭

추가설명

- 한번 입력한 치과기공사명을 불러올때 세가지 방법이 있다.
  - 담당 치과기공사 ID를 클릭하거나 성명을 클릭하거나 새로입력에서 왼쪽의 치과기공사명을 클릭해서 불러오는 방법.

4. 【치식】입력 – ⓓ

《기본순서》

① 오른쪽 치아모양에서 해당 **치식을 클릭해서 원하는 보철을 선택**하고 오른쪽의 **"Zirconia"**를 선택한후 아래의 "저장"을 누른다.

② 연속된 치아의 경우 치아사이에 원이 생성되는데 Single과 Bridge의 선택 기준이 된다. Bridge로 하고자 할 경우 원을 클릭해서 녹색이 되도록 하고, Single-Single로 분리할 경우는클릭하지 않는다.(pontic이 있는 경우는 자동으로 Bridge를 연결해 준다).

추가설명

- **"Implant 프로그램"** 에서 "사용하지 않음"은 Abutment를 깍지 않겠다는 의미이다(SCRP는 임플란트).
- **"Gingival 스캔하기"** 에서 Gingiva를 별도로 Scan하고 싶다면 "예"로 설정한다.
- **"Situ Scan하기"**는 직접 조각한 Wax Crown이 있을 때 "예"로 설정한다.
- 최소두께 수치만 확인하고 Cement gap등 그 외의 수치와 고급파라미터의 내용들은 modelling에서 나오므로 여기서 설정할 필요가 없다.
- **단축키** : 마지막으로 설정한 치아와 동일한 설정을 할 경우 ctrl - 누르는 *치아만 복사*, shift - 누르는 *치아까지* 복사(삭제 또한 복사가 된다).
- 저장이라 함은 해당치식을 설정하거나 바꾸는 것에 대한 저장일 뿐, 차트가 저장되는 것은 아니다.
- 차트에서의 최소 마진두께는 Zr-0.15 , Pmma-0.1, Wax-0.1mm로 기본설정 되어 있고 Nesting에

서는 아무 재료로 바꿀수 있다. 이는 Zr로 선택하고 Wax를 밀링하면 0.15mm로 밀링되고 Wax로 선택하고 Zr로 밀링하면 0.1mm로 나온다는 얘기다. Zirconia경우 대부분이 더 얇게 하고자 Pmma나 Wax로 선택하는 경우가 있는데 마진 Chipping이 빨리 올 수 있으므로 Zirconia는 반드시 Zirconia로 선택하도록 한다.

- 인접치는 지대치 좌우로 설정해주는 것이지만, 한 개만 설정해도 관계없다. 그렇게 되면 인접관계와의 거리가 설정한쪽만 나올 뿐이다
- 대합치는 지대치 반대 악골에 아무거나 한 개만 설정하면 된다.
- 상하악은 대합치를 설정하지 않고 양악 모두 하고자 하는 데로 설정하면 된다.

차트	1. 치과정보 입력	2. 환자정보 입력	3. 담당 치과기공사 입력	4. 치식 입력	5. 저 장	6. 스캔 전원을 켜고 10초 후에 차트의 스캔아이콘 클릭

5. 【저장】 - ⓔ

《기본순서》

① 가운데 상단에 있는 **“저장”** 아이콘을 누른다.

추가설명

- 지금의 “저장”이라 함은 앞서 설정한 네단계 모두를 저장하는 것 즉, **차트저장**이 된다.
- 이후 치식설정을 변경하고자 하는 경우 4와 5단계를 반복하면 된다.
- 경로설명 • 불러오기 • 사진 • 익스플로러

6. 【Scan 프로그램 오픈】 - ⓕ

《기본순서》

① Scaner의 전원을 켜고 10초 후에 우측 상단의 “Scan 아이콘” ⓕ를 누른다.

7. 【치식 설정 시 Scan 차트 연습】

《기본순서》

설명 : Scan차트에 대해서는 별도로 외울 필요가 없다. 단지 미리 알아보고 Scan으로 들어가고자 함이고 알아두면 편리한 부분들이 있고 일정기간이 지나면 자연스레 알게 될 부분이기도 하다.

① Scan에 들어가면 **지대치 파트는 crown**이라고 뜨고, **인접치는 healthy, 대합치는 antagonist**(LowerJaw, Mush Bite), wax up, Situ, Gingiva라고 나온다.

② 지대치의 치식은 단독으로 배정되고 인접치는 한 묶음으로 배정되며 **pontic은 인접치와 함께**

묶여 배정된다(단, **단독일때는 Gingival**로 배정된다) Situ는 한 묶음으로 배정되며 wax-up은 단독으로 배정된다.

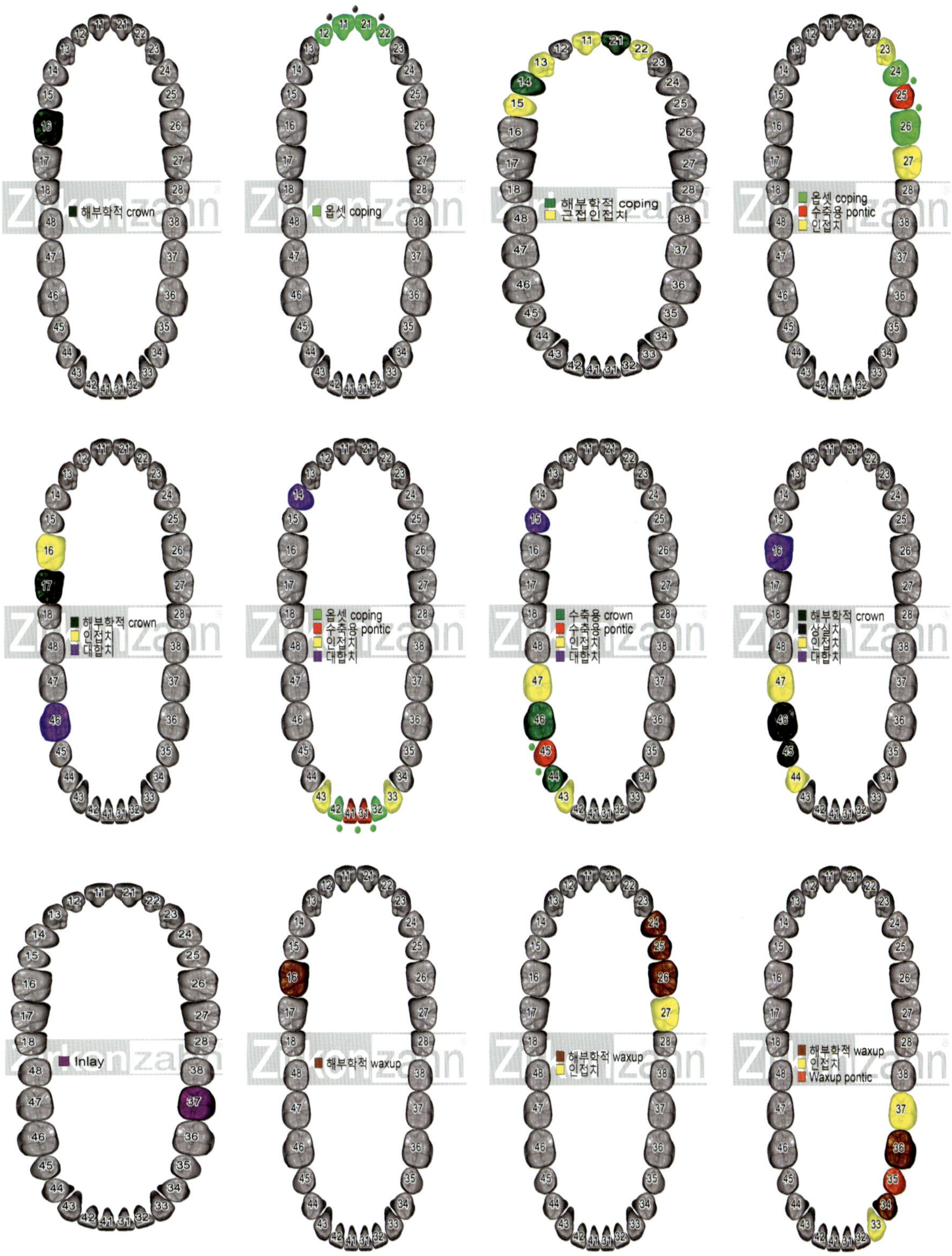

8. 【Scan 차트 술식 연습】

2014 – 03 – 20 – 00001 – 002 – .off
– 14 .png
– 15
– 14 – waxup
– 14 – gingiva

(4) Scan(Ver.3377 기준)

사전설명

■ Scav Calibration(영점 조절)

- 일주일에 두 번씩 한다(매일 작업한다는 기준이므로 절대적이지는 않음).
- 켤때는 Scaner 전원부터 켜고 프로그램을 실행한다. 끌때는 역순이다.
- Scan작업은 **인접치 → 지대치 → 대합치 → 교합관계** 순으로 작업한다.

※ 아이콘 설명 MEMO.

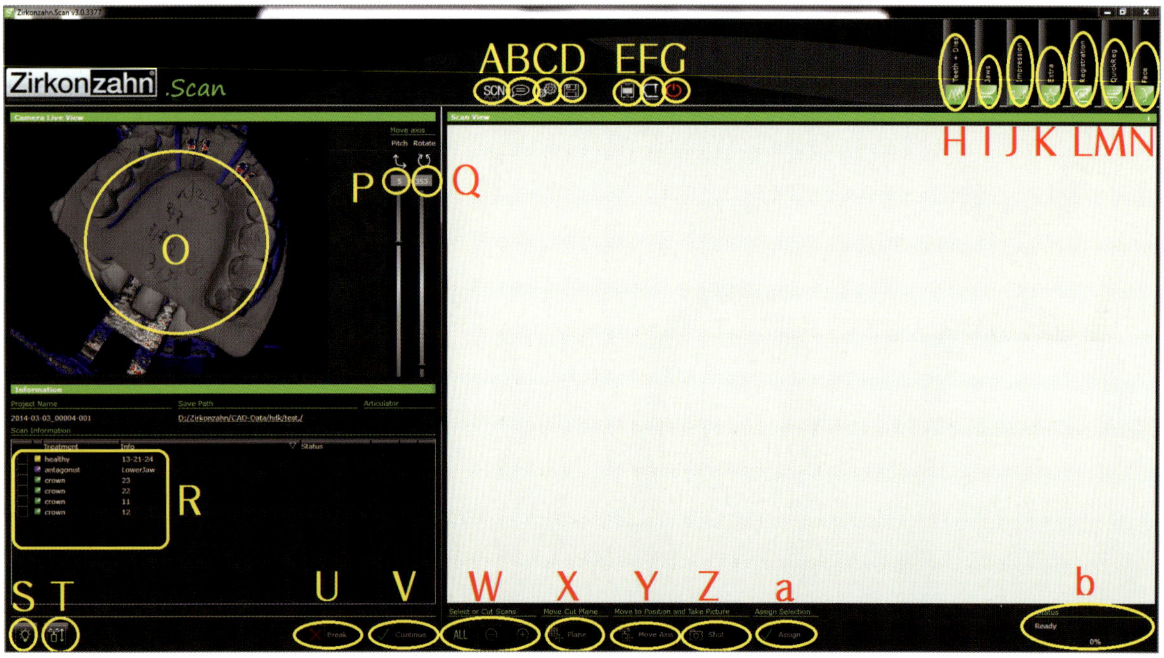

※ Scav Calibration(매일 사용하는 기준으로 일주일에 2번 한다)

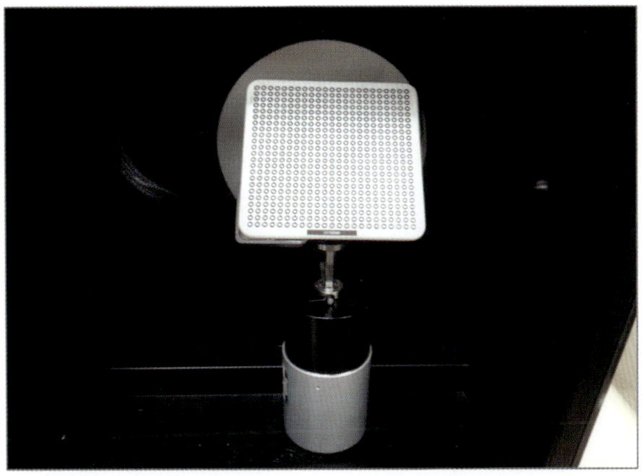

① 사진처럼 **Calibration 판을 바닥면 까지 내린 후 Holing**하고, Scaner의 전원을 켜고 10초 후에 바탕화면의 Scan 아이콘을 더블클릭 한다.

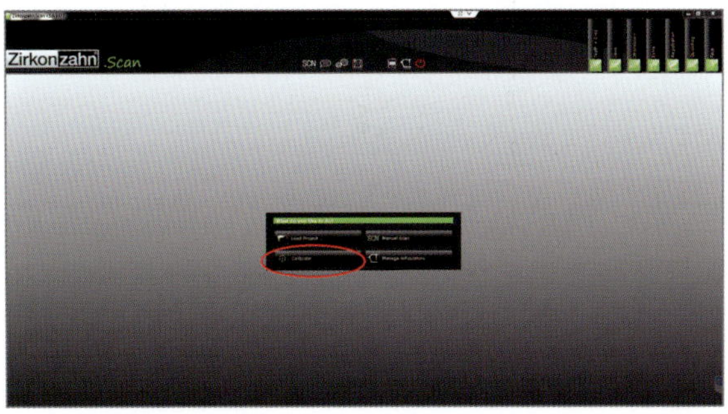

② 바탕화면의 Scan 아이콘을 더블클릭 하면 화면과 같은 메뉴가 나타난다. 이때 좌측하단의 **"Calibrate"**아이콘을 클릭한다(아래의 별첨①과 동일).

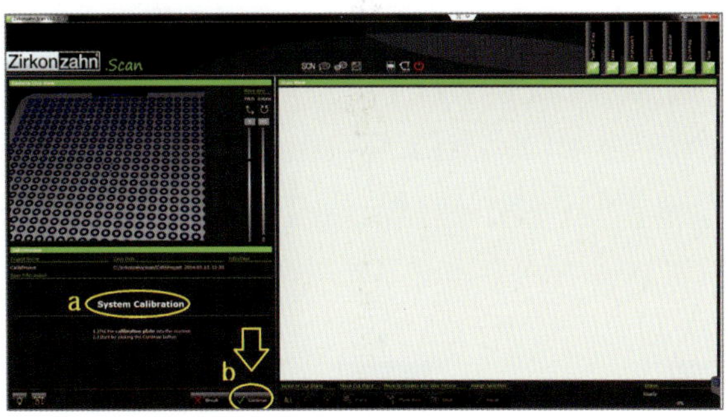

③ a의 "Calibration System" 이라고 안내가 나오면 b의 **"continue"**를 클릭한다.

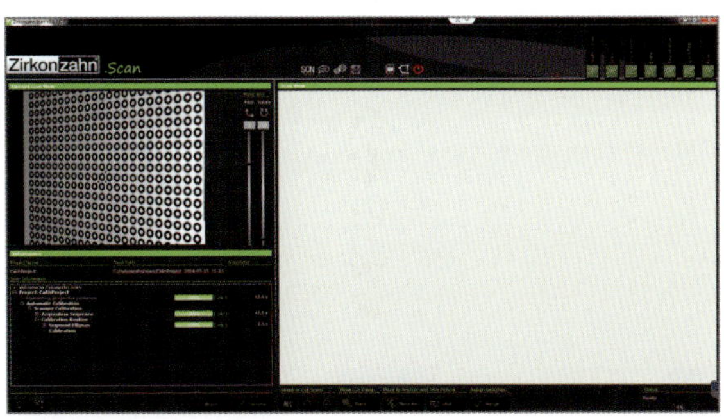

④ 진행되는 모습이다.

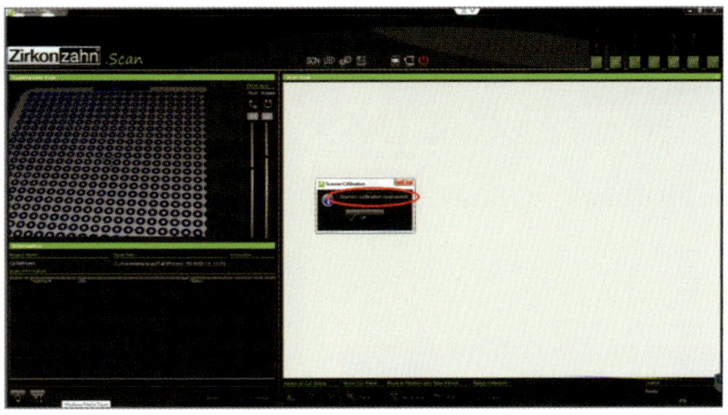

⑤ "Scanner calibration succeeded" Calibration이 성공적으로 마쳤다고 멘트가 나오면 **"OK"**를 클릭하면 완료 된다.

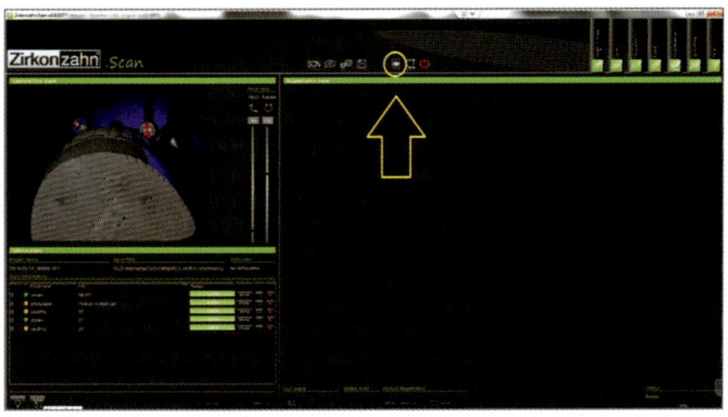

별첨 1)

②번 단계에서 이미 Scan 작업중이라도 스캔을 껐다가 켤 필요 없이 화살표의 Scaner 아이콘을 누르면 ③번 화면이 바로 나온다. 이후 작업은 동일하다.

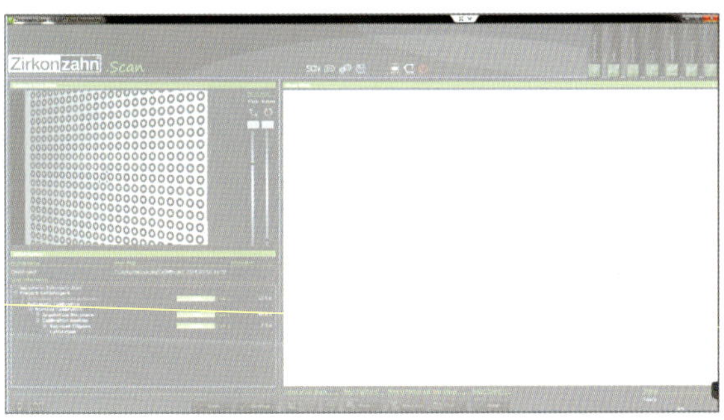

별첨 2)

Calibration 도중 화면을 클릭하면 사진처럼 순간적으로 하얗게 멈춘듯한 화면으로 바뀐다. 이때는 더 이상 클릭을 하지 않고 기다리면 정상적으로 돌아온다. 이는 순간 메모리를 많이 차지하기 때문으로 오류나 문제의 사항이 아니다. 만약 이 현상이 나올 때 클릭을 몇 번 더하는 그 순간에 Scaner가 멈추게 되고 해결하기 위해서는 Scaner를 껐다가 다시 켜고 프로그램도 닫은후 ②번부터 다시 시작해야 한다.

<table>
<tr><td rowspan="2">Scan</td><td rowspan="2">1. Articulator setting</td><td rowspan="2">2. 치식 (V) 체크</td><td rowspan="2">3. Teeth, Jaws, Impression 선택 및 영역설정 Continue</td><td rowspan="2">4. 추가사진, 높낮이 설정 Continue</td><td colspan="2">지대치 파트만 해당됨</td><td rowspan="2">5. 병합단계 (3D 그래픽 추가, 삭제 및 저장) Continue</td></tr>
<tr><td>(4-A) 치식분할 Continue</td><td>(4-B) 매칭 Continue</td></tr>
</table>

1. Articulator setting

《기본순서》

① Articulator Selection 화면에서 "**No Articulator**"를 클릭한다.

② "No Markers found" 라는 높이 설정창이 나오면 "**ok**"를 누른다(Version에 따라 다름).

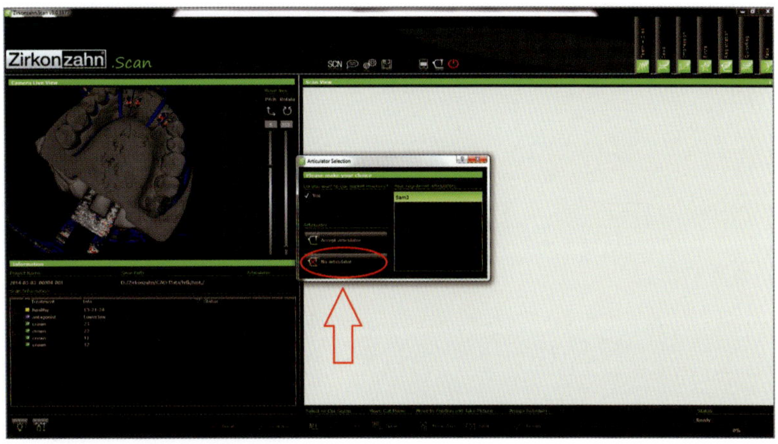

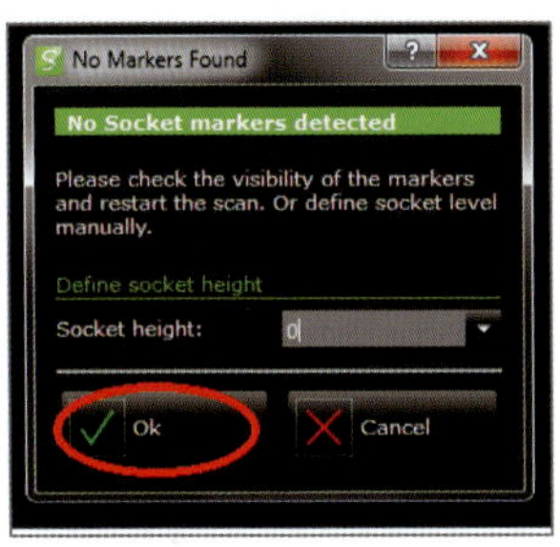

추가설명

- Articulator Selection 화면에서 "Accept Articulatort" 는 교합기 프로그램(디지털 교합기)을 사용하겠다는 의미로만 이해 하면 되고, 교합기 프로그램을 가지고 있지 않을 경우 "No Articulator"를 선택 한다.
  교합기 프로그램이 없더라도 Mounting 관계를 재현할 수 있으므로 염려할 필요 없다.
- "No Markers found" 높이가 "0" 이라는 의미는 3D 공간에서의 보이지 않는 가상의 기준높이로, 예를들어, Pin작업된 Base Model위에 1, 2, 3번 치아가 나란히 있을 때 1번과 2번은 0으로 하고 3번은 10으로 한다면 1, 2번은 같이 나란히 서있으나 3번은 10 만큼의 높이 차이가 생긴다는 뜻이다. 그러므로 한 차트의 모델을 작업할 때 모두 0으로 하든 또는 15로 하든 일괄적으로 모두 적용하면 아무튼 상관이 없다는 뜻임. 하지만 Implant Scan 작업에서 상당히 유용하게 쓰이므로 알아 두는게 좋다.

2. 치식 체크

《기본순서》

① 좌측하단 해당 **치식을 체크**한다.

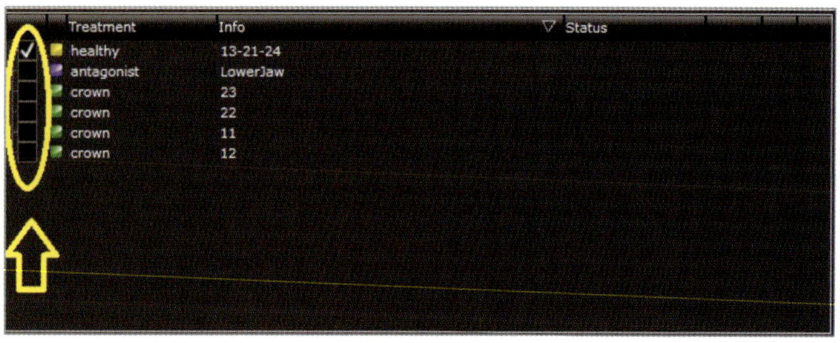

Scan	1. Articulator setting	2. 치식 (V) 체크	3. Teeth, Jaws, Impression 선택 및 영역설정 Continue	4. 추가사진, 높낮이 설정 Continue	지대치 파트만 해당됨 (4-A) 치식분할 Continue	지대치 파트만 해당됨 (4-B) Matching Continue	5. 병합단계 (3D 그래픽 추가, 삭제 및 저장) Continue

추가설명

- 지대치와 대합치, 인접치와 대합치, 지대치와 인접치는 동시에 뜰 수 없다.
- 지대치는 동시에 여러 개를 클릭해서 한꺼번에 뜰수 있다.
- Pontic이 있는 경우는 인접치와 함께 묶여 한 개로만 나온다.
- 빛의 간섭만 없다면 지대치 14개를 한번에도 뜰수 있지만, 작은 Case의 Single Crown 한 개 일지라도 지대치, 인접치, 대합치 모두 세 번의 Scan 작업을 해야 할 때도 있다.

3. Teeth, Jaws, Impression 선택 및 영역설정 후 하단 "continue" 클릭

《기본순서》

① 좌측 라이브 뷰 화면위에서 스크롤을 돌려 **빛조절** 한다(빨간색 - 밝음, 파란색 - 어두움).

② **Teeth, Jaws, Impression**을 선택하고 영역설정을 한 후 하단의 **"continue"** 아이콘을 클릭한다.
(지대치 - Teeth, 인접치 · 대합치 · pontic - Jaws 선택)

③ Live 화면 위에서 **스크롤 클릭**(영역설정) → **스크롤 클릭**(continue)

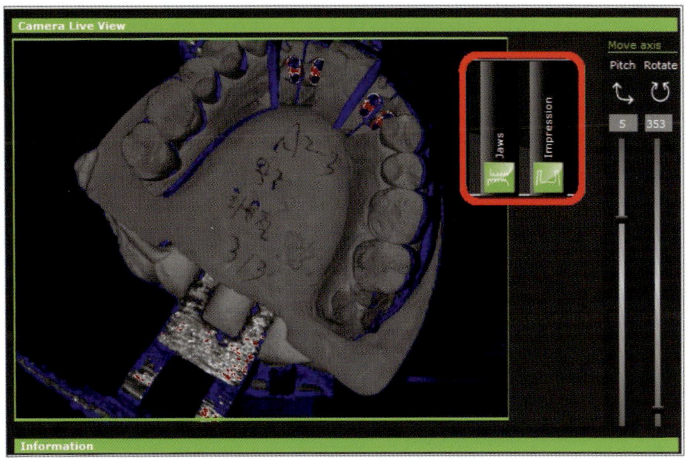

추가설명

- Teeth, Jaws, Impression 중 Mode로 스캔작업을 할 때는 Teeth, Jaws를 선택하고, Impression으로 Scan 작업을 할때는 Impression을 선택한다.
- 왼쪽 Live View 화면 위에서 마우스 스크롤 키를 클릭하면 자동 선택되고, 또다시 클릭하면 촬영된다.
- 지대치는 Scan 작업하고자 하는 영역에 스크롤키 클릭 후 드래그 해서 영역을 그린다. 만약 위의 사진처럼 **지대치가 영역을 벗어난다면 인위적인 영역설정은 하지 않고 풀영역**으로 Scan한다. **드래그하는 방식의 풀영역이 아닌 스크롤로 클릭하는 방식**으로 해야한다. 그래야만 모든 영역이 촬영된다. 인접치와 대합치는 부분 영역설정이 되지 않고 모든 영역으로만 작업된다(Bite형 대합치는 부분영역 설정됨).
- 모든 **사진촬영은 라이브 화면 위에서 스크롤 키 클릭**이다.

<table>
<tr><td rowspan="2">Scan</td><td rowspan="2">1. Articulator setting</td><td rowspan="2">2. 치식 (V) 체크</td><td rowspan="2">3. Teeth, Jaws, Impression 선택 및 영역설정 Continue</td><td rowspan="2">4. 추가사진, 높낮이 설정 Continue</td><td colspan="2">지대치 파트만 해당됨</td><td rowspan="2">5. 병합단계 (3D 그래픽 추가, 삭제 및 저장) Continue</td></tr>
<tr><td>(4-A) 치식분할 Continue</td><td>(4-B) Matching Continue</td></tr>
</table>

4. 추가사진, 높낮이 설정 후 Continue

《기본순서》

① 작업자가 바라보는 우측의 3D 화면은 Scaner의 카메라가 Model을 내려다 보는 방향과 동일하다. 3D 화면을 돌려 지대치 면에 덜 찍힌 곳이 있는지 확인하고, 화면에 잘 보이도록 해서 하단에 있는 "**Move Axis**"를 누른후 "**Shot**"을 클릭해 추가사진 찍는다(잘 나올 때 까지 재반복).

② Model 근처에 있는 파란색 판은 화면을 생성하고 삭제하는 기준면이 된다. 판을 클릭한 체 위로 올리거나 내리면 수평으로 이동되고 녹색볼을 잡고 이동시키면 기울일수도 있다.

③ 추가 사진이 촬영이 완료되면 하단의 "continue"를 클릭한다.

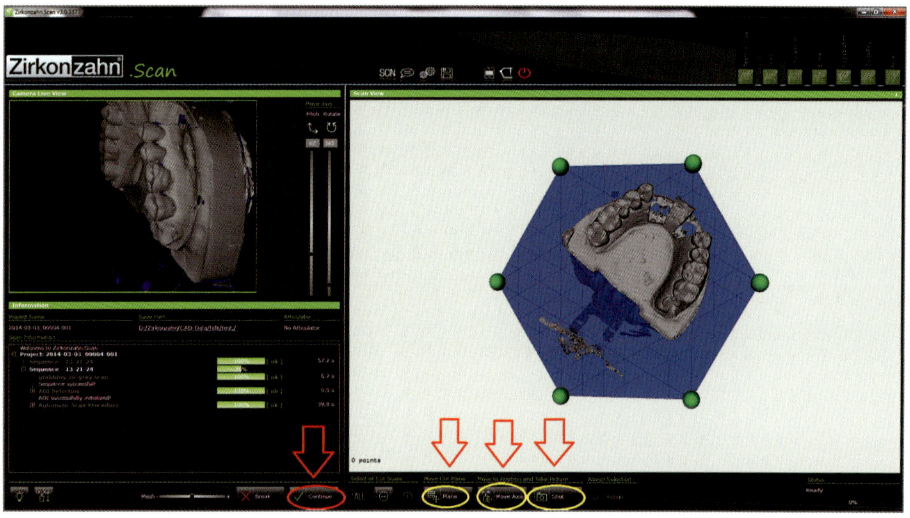

추가설명

■ Model Control key

▸ 3차원 움직임 – 오른쪽 마우스 클릭

▸ 크기조절 – 가운데 스크롤 밀고 당김(확대, 축소 하고자 하는 부위에 마우스 포인트를 놓는다)

▸ 화면중앙에 고정 – Model 위에 커서를 놓고 가운데 스크롤 클릭

▸ 위치 이동 – 좌우버튼 동시에 클릭한 체 드래그

▸ 시계 반시계 방향 회전 - 화면 테두리에서 1cm 근처 범위에서 우측 클릭한 체 드래그

• Model 방향 조정후 "Move Axis"로 돌리고 "Shot"으로 찍는 과정을 줄인 것이 왼쪽의 Live View 화면 위에서 스크롤 키를 클릭하는 것이다.

• 촬영된 화면이 뚫려서 나온 것은 안찍힌 곳이고, 그래픽 표면이 자갈과 같은 표면이라면 빛반사가 발생한 곳이다.

Scan	1. Articulator setting	2. 치식 (V) 체크	3. Teeth, Jaws, Impression 선택 및 영역설정 Continue	4. 추가사진, 높낮이 설정 Continue	지대치 파트만 해당됨		5. 병합단계 (3D 그래픽 추가, 삭제 및 저장) Continue
					(4-A) 치식분할 Continue	(4-B) Matching Continue	

4-A. 치식 분할(지대치 Part만 해당되는 사항)

《기본순서》

① 아래의 **"continue"** 아이콘을 클릭한다(연두색 화면에 치식 Number가 나오면 이를 분할 하는 단계다. 이는 Modelling에서 절단하도록 하고 Basic 교육에서는 생략하도록 한다.

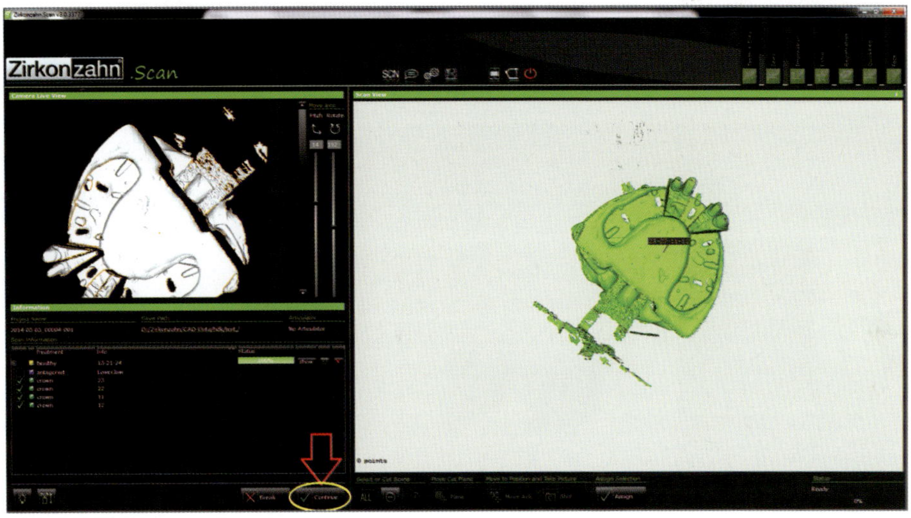

4-B. Matching(지대치 Part만 해당되는 사항)

《기본순서》

① 앞서 말한바와 같이 인접치 → 지대치 → 대합치 → 교합관계 순으로 작업하게 되면 이후에 나오게 될 교합관계의 Matching작업도 정상적으로 나온다. 하지만 이 순서로 작업하지 않으면 일부 작업이 나오지 않는다. 그러면 Modelling에서 직접 Mesh를 해서 교합관계를 잡아줘야 한다.

② 데이터의 중복된 구간이 넓다면 자동으로 Matching이 이뤄지기도 하지만 명확치 않은 경우는 직접 Matching을 시켜줘야 한다.

③ 오른쪽 사진에서 **좌, 우의 Model을 똑같은 위치로 돌린 후 같은 부위의 두 부분을 찾아 각각 두 점씩 번갈아 가며 클릭**하면 Matching 된다. 이때 주의할 사항은 Matching된 중복도가 완벽해야 한다는 것이다. 너무 다른 위치를 클릭하게 되면 아무런 반응이 없고, Matching이 되었다고 해서 Perpact한건 아니므로 재시도(Rematching)를 해서라도 절대적으로 중복도를 확인해야 한다. 아래의 **"continue"** 아이콘을 클릭한다.

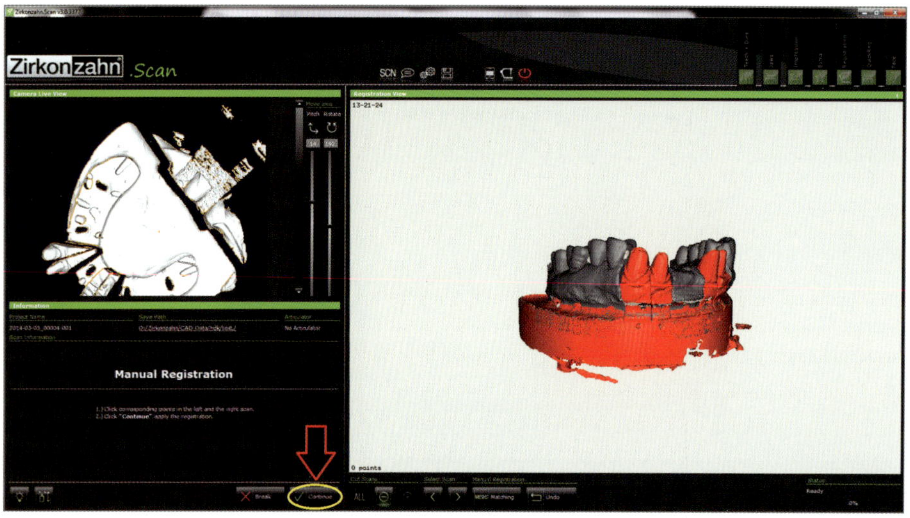

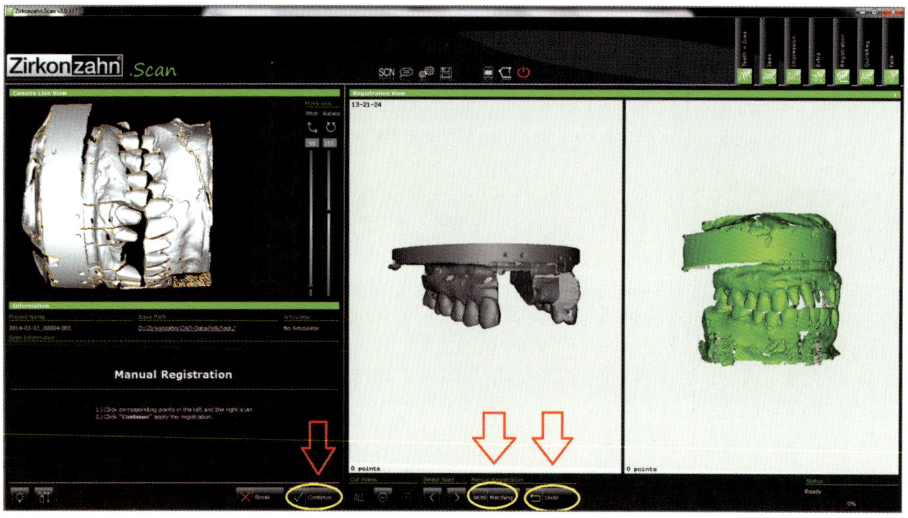

<table>
<tr><td rowspan="2">Scan</td><td rowspan="2">1. Articulator setting</td><td rowspan="2">2. 치식 (V) 체크</td><td rowspan="2">3. Teeth, Jaws, Impression 선택 및 영역설정 Continue</td><td rowspan="2">4. 추가사진, 높낮이 설정 Continue</td><td colspan="2">지대치 파트만 해당됨</td><td rowspan="2">5. 병합단계 (3D 그래픽 추가, 삭제 및 저장) Continue</td></tr>
<tr><td>(4-A) 치식분할 Continue</td><td>(4-B) Matching Continue</td></tr>
</table>

5. 병합단계 (3D 그래픽 추가, 삭제 및 저장)

《기본순서》

① 아래의 **"continue"** 아이콘을 클릭해서 마무리 한다.

② model을 바꾸고 2단계로 돌아가서 재반복 실행한다. 없으면 종료한다

– 그래픽 절단작업을 할 경우

③ 가운데 아래에 (+), (-) 키를 눌러 **그래픽을 정리**한다

예) (+)를 누르고 채우고자 하는 부위를 클릭을 반복해서 원을 그린 후 마지막에는 더블 클릭해서 원을 완성한다. 그리고 그 원 안에 있는 모델 위에서 가운데 스크롤을 클릭한다. 반대로 (-)를 누르고 지우고자 하는 부위에 원을 그린 후 더블클릭 해서 원을 완성한 하고 모델 위에서 가운데 스크롤 키를 누른다.

④ 가운데 상단의 저장 아이콘을 클릭해서 반드시 **저장**한다. 병합이 완료 되지 않은 상태에서 다른 Scan 작업이 가능하다. 하지만 마지막 Scan에서 병합이 완료되지 않은 상태에서 Modelling을 들어가면 데이터 생성이 끝나지 않은 관계로 나타나지 않는다. 그러므로 마지막 데이터는 병합이 완료 될 때까지 기다려야 된다.

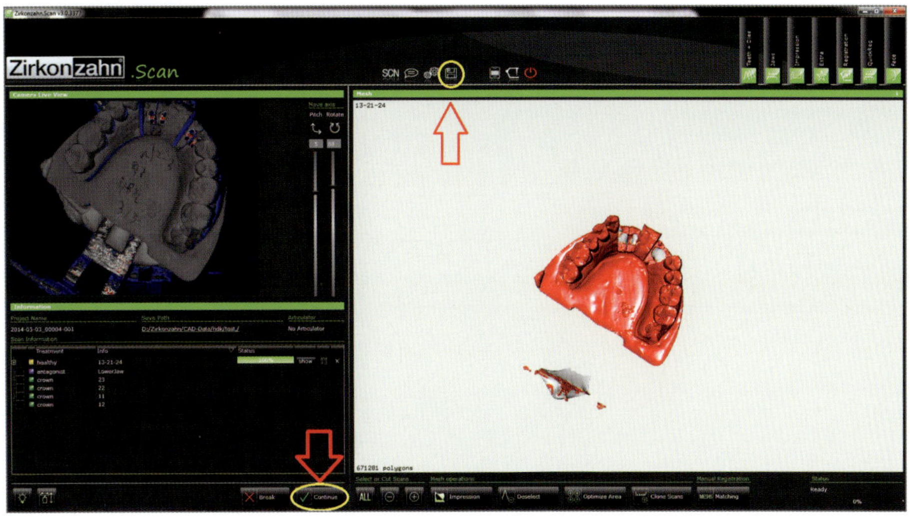

추가설명

- 병합된 상태에서 이전의 Scan 작업한 모델도 함께 보여진다. 그 모델을 사라지게 하는 조작키는 Ctrl + 스크롤 클릭, 다시 보이게 하는 키는 Ctrl + Shift + 스크롤 클릭
- 추가 삭제시 (+), (-)를 누르고 클릭(왼쪽마우스)을 하면 점이 생성되고 오른쪽 마우스를 클릭 하면 마지막으로 클릭한 한 점씩 취소된다. 클릭한체 드래그 하면 쉽게 그릴수 있고 마지막 점은 반드시 더블클릭 해야 원이 연결된다.
- 추가 사진 촬영때의 판의 높낮이를 조절한다는 것은 데이터의 양을 조절한다는 의미로 불필요한 곳은 제거 하는게 유리하지만, **3377 버전에서는 모든 Scan 작업이 끝난후에 Modelling에서 절단하기를 추천**한다. 그렇지 않으면 Scan date의 position이 달라질 수 있기 때문이다.
- 좌우측에 불필요한 것이 있다면 함께 제거해줘도 된다(잔상 등등).
- 지대치의 형태에 따라 그래픽이 절단되어 나오는 경우가 있는데 어버트먼트나 하악 전치부의 가늘고 긴형태에서 종종 나온다. 이때는 크라운형태의 모델을 인접치 쪽에 꽂아놓고 영역 설정을 함께 해서 찍고 그래픽추가 삭제시 제거해준다. 이는 교합면을 평면으로 읽어서 나타나는 현상이고 매우 정상적인 현상이다.
- 빨간색 부위만 데이터로 나오고 회색부위는 없는 모습으로 나오게 된다.

중요사항

- 화면에 보이는 부위를 작업 하더래도 반대편에도 투과가 되어 같이 add가 되거나 같이 delete되는 현상이 있으니 항상 확인 해야함.
- 사진촬영이 되지 않은 곳의 면적이 크면 관계 없지만 작으면 조심해야 한다.

6. 종료

《기본순서》

① **프로그램을 종료**하고 Scaner의 **전원**을 끈다.

② Archiv(차트)에서 **CAD를 클릭**해서 Modelling을 시작한다.

추가설명

- 잠시후에 새로운 Model이 준비된다면 창을 닫지말고 내려만 놓으면 sleep mode로 전환된다. 그런 후 차트 입력하고 Scan 아이콘을 누르면 로딩없이 바로 열리게 된다. 하지만 오랜시간 후에 Scan 작업을 할거라면 빔프로젝트의 수명을 고려해 전원을 꺼야 한다.
- Scan 작업 할 때는 전원을 먼저 켜고 10초후에 아이콘을 클릭해서 프로그램을 열었는데 끌때는 반대로 프로그램을 닫고 Scaner의 전원을 꺼야한다. 그렇지 않으면 잦은 error가 발생하게 된다.

7. 인접치 Scan 순서 요약

《기본순서》

1. Articulator setting	2.치식 (V) Check	3. Teeth, Jaws, Impression 선택 및 영역설정 Continue	4.추가사진, 높낮이 설정 Continue	5. 병합단계 (3D 그래픽 추가, 삭제 및 저장) Continue
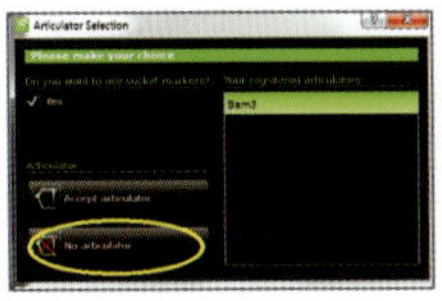		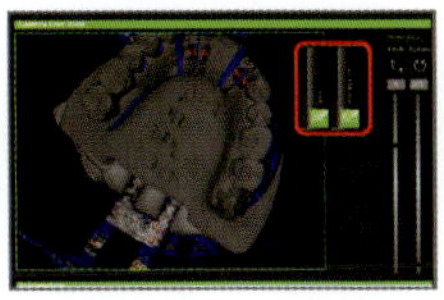	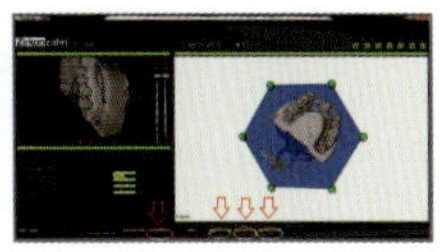	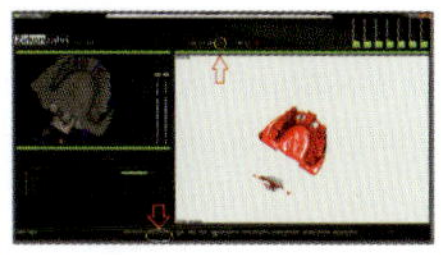
"No Articulator"를 클릭한다.	인접치에 클릭한다.	Live 화면위에서 스크롤을 클릭해서 선택, 클릭해서 continue 실행	3D 화면을 돌리고 Live 화면위에서 스크롤 클릭해서 촬영. 아래의 continue 클릭	아래의 continue 클릭(Clon scans 기능사용가능)

8. 지대치 스캔 순서 요약

《기본순서》

2.치식 (V) 체크	3. Teeth, Jaws, Impression 선택 및 영역설정 Continue	4.추가사진, 높낮이 설정 Continue	지대치 파트만 해당됨		5. 병합단계 (3D 그래픽 추가, 삭제 및 저장) Continue
			(4-A) 치식 분할 Continue	(4-B) Matching Continue	
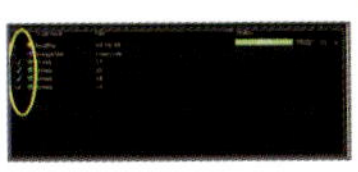	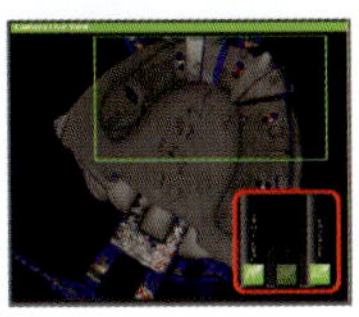	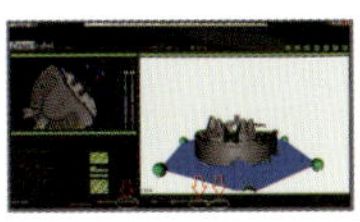	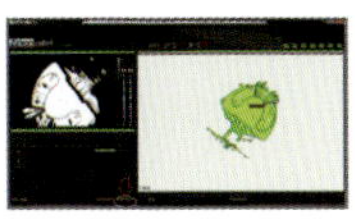	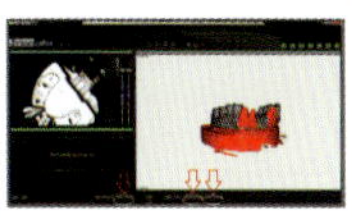	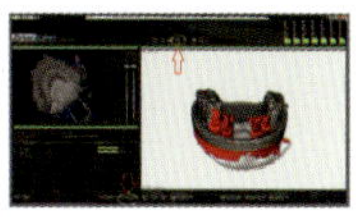
지대치에 클릭 한다.	라이브 화면위에서 스크롤을 클릭해서 선택, 드래그해서 부분영역설정 클릭해서 continue 실행	3D 화면을 돌리고 라이브 화면위에서 스크롤 클릭해서 촬영. 아래의 continue 클릭	아래의 continue 클릭	매칭 작업 또는 아래의 continue 클릭	아래의 continue 클릭

9. 대합치 Scan 순서 요약

《기본순서》

2. 치식 (V) Check	3. Teeth, Jaws, Impression 선택 및 영역설정 Continue	4. 추가사진, 높낮이 설정 Continue	5. 병합단계 (3D 그래픽 추가, 삭제 및 저장) Continue
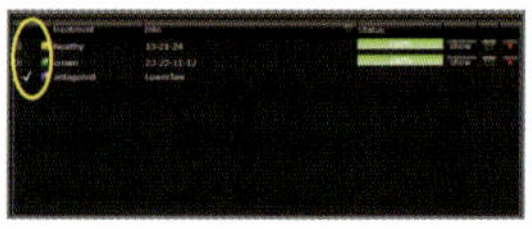	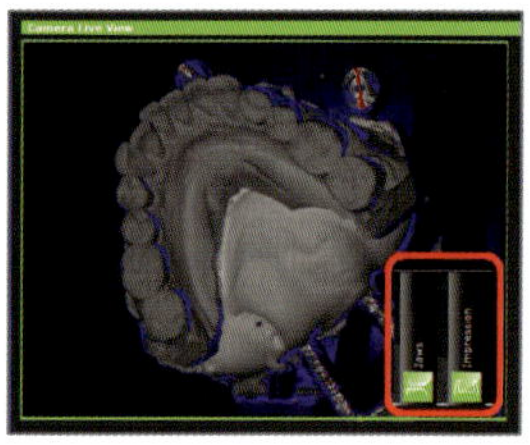	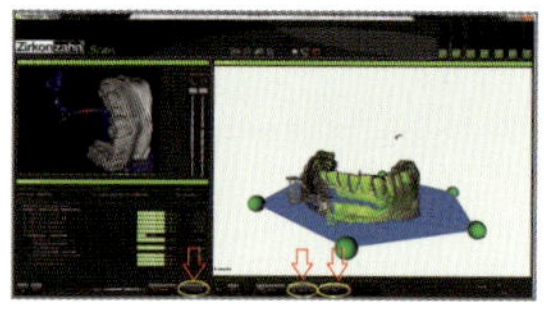	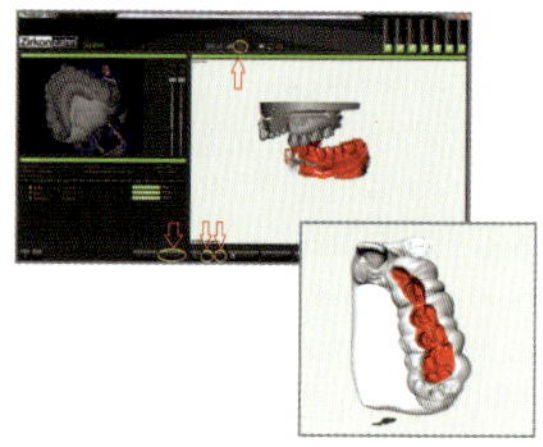
대합치에 클릭한다.	Live 화면 위에서 스크롤을 클릭해서 선택하고 클릭해서 continue 실행	3D 화면을 돌리고 Live 화면위에서 스크롤 클릭해서 촬영. 아래의 continue 클릭	아래의 continue 클릭

10. 교합관계(마운팅 3컷) Scan

《기본순서》

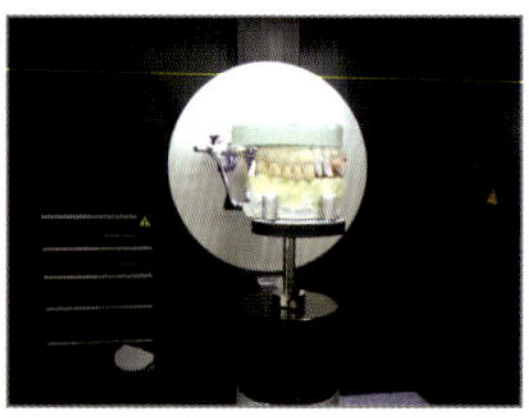	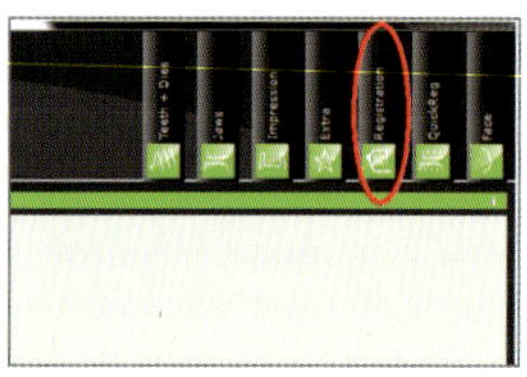	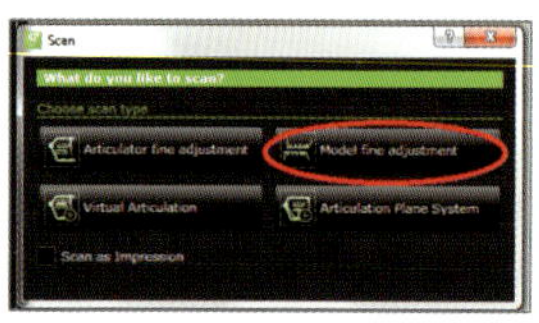	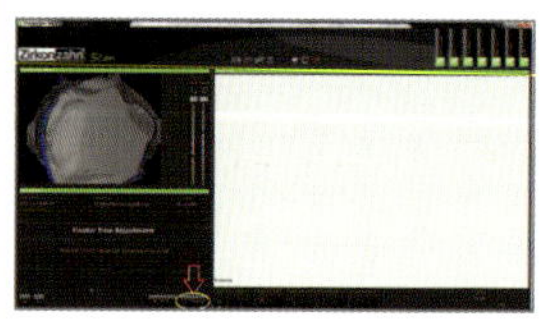
사진처럼 Mounting 하고 레이저 포인트는 가운데에 맞추고 순면이 정면으로 향하도록 한다. (전악-순면이 정면, 편악-협면이 정면)	Registration을 클릭한다.	체크된 메뉴를 클릭하면 Model Table이 4시 방향으로 움직인다.	Live 화면위에서 스크롤을 클릭해서 continue 실행(이때 영역설정은 없다). 수동으로 Mounting Scan을 뜨면 여기서 끝이나지만 인접지, 지대치, 대합치, 교합순으로 Mounting Scan을 하게되면 다음 절차가 이어진다.

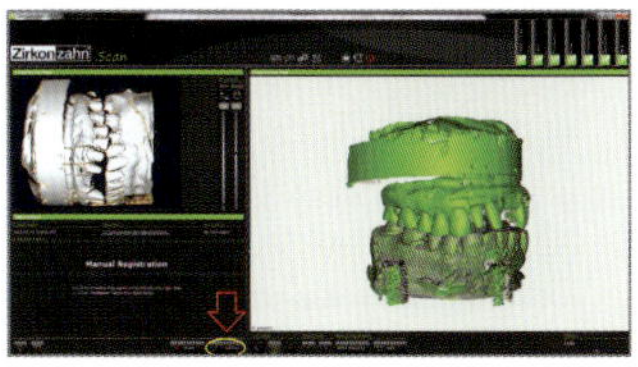	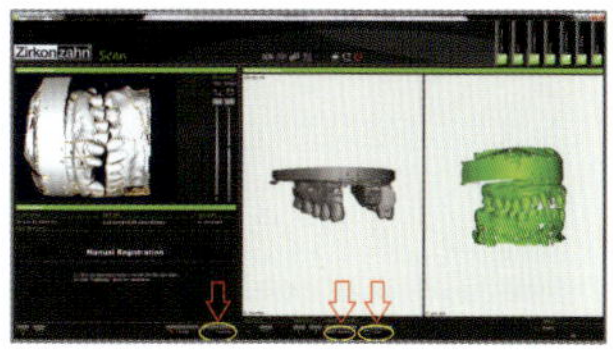	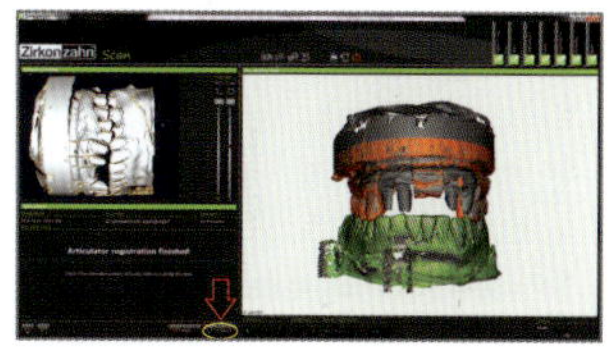
촬영이 완료되면 대합치 Part는 자동으로 Matching된다. 이후 아래의 continue 클릭	인접치 Part는 동일한 위치로 놓고 동일한 포인트 두 지점을 클릭해서 Matching시킨다. 아래의 continue 클릭	지대치는 인접치와 Matching 되어 있었기 때문에 인접치때 같이 이동된다. 아래의 continue 클릭

11. 교합관계(Mounting 1컷) Scan

《기본순서》

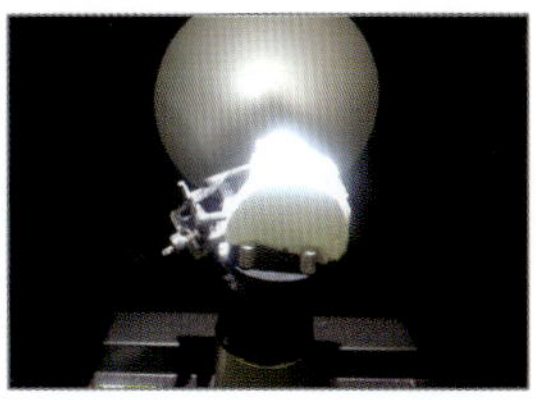	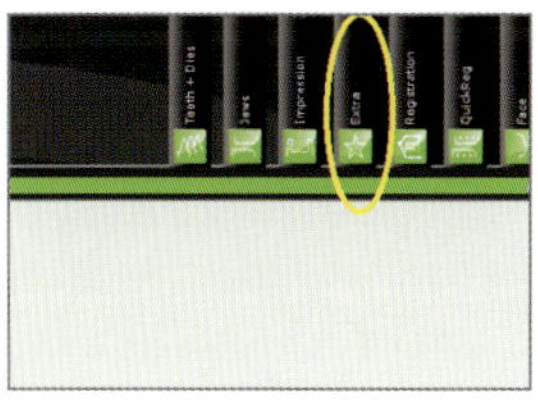	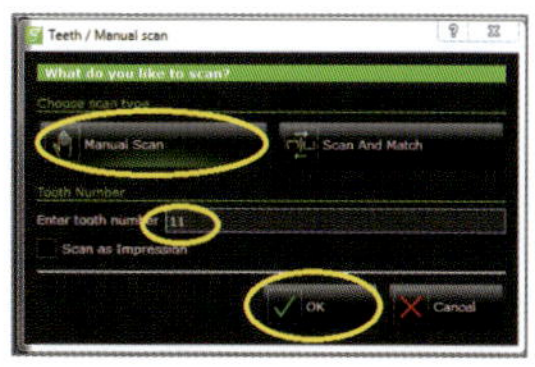	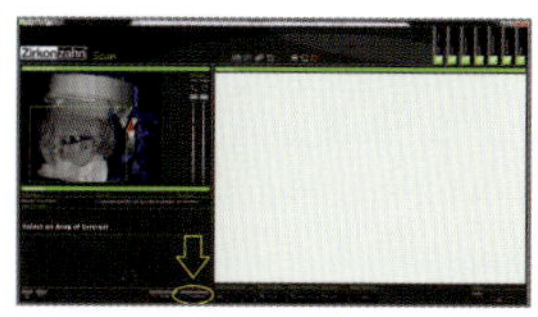
사진처럼 Mounting 하고 레이저 포인트는 가운데에 맞추고 순면이 위로 향하도록 한다(전악-순면이 상부, 협면-버컬면이 상부).	EXTRA를 클릭한다.	체크된 "Manual Scan"을 클릭하고 "OK"를 클릭한다.	Live 화면위에서 스크롤을 클릭한 후 드래그해서 영역을 설정한 후 continue 실행(교합관계 1컷은 영역설정이 가능하다)

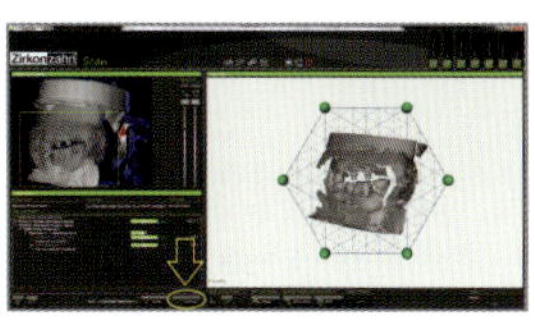	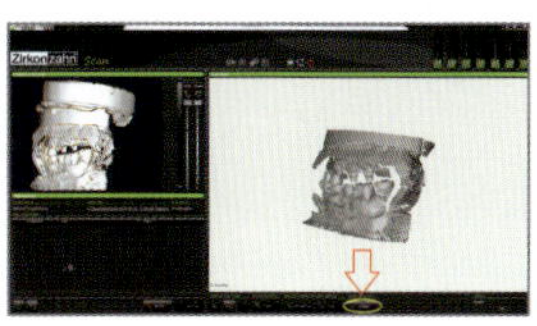	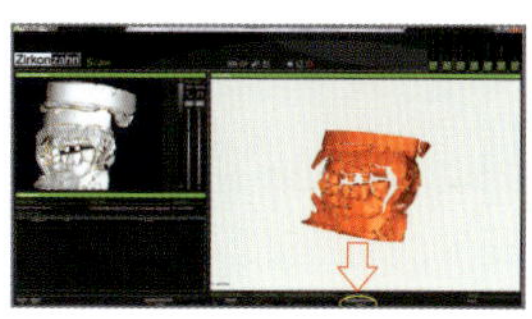	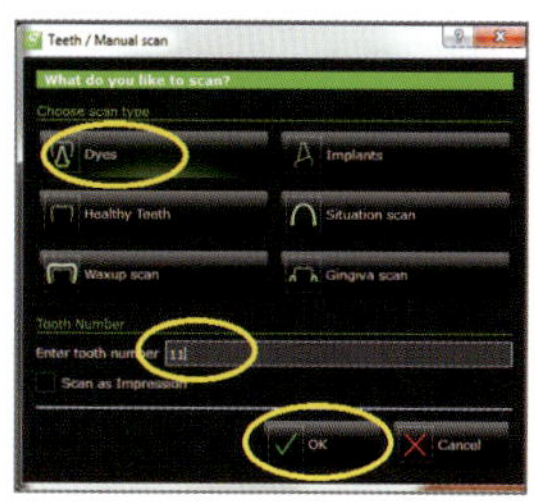
아래의 continue 클릭	아래의 Assign 클릭	Shift키를 누른체 회색파트를 클릭하면 화면과 같이 주황색이 된다. 사용할 부분을 선택하는 것인데 주황색은 교합관계로 표현될 곳이고 회색인 곳은 나오지 않을 곳이다(Ctrl+Shift 클릭하면 선택한 부분 취소 후 그 곳만 선택). 그런 후 Assign을 클릭한다.	"Dyes"를 클릭하고 임의의 치식번호를 입력한 후 "OK"를 클릭한다.

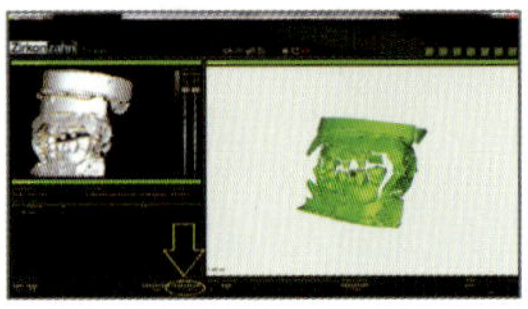	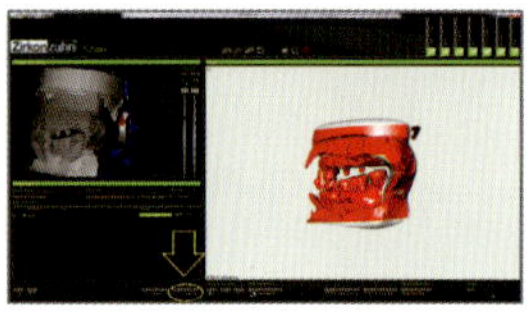	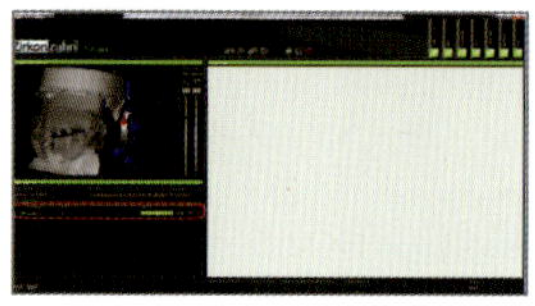
아래의 continue 클릭	아래의 continue 클릭	완료된 모습이다.

12. 수동 Scan (어디에 저장 할 것인가!! 무엇을 Scan 할 것인가!!)

▶ 수동 Sca의 이해 ◀

수동 Sca은 치아 형태나 또는 교합관계(1컷 또는 3컷)을 차트 작성없이 아래의 a, b, c, d, e, f, g의 단계 중 아무때나 Scan으로 할 수 있는 것을 말한다.

a 차트 ⇨ b 인접치 ⇨ c 지대치 ⇨ d 대합치 ⇨ e 교합관계 ⇨ f 완료 g

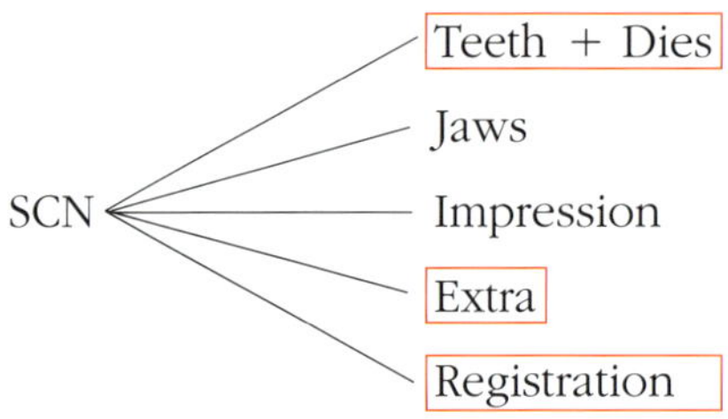

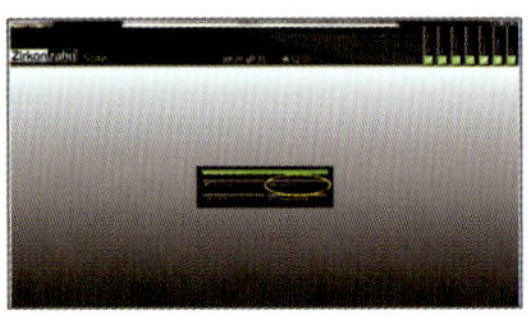	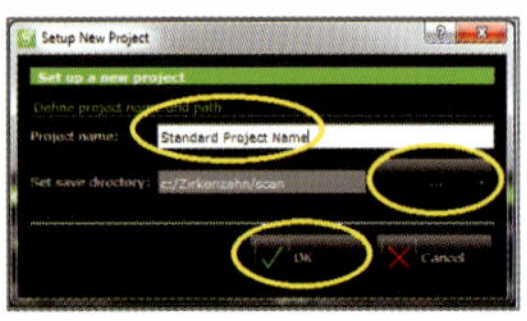	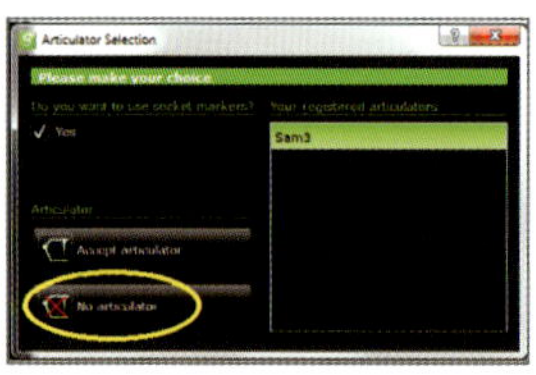	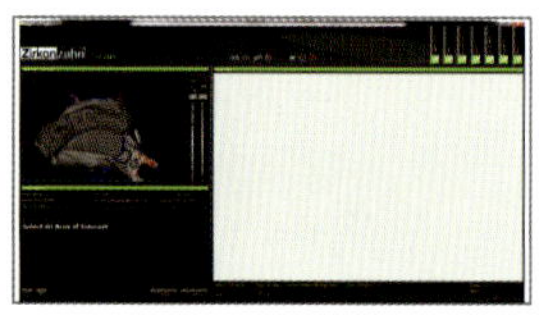
Scaner 전원을 켜고 10초 후에 바탕화면의 아이콘을 더블클릭하면 화면처럼 나온다. 노란색의 "Manual Scan"을 클릭한다.	새로운 프로젝트의 이름을 작성해도 되고 경로를 새로이 설정해도 된다. "OK"를 클릭한다.	"No Articulator"를 클릭한다.	Live 화면위에서 스크롤을 클릭해서 치아종류를 선택하고 클릭해서 continue 실행

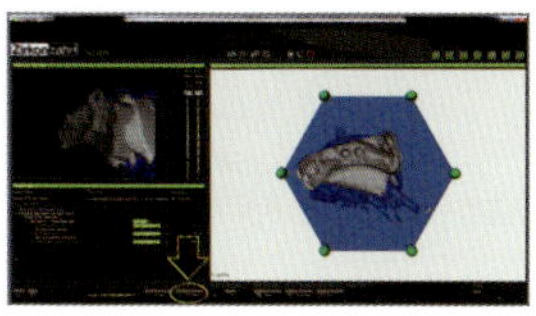	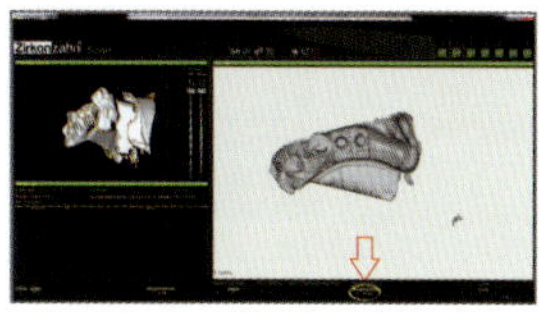	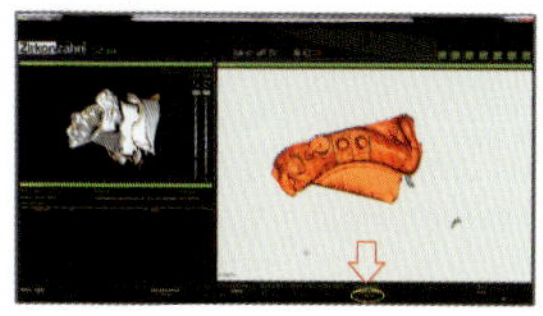	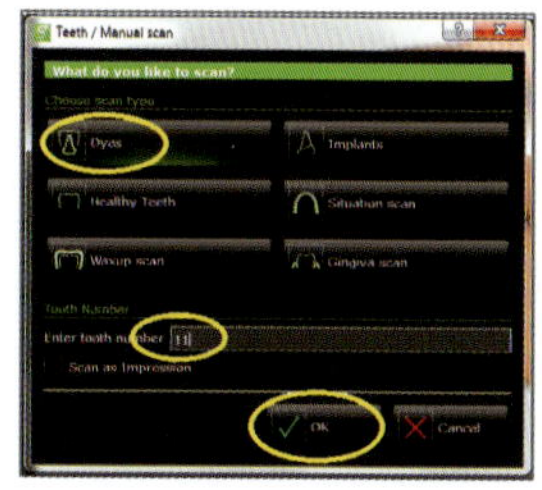
아래의 continue 클릭	아래의 Assign 클릭	Shift키를 누른체 회색파트의 Model을 클릭하면 화면과 같이 주황색이 된다. 사용할 부분을 선택하는 것인데 주황색은 사용할 Scan Date이고 회색은 버릴 곳이다. (Ctrl+Shift 클릭하면 설정한 곳 취소 후 한 곳만 선택) 그런후 Assign을 클릭한다.	체크된 "Dyes"를 클릭하고 임의의 치식 아무거나 입력하고 "OK"를 클릭한다.

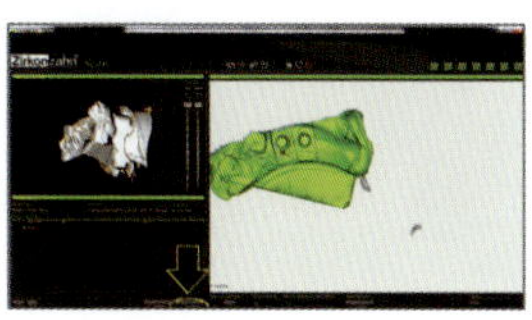	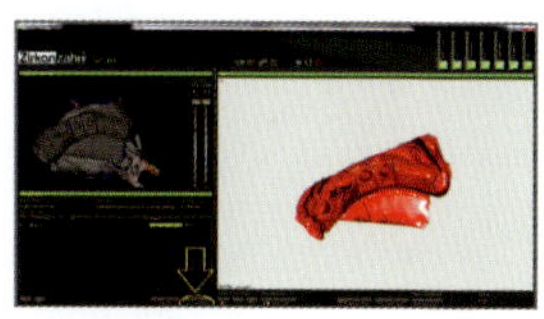	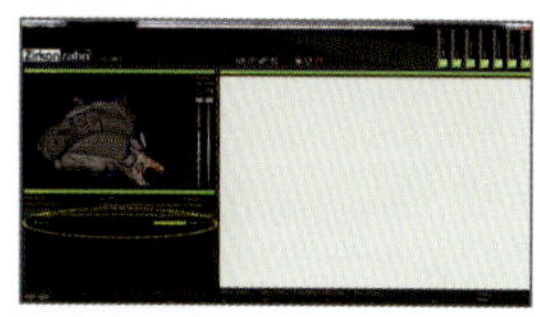
아래의 continue 클릭	아래의 continue 클릭	완료된 모습이다.

13. Clone 기능 : 아래의 그림처럼 Gum 작업이 되어 있고 Gum을 분리하고 싶을 때 일반 방식이라면 B의 Scan작업을 하고 Gum을 꽂은체 C의 그림을 Scan한다. 하지만 Clone기능이란 C의 작업을 하고 바로 Date를 복사한 후 Date 정리를 함으로써 한번의 Scan과정을 줄이는 것이다. 이는 **Gum 작업때 매우 유용**하고 또다른 이름의 파일로도 언제든지 만들 수 있다.

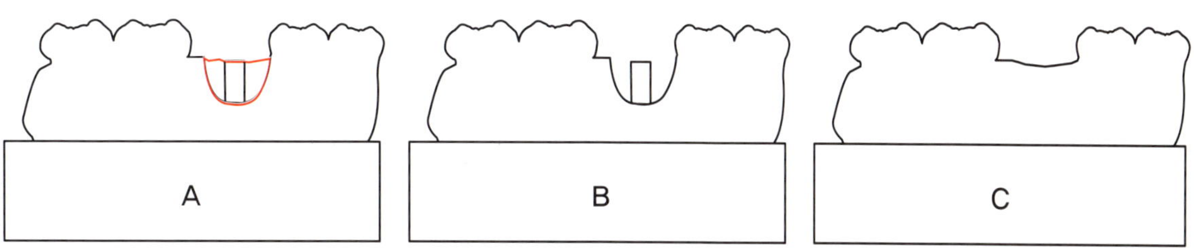

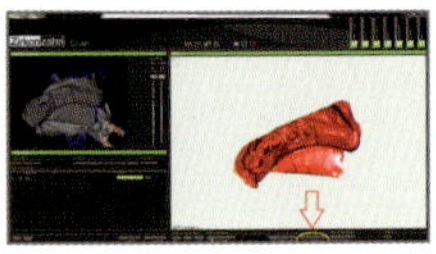	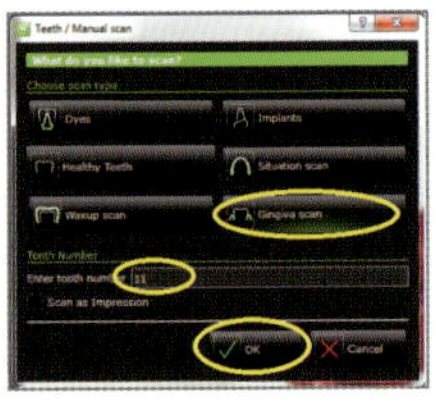	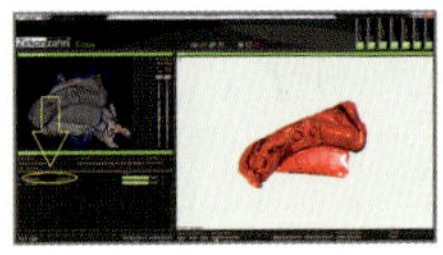	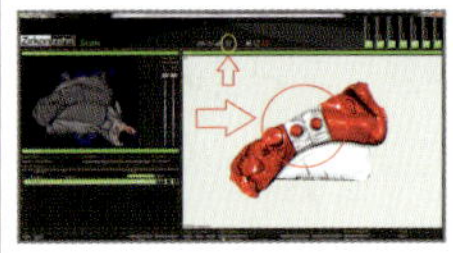	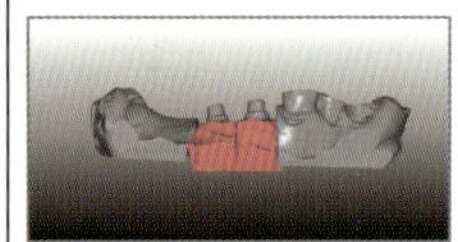
Gum을 꽂고 인접치 Scan을 마친후 병합된 상태에서 아래의 "Clone scans"을 클릭한다.	"Gingiva scan"을 클릭하고 치식번호를 입력하고 "OK"를 클릭한다.	좌측하단에 11-gingiva 로 바로 저장된다.	인접치 Part와 Gum 파트의 그래픽을 정리한다.	Modelling에서 열어본 모습이다.

14. 그래픽 정리의 예 – 지대치, BIte, Gingiva, Wax up, 시츄, Mash 등

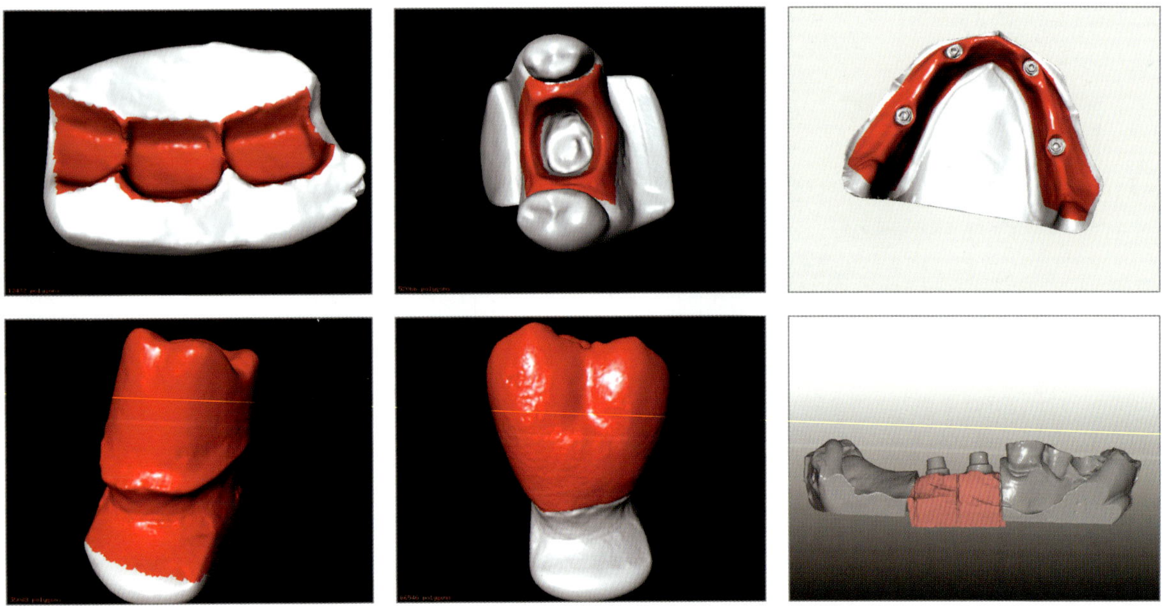

15. 3377버전의 Scan Matching 원리(매우 중요!!!)

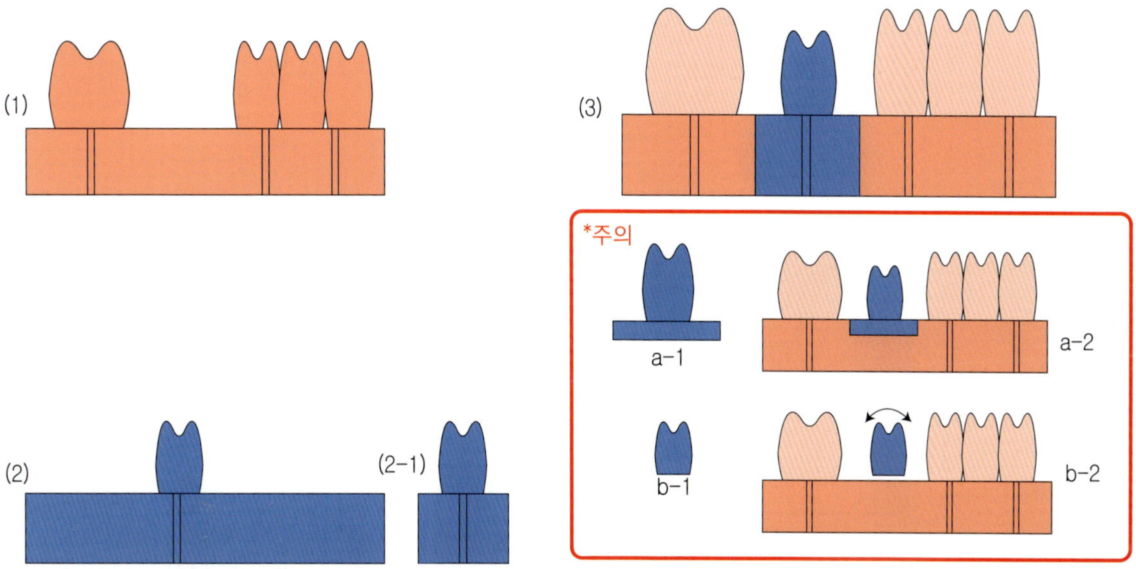

16. 카메라의 구조

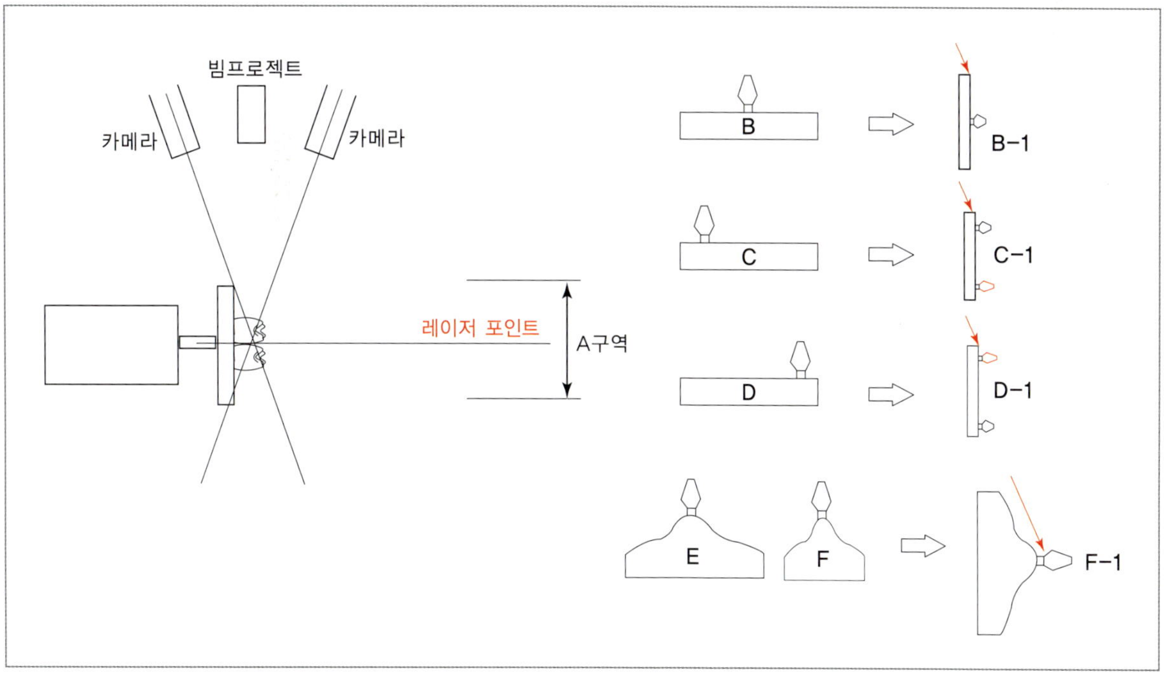

17. Scaner Model Table Holding Part 설명

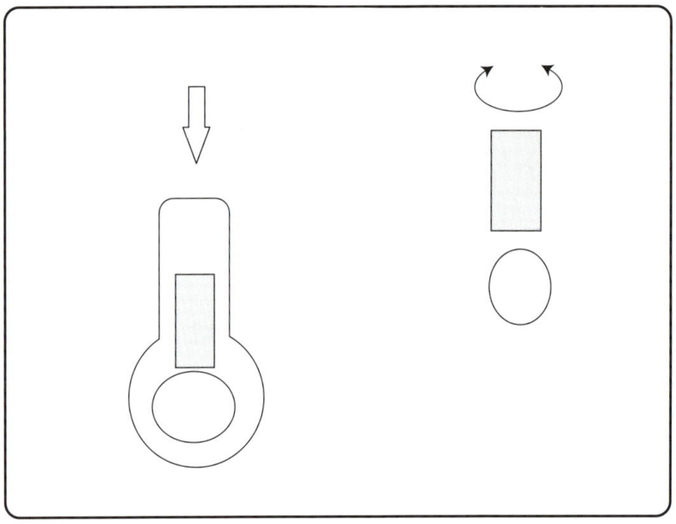

18. Scan Date 삭제하기 : Scan 작업이 완료된 상태에서 Scan Date를 삭제하고 새로이 작업하고 싶을 때 화살표 위치의 X를 클릭하면 삭제 하겠냐는 질문이 나오면 "Yes"를 클릭한다. 그후에 다시 작업하면 된다.

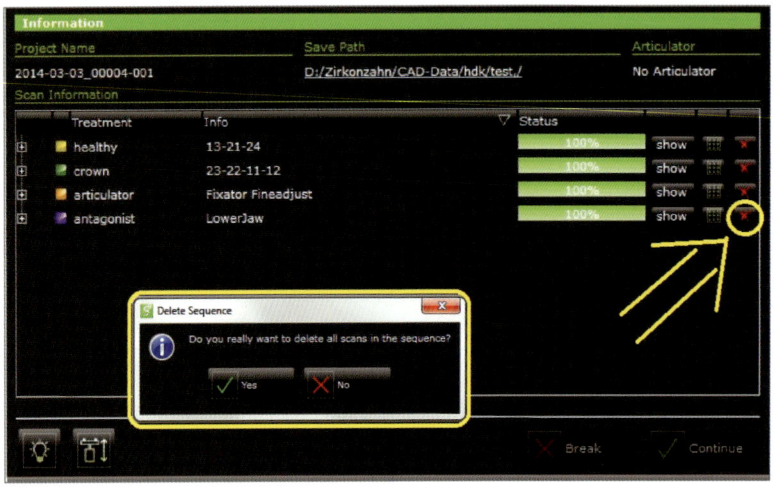

19. 기타사진

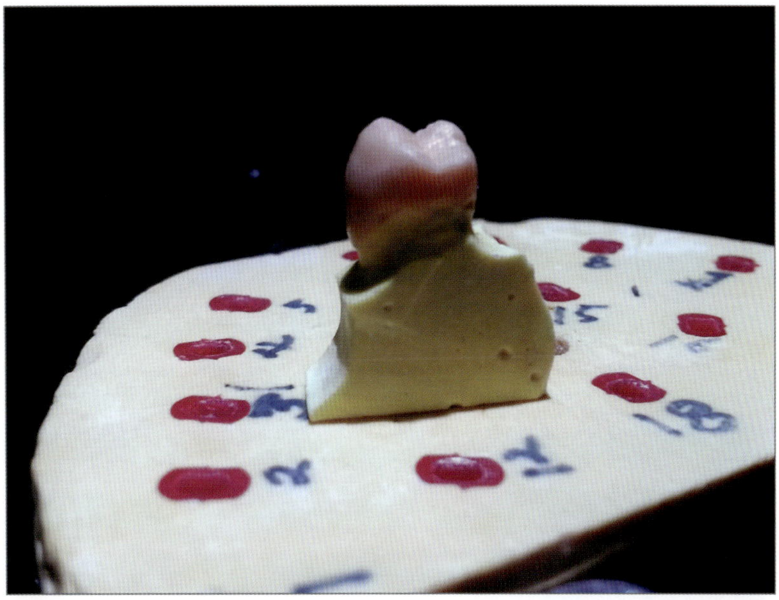

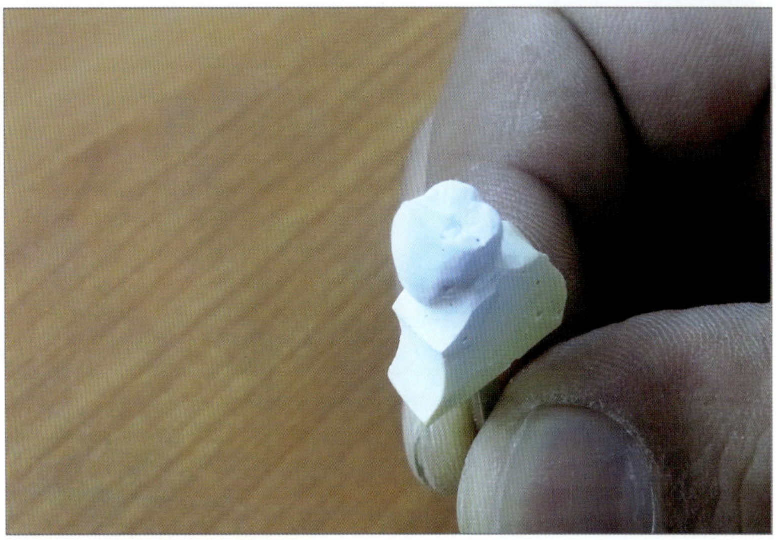

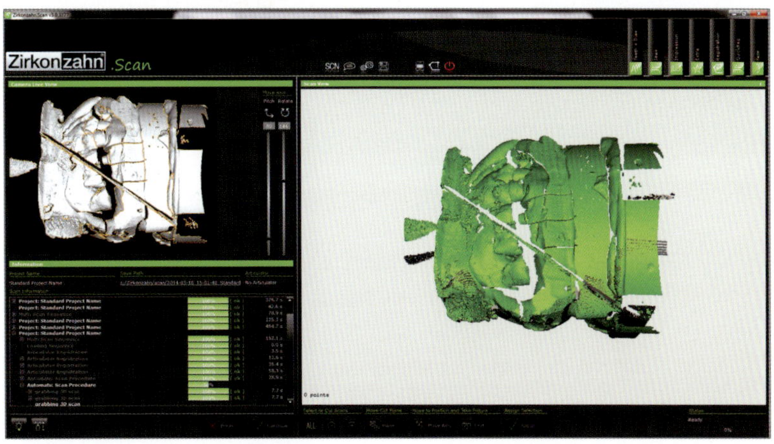

(5) Modelling(Ver.5180기준)

사전설명

- Scan을 모두 마치면 Archiv 창의 우측 상단의 CAD 아이콘을 누른다.

■ Model Control Key

▸ 3차원 움직임 - 오른쪽 마우스 클릭해서 움직임.

▸ 크기조절 - 가운데 스크롤 밀고 당김(**확대, 축소 하고자 할 때 그부위 위에 마우스 포인트를 놓는 것이 중요하다**).

▸ 화면중앙에 고정 - Model 위에 커서를 놓고 가운데 스크롤 클릭

▸ 위치 이동 - 좌우버튼 동시에 클릭한 체 드래그

▸ 시계 반시계 방향 회전 - 화면 테두리에서 2cm 근처 범위에서 우측 클릭한 체 드래그

▸ 화면 넓게보기 - F10.

■ Menu 단축키

Alt : (누르는 동안)모두보기, **Shift+스크롤 클릭** : 투명도 변경, **Ctrl+스크롤 클릭** : Model 숨김, **Shift+Ctrl+스크롤 클릭** : Model 보임, **Esc** : (Modelling에서) Back 기능, page up : 회전, page down : 반대방향회전

■ Menu Key(오른쪽 마우스 클릭)

앞으로 작업하게 될 Modelling과 Nesting Part에서의 **Menu key는 오른쪽 마우스 클릭**이다. 3차원 움직임은 오른쪽 마우스 클릭해서 움직이는 것이지만 이것은 클릭만으로 메뉴가 나타난다. 이때 꼭 알아야 할것은 현재 마우스 포인트의 위치다. 마우스 포인트가 바탕화면에 있는가 아니면 지대치, 인접치, 대합치, 징지바, 보철물 등등 위에 있는가가 매우 단순하면서도 중요하다. 다시 말하면 **모든 데이터는 고유의 메뉴를 달리 가지고 있으므로 원하는 데이터 위에서 마우스 포인트를 두고 메뉴를 열어**야 한다.

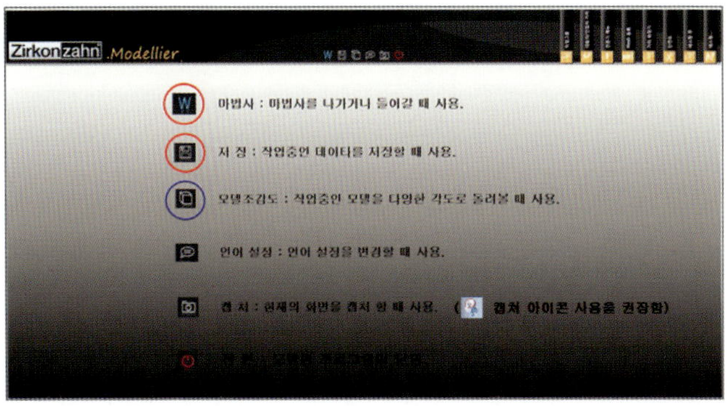

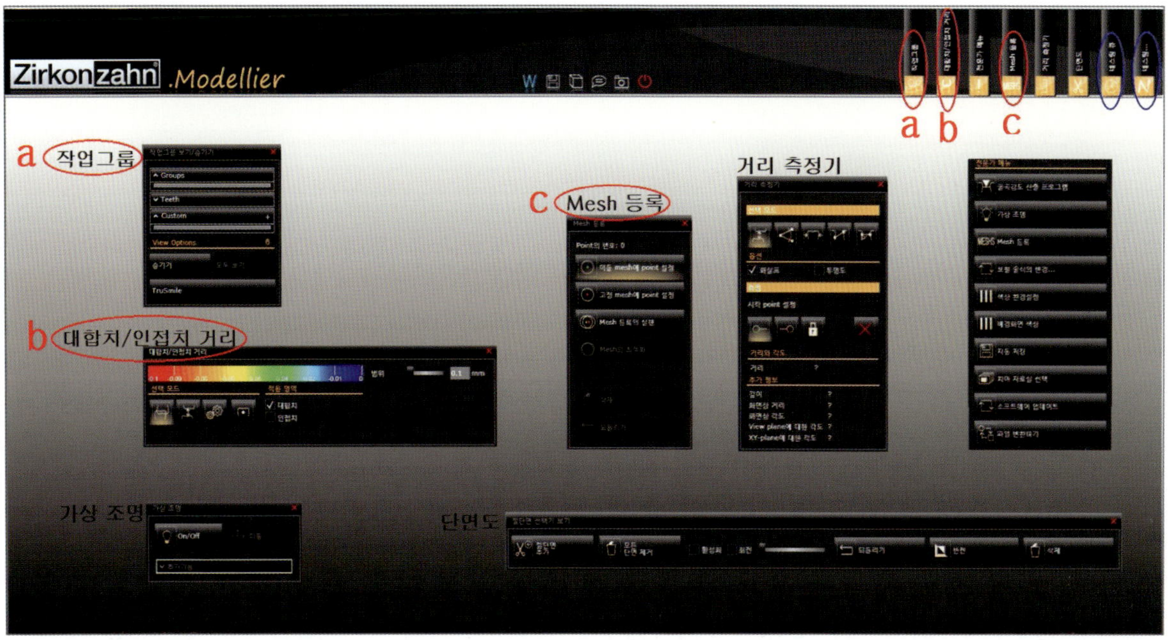

W 마법사

- **설명** : 작업자가 어떠한 보철을 선택하고 작업을 진행하게 되면 아래의 순서에 따라 진행하게 되는데 이를 "마법사"라고 한다. Scan을 마치고 CAD를 시작하는 순간 마법사가 시작되는데, 이 고정된 순서의 틀을 빠져 나가는 것을 "마법사를 빠져 나간다"고 표현하고 반대로 "마법사로 들어간다"고 표현한다.
- **마법사를 빠져 나가는 목적** : 첫 번째 목적은 Scan Date의 **첨가, 삭제, 편집, 수정, 방향수정** 등을 하기 위함이고, 두 번째 목적은 마법사 속에서는 어떠한 수치를 입력하더라도 동일하게 적용되지만 마법사 밖에서는 **개별적으로 각각 달리 적용**하기 위함이다.
- **유의사항** : 마법사 속에서는 앞으로 진행했다가 뒤로 돌아갈 수가 있는데, 마법사를 빠져 나갔다 들어오게 되면 뒤로 돌아갈 수 없다(하지만 마법사 밖에서 수정할 수 있으므로 염려할 필요 없다).

Modelling		1. margin 설정	2. Crown 기초	3. 치아 배열	4. Modelling	5. 대합, 인접치	6. 수축	7. Modelling	8. 컨넥트	9. 병합	10. 수정 (병합해제 → 수정 → 병합)
옵셋코핑	single	○	○	×	○	×	×	×	×	○	○
	bridge	○	○	×	○	×	×	×	○	○	○
		×	×	○	○	○	○ ×	○ ×			
수축용 크라운	single	○	○	○	○	○	○	○	×	○	○
	bridge	○	○	○	○	○	○	○	○	○	○
해부학적 크라운	single	○	○	○	○	○	×	×	×	○	○
	bridge	○	○	○	○	○	×	×	○	○	○
wax up		○	○	×	○	△	×	×	×	○	○
수축용 wax up		○	○	×	○	△	○	○	×	○	○

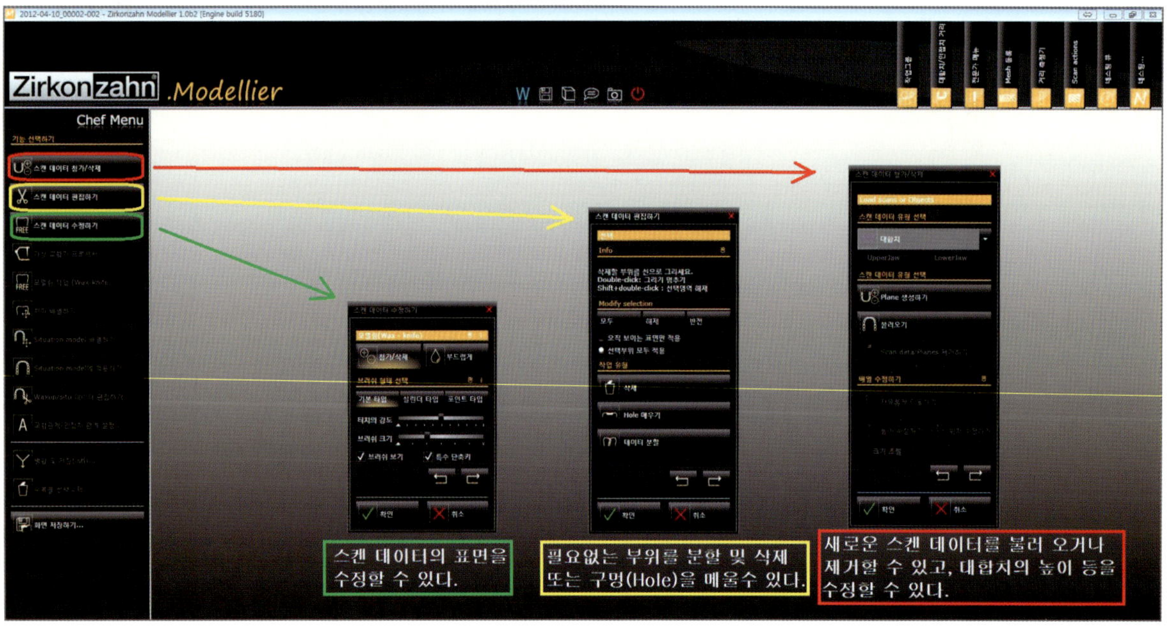

1. Margin 설정 (도움 메뉴 – 작업그룹, 렌턴)

중요사항 Margin 설정시 반드시 좌측상단의 **치식번호를 확인**하고 지정하는 순서대로 작업을 진행해야 한다(초보자에게 빈번히 실수가 발생한다).

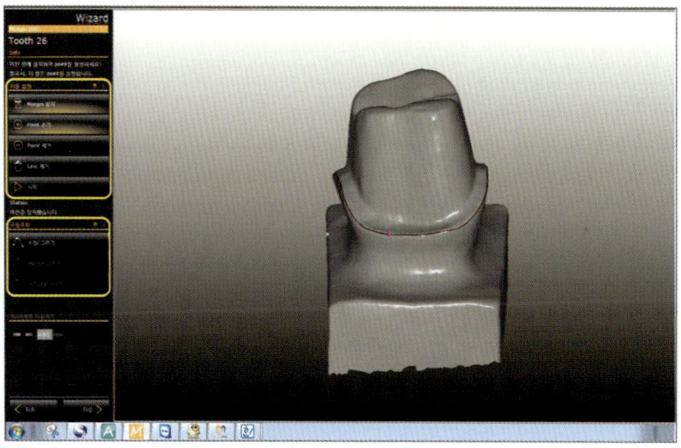

- Margin 탐지와 수정그리기 두 단계중 첫 번째 단계의 탐지에서는 대략적인 형태로만 지나가면 바로 수정그리기로 넘어간다.
- 첫번째 Margin 클릭 시 윤곽이 정확한 Margin 부위를 정면으로 놓고 클릭하는 게 좋다.
- 수정그리기로 Margin을 결정한다.
- 하나의 치아가 완료되면 좌측하단의 다음을 클릭한다.
- 두 개 이상일 경우는 반복 실행한다.

▶ Point Control Key

- Point 이동 – 녹색 Point를 잡고 이동 또는 바로 근처에서 클릭
- Point 생성 – 녹색 라인 빈곳에 클릭
- Point 삭제 – 녹색 Point를 클릭한 체 우측 클릭

2. Crown 기초작업(삽입로 설정) (도움 메뉴 – 작업그룹)

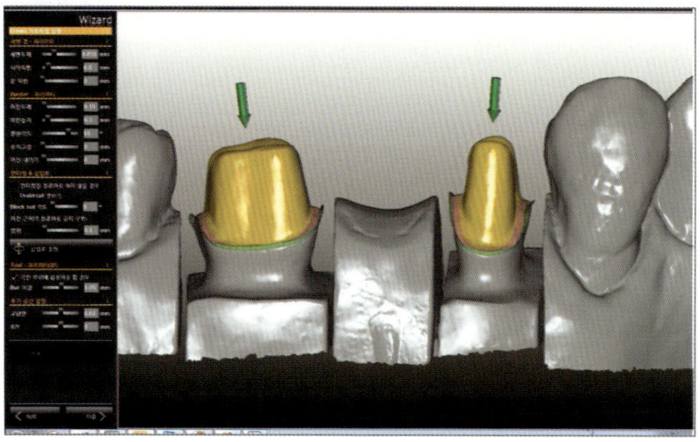

- Under cut이 있다고 판단된 경우에는 Crown기초에 앞서 삽입로 설정이 먼저 나오기도 한다.
- 좌측에 있는 해당 수치를 입력한다.
- 삽입로 설정을 한다.
- 별도의 적합도를 지정하려면 가운데 상단의 마법사를 클릭하고 해당 치아에서 오른쪽 클릭한 후 "crown 기초작업"에서 별도로 설정한다.
- 끝나면 좌측하단의 다음을 클릭한다.

3. 치아배열 (도움 메뉴 - 작업그룹. 대합/인접치거리)

- 치아 자료실에서 치아모양을 선택할 수 있다.
- 좌측의 항목을 클릭해서 치아를 배열한다.
- "모든 방향으로" 상태에서 단축키를 사용하면 편하게 할 수 있다. (shift-크기조절, ctrl-회전, shift+ctrl-방향에 따른 크기조절)
- 이 단계는 Contact point와 교합점에 맞춰 대략적인 배치만 하고 세밀한 작업은 다음 단계에서 한다.
- 끝나면 좌측하단의 다음 버튼을 누른다.

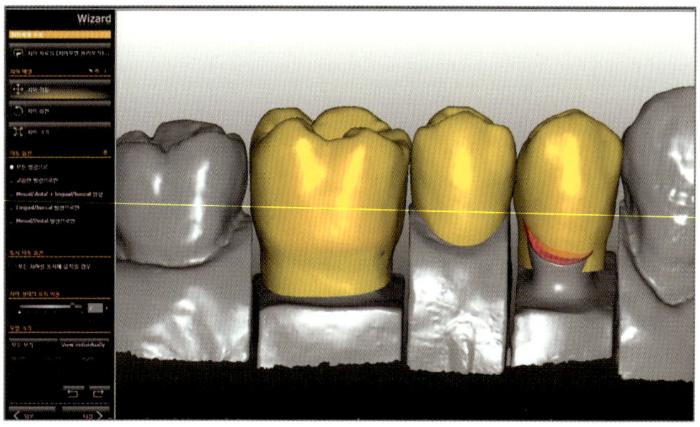

4. Modelling (도움 메뉴 - 작업그룹, 대합/인접치거리, 거리측정기)

- 좌측면 (1)번 항목 "해부학적 형태수정"에서 각 항목을 선택해 크게 수정할 수 있고 특히 전체치아를 누른 후에는 배열단계와 같은 ctrl, shift, ctrl+shift로 형태수정 가능하다.
- (2)번 고급옵션 움직임 방향에서 자유롭게, 교합면 방향, 교두, 중심선을 클릭해서 움직임의 제약을 줄 수 있다.
- (3)번 Modelling은 첨가삭제를 클릭하고 brush 형태와 강도, 크기를 설정후 치아 형태를 만들어 간다(클릭하면 첨가, shift 누르고 클릭하면 삭제, ctrl 누르고 클릭하면 삼각분할)

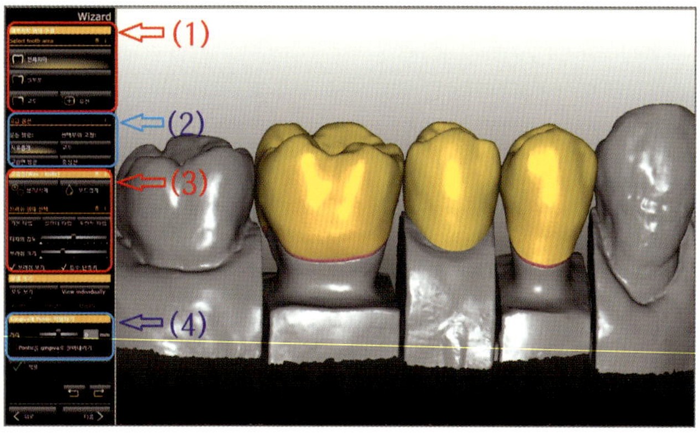

- 부드럽게를 클릭하면 무조건 삭제의 기능이다. 부드럽게를 클릭하고 brush 형태와 강도, 크기를 설정후 형태를 만들어 가면 되는데 토치와 같은 개념이라 생각하면 된다.(클릭하면 부드럽게 삭제, shift+클릭은 매우 평평하게, ctrl+클릭은 형태 유지하면서 부드럽게)
- (4)번 징지바 Gingiva pontic적용은 선택부위 고정에서 교두와 중심선을 고정한 후 pontic을 내리고 거리를 설정한 다음 "적용"을 누른다
- 좌측하단의 화살표 두 개는 수정을 한 Model을 뒤로 돌리기 앞으로 돌리기다
- 끝나면 좌측하단의 다음으로 넘어간다.

5. 대합, 인접관계 설정 (도움 메뉴 – 작업그룹, 대합/인접치거리)

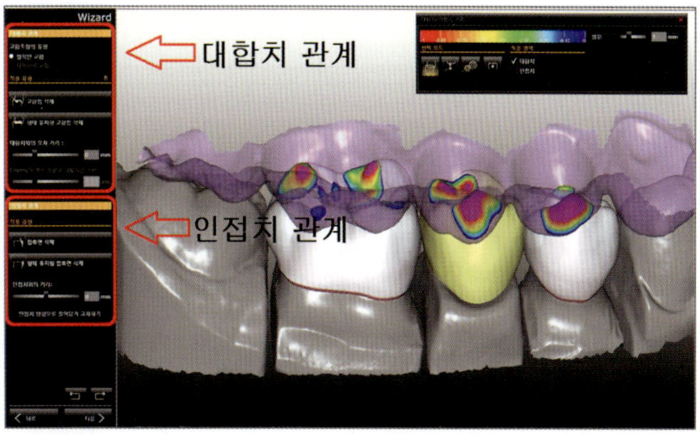

- 대합치관계, 인접치관계 두 항목을 각각 선택해서 실행한다.
- "교합조정의 유형"에서 "정적인 교합"은 일반방식의 교합점 삭제(수직) "다이나믹 교합 "은 교합기 프로그램(수직 및 측방)을 사용하는 것이다.
- 대합치 관계 : 대합치와의 거리를 설정하고 삭제 형태 두 가지 중에서 하나를 선택한다
- 인접면 삭제 : 인접치와의 거리를 설정하고 삭제 형태 두가지 중에서 하나를 선택한다.
- 좌측하단의 화살표 두 개는 수정을 한 모델을 뒤로 돌리기, 앞으로 돌리기이므로 실행후 이전으로 돌아가 다시 작업할 수 있다
- 끝나면 좌측 하단의 다음으로 넘어간다.

6. 수축단계 (도움 메뉴 – 작업그룹)

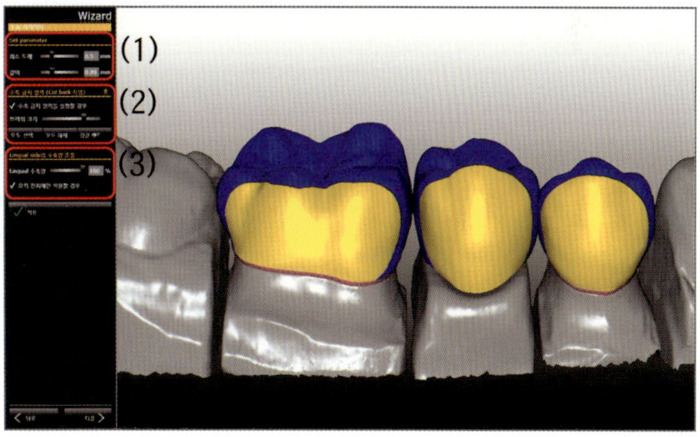

- (1)번에서 Cut Back 할 깊이를 설정하고 최소두께를 확인한 후 적용을 누르면 모든 면이 수축 적용된다.
- (2)번 "수축 금지영역"은 Cut Back 할 영역을 부분 설정할 수 있는 파트다. 부분영역을 설정하고 싶다면 "수축 금지 영역을 설정할 경우"에 V 체크하고 Brush 크기를 조절해서 Model 위에서 클릭한 채로 색칠을 하면 그 부위는 Cut Back되지 않는다. 그 부위를 다시 해제하기 위해서는 shift 를 클릭한 채 움직이면 해제가 된다.
- 선택한 부분은 수축시키지 않음을 체크하면 모두선택, 모두해제, Lingual side 세가지 파트를 선택 할 수 있다.

  ▶ Cut Back부위 부위 〈 보호부위 = "모두선택" 후 shift 를 클릭한 체 클릭

  ▶ Cut Back부위 부위 〉 보호부위 = "모두해제" 후 클릭
- (3)번 "Lingual side 수축량 조절"은 전체 수축량에 대해 Lingual쪽 만을 비율적으로 조절할 수 있는 Part다.
- Cut Back한 형태를 "적용"을 눌러 확인 후 수정 해야 한다면 다시 Cut Back 작업을 하고 "적용"을 눌러 재차 반복적으로 확인할 수도 있다.
- 끝나면 좌측하단의 다음으로 넘어간다.

7. Modelling (도움 메뉴 - 작업그룹, 대합/인접치거리, 거리측정기)

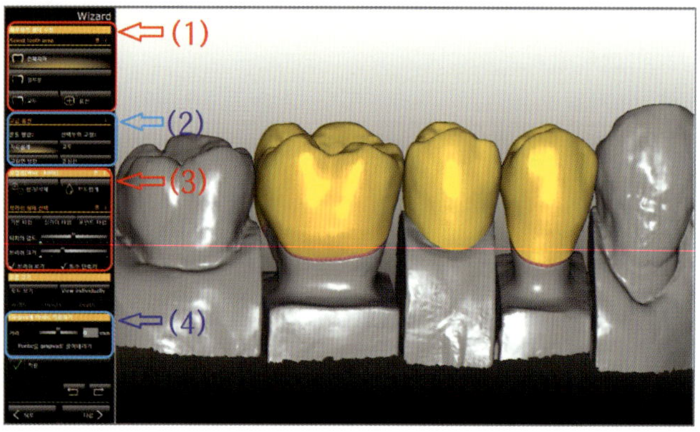

- 수축단계 이후의 Modelling에서는 삭제된 교합점 및 Contact Point 주위를 수정해서 측방 및 보철물 삽입을 체크 하도록 한다.
- 좌측면 (1)번 항목 "해부학적 형태수정"에서 각 항목을 선택해 크게 수정할 수 있고 특히 전체치아를 누른 후에는 배열단계와 같은 ctrl, shift, ctrl+shift로 형태수정 가능하다.
- (2)번 고급옵션 움직임 방향에서 자유롭게, 교합면 방향, 교두, 중심선을 클릭해서 움직임의 제약을 줄 수 있다.
- (3)번 Modelling은 첨가삭제를 클릭하고 Brush 형태와 강도, 크기를 설정후 치아 형태를 만들어 간다(클릭하면 첨가, shift 누르고 클릭하면 삭제, ctrl 누르고 클릭하면 삼각분할).
- 부드럽게를 클릭하면 무조건 삭제의 기능이다. 부드럽게를 클릭하고 Brush 형태와 강도, 크기를 설정후 형태를 만들어 가면되는데 Torch와 같은 개념이라 생각하면 된다(클릭하면 부드럽게 삭제, shift+클릭은 매우 평평하게, ctrl+클릭은 형태 유지하면서 부드럽게).
- (4)번 징지바 Gingiva pontic적용은 선택부위 고정에서 교두와 중심선은 고정한 후 pontic을 내리고 거리를 설정한 다음 "적용"을 누른다 .
- 좌측하단의 화살표 두 개는 수정을 한 Model을 뒤로 돌리기 앞으로 돌리기다.
- 끝나면 좌측하단의 다음으로 넘어간다.

8. Connector 설정 단계

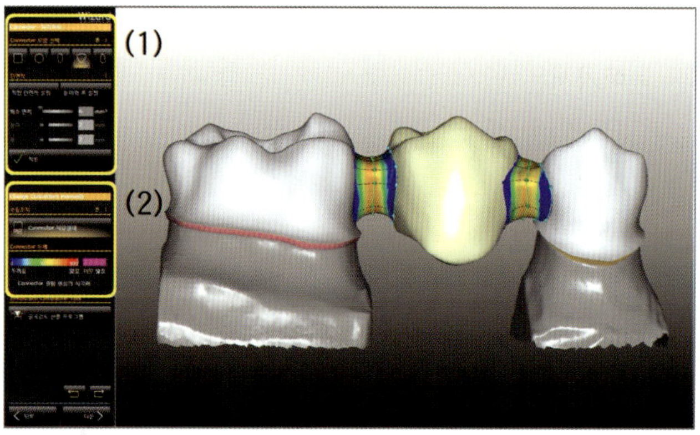

- (1)번의 표준형태 (2)번의 자유형태 두 가지가 있다.
- (1) 표준형태
  - 먼저 모양을 선택하고, 단면적 또는 높이를 설정한 후 "적용"을 누른다.
  - 기본적인 Control은 Connector 클릭한 체 이동시키면 되고, Connector 형태를 휘도록 하고 싶다면 Shift 를 누른체 Connector을 클릭해서 원하는 방향으로 이동한다.

- 작업치아의 Connector가 닿는 부위를 조정하려면 Ctrl를 누른 채 원하는 부위를 클릭한다.

• (2)번 자유형태
  - "Connector 자유형태"를 클릭한다.
  - 볼을 클릭한 채 이동시켜 원하는 모양을 잡는다.
  - 볼을 추가하려면 Ctrl을 누른 채 라인 위에 클릭한다
  - 볼을 삭제하려면 볼을 클릭한 채 우측 클릭한다.

- Connector 가운데의 녹색 원을 그대로 위치 이동하려면 Shift를 누른 채 볼을 클릭한 상태로 이동한다.

• 끝나면 좌측 하단의 다음으로 넘어간다.

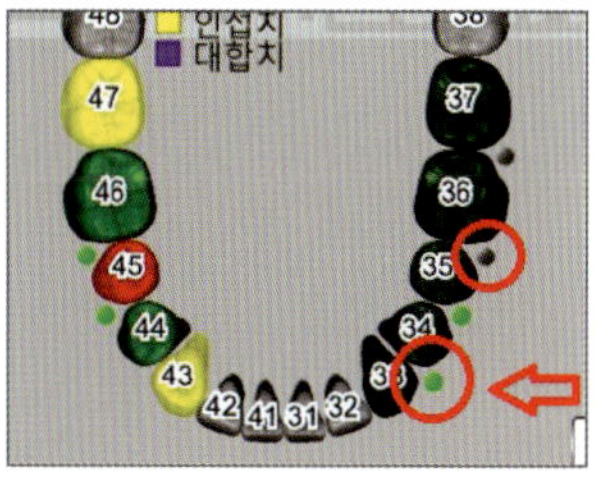

※ 오른쪽 그림처럼 녹색볼이 Bridge 연결을 의미 한다는 것은 차트입력에서 설명하였다. 여기서는 차트 입력을 마치고 작업도중에 분할을 Bridge로, Bridge를 분할로 바꾸는 것을 설명하고자 한다.

○ 우측 상단 "전문가 메뉴" 안에 "보철술식 변경"을 클릭해 원하는 작업을 마치고 창을 닫는다.

○ 작업도중에 필요한 Connector가 있다면 Crown 위에서 마우스 우측 클릭하고 "근(원)심 인접치에 Connector 연결"을 선택하면 된다. 단, Connector 생성은 마법사 안이나 밖에서 생성할 수 있지만 디테일한 수정은 마법사 밖에서만 작업할 수 있다.

○ 모든 작업을 마치고 병합이 완료되었다 할지라도 모든작업은 가능하다.
[병합해제 → Crown 위에서 오른쪽 마우스 클릭 → "근(원)심 인접치에 Connector 연결"클릭 → Connector 위에서 오른쪽 마우스클릭 → 수정 → 병합] 이라는 절차순으로 진행되는데 이는 이후에 나오는 병합편에서 설명하기로 한다.

9. 병합 (지금까지 작업한 모든 것들을 하나의 그래픽으로 합치는 과정)

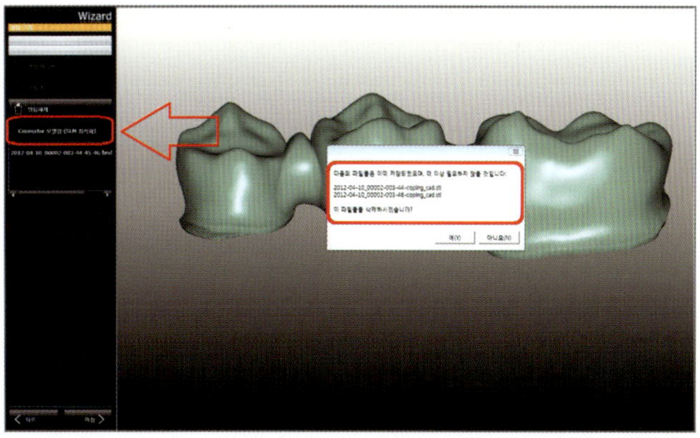

• 병합의 사전적 의미는 "둘 이상의 조직이나 사물을 하나로 합침" 이란 뜻이다. 여기서는 앞서 작업한 Margin설정부터 Crown이 완성되기까지의 변화된 모든 이력을 지우고 최종 완성된 Crown만을 기억하겠다 라는 뜻이다.

• Connector 작업을 마치고 병합에 들어오면 오른쪽 위의 그림처럼 **"다음의 파일들은 이미 저장되었으며 더 이상 필요하지 않을 것이다. 이파일을 삭제 하겠습니까?"** 라는 멘트가 나오는데 이 의미에 대해 잠시 알아보자. Zirkozhan Scan date의 기본 확장자명은 off 파일이다. 그 파일로 모든 작업을 마치고 저장을 하게 되면

dentalcad 라는 파일로 저장되는데 앞서 완성한 Crown 파일을 stl 파일로 자동으로 생성시킨다. 만약 완성된 Crown 파일을 다른 시스템에서 Milling을 하고 싶다면 반드시 이 stl 파일을 보내야만 Milling 가능하다. 이는 모든 시스템간의 **공통적으로 통용되는 파일이 stl파일**이라는 것을 의미하므로 꼭 기억해야 한다.

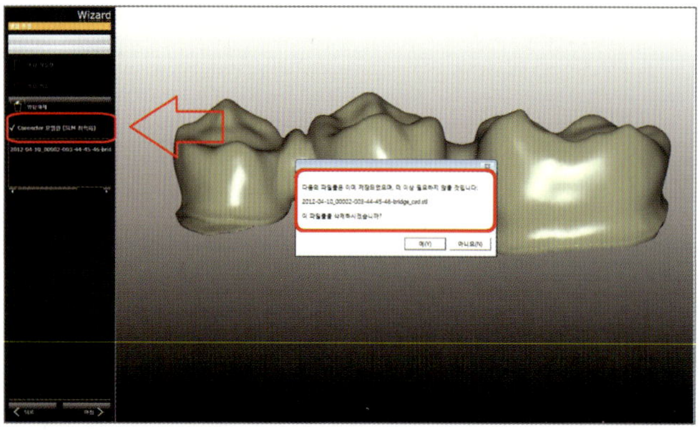

- 병합을 풀었다가 다시 병합을 하게 되면 또다시 생성 된다. 이때 나오는 멘트가 **"다음의 파일들은 이미 저장되었으며 더이상 필요하지 않을 것이다. 이 파일을 삭제하겠습니까?"** 이다. 그러므로 yes 또는 no 아무거나 눌러도 상관없다는 뜻이다.
- 좌측 하단의 "마침"을 누르면 마법사가 종료되면서 모든 Modelling 작업이 마무리 된다.

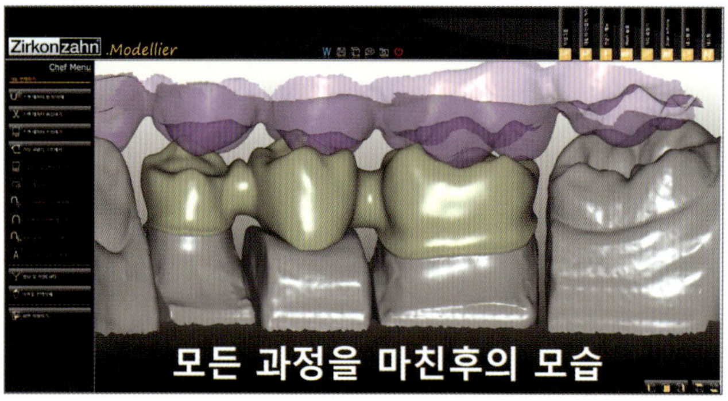

참고사항

- 우측상단의 사진 두 장은 모두 병합된 모습이다. 하지만 엄밀히 말하면 다르다. 위의 사진은 1차병합의 모습으로 Connector와 Crown이 분리된 형상이고 아래의 사진은 진정한 일체화가 이루어진 2차 병합의 모습이다. 1차 병합된 상태에서 Zirconia, pmma, wax를 Milling 한다고 해도 파일 변환시 영향을 줄수도 있지만 전혀 문제되지 않는다. 하지만 RP Machine으로 출력을 한다면 반드시 아래의 2차 병합된 파일을 보내야 한다.
- 첫 번째 그림 화살표 부위에 있는 "Connector 모델링(SLM최적화)" 에 V 체크만 하면 된다.
- 좌측 하단의 "마침"을 누르면 마법사가 종료되면서 모든 모델링 작업이 마무리 된다.
- 평상시 작업하는 과정이라면 이 단계 마무리 후 **반드시 저장**을 해야 한다(**dentalcad**). 하지만 교육과정 순서상 수정단계 이후에 저장에 대해서 언급하기로 한다.

10. 수정단계 (병합해제 → 수정 → 병합(Connector Modelling))

- 병합된 상태에서 수정을 하고 싶다면 하고자 하는 내용이 무엇인가에 따라 병합을 풀어야 될수도 있고 아닐수도 있지만 대부분은 풀어야만 할 수 있다.
- 병합이라는 것을 이해를 돕기 위해서 Coding이라고 표현 하도록 한다.
- 병합(Coding))을 풀고 수정을 하고난 후에는 반드시 다시 병합(Coding)을 해야 한다.
- 좌측에 있는 (1)번 "병합 및 저장"을 클릭하고 (2)번의 "병합해제"를 클릭한 후 (3)번의 "병합물을 최종적으로 파괴하시겠습니까?"의 확인을 누르고 (4)번의 확인을 클릭하면 병합이 해제된다.
- 이후 필요한 작업들을 하고난 후 다시 병합하면 된다(단 Coding을 수정하고자 한다면 해당 치아 위에서 메뉴를 펼쳐야 "마진수정" 항목이 나온다).

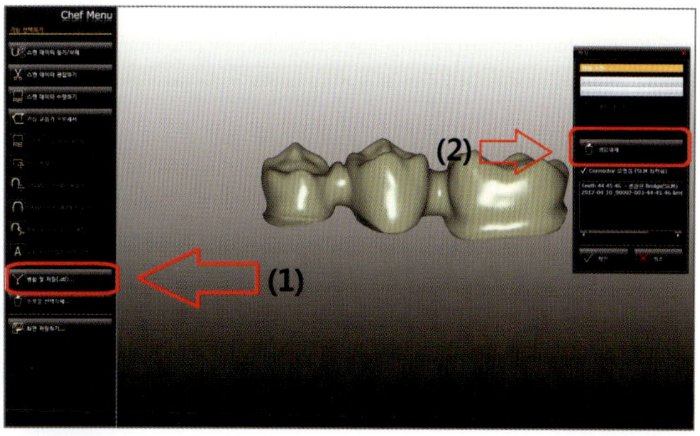

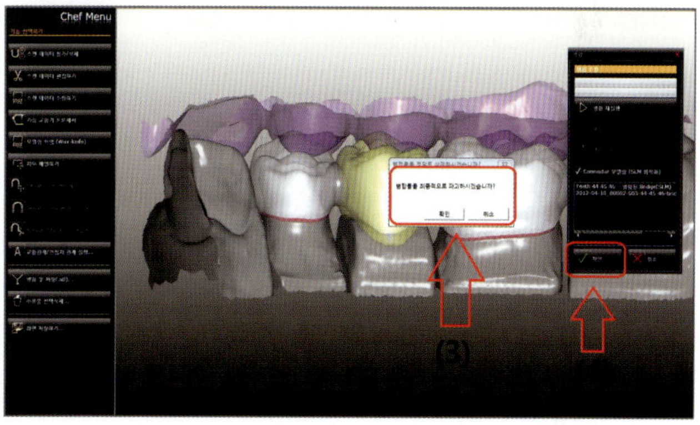

- 우측클릭을 하면 리모델링을 할 수가 있다. 이는 병합(Coding)을 풀지 않고도 바로 Modelling을 할 수가 있는 것인데 후크를 만든다거나 Connector 부위를 다듬는 간단한 수정 정도로만 해야한다. 만약 Full Mouth의 Groove 재현을 병합(Coding)된 상태에서 하고난 이후에 Cement Gap을 바꾸기 위해서 병합(Coding)을 푼다면 Coding 밖에 존재하는 Groove 재현은 영원히 사라지게 된다. 그러므로 항상 병합(Coding)을 풀고, 수정하고, 다시 병합(Coding) 하는 것이 안전하다. 이는 초보자들에게 자주 발생하는 error다.

※ 저장

지금까지 저장이라 함은 보철물의 변화를 주는 것에 대한 저장일 뿐 date(.dentalcad) 저장은 아니었다. Modelling 작업을 마쳤다면 가운데 상단의 저장 아이콘을 누르고 경로가 맞는지 확인한 후 파일의 이름이 Main project(예. 2014-10-10-00003-002)가 맞는지 확인하고 저장을 누르면 된다. 저장된 datea 라고 부른다면 A를 불러 내어 수정하고 변화를 준 B도 함께 저장 해놓고 싶다면 가운데 상단의 저장을 눌러서는 안되고 바탕화면에서 오른쪽 마우스 클릭해서 "저장하기"을 클릭한다. 경로 확인하고 파일명을 다른 이름으로 바꿔주고 저장한다. 이는 매우 중요한 사항으로 실습시 추가 설명하기로 한다.

Nesting Queue Nesting

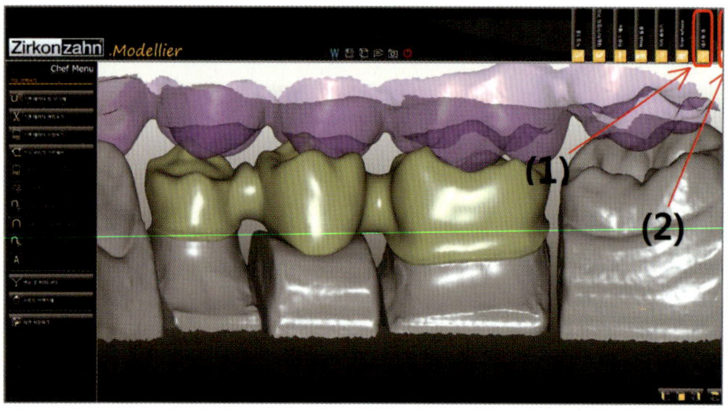

- 저장까지 완료하고 나면 다음은 Nesting을 해야한다. Nesting을 하기 위해 완성된 Coping이나 Crown의 파일을 Queue라 부르고, Queue 파일을 Nesting 파트로 넘겨 놓는 작업을 In Queue라 부른다.
- (1)번의 "Nesting Queue"를 클릭하면 Crown이 Nesting으로 In Queue. (1)의 의미는 In Queue만 시켜놓고 Nesting은 지금 하지 않겠다는 의미다.
- (2)번의 "Nesting"을 클릭하면 Nesting 화면이 바로 나온다. 이는 지금 바로 Nesting을 하겠다는 의미다. 만약, 거래처 3곳의 작업을 하고 모두 같은 Block에 Nesting 하겠다면 첫 번째에서 (1)번의 "Nesting Queue"를 누르고, 두 번째 작업 마무리하고 또 다시 (1)번의 "Nesting Queue"를 누르고, 세 번째 작업 후에는 (2)번의 "Nesting"을 눌러 Nesting 화면을 띄워 놓고 먼저 In Queue해 놓은 첫 번째와 두 번째 Model을 불러 오면 된다. 내일 Nesting 할 계획이라면 (2)의 "Nesting"을 클릭하는 것이 아니라 (1)번을 클릭해야 한다는 것을 이제는 이해할 것이다. 물론 다음날에는 Nesting 화면을 열게 되면 어제 In Queue 시켜 놓은 파일이 존재할 것이다.

(6) Nesting(Ver.5180기준)

Nesting	1. Queue 불러오기	2. Block 불러오기	3. 배치 및 기울임	4. "정렬확인"(Key)	5. Supporter 수정 및 받침대 생성	6. "저장"(Key)	7. Bur 선택	8. "밀링경로(CNC) 생성" 클릭(Key)	9. Milling 아이콘 클릭(Key)

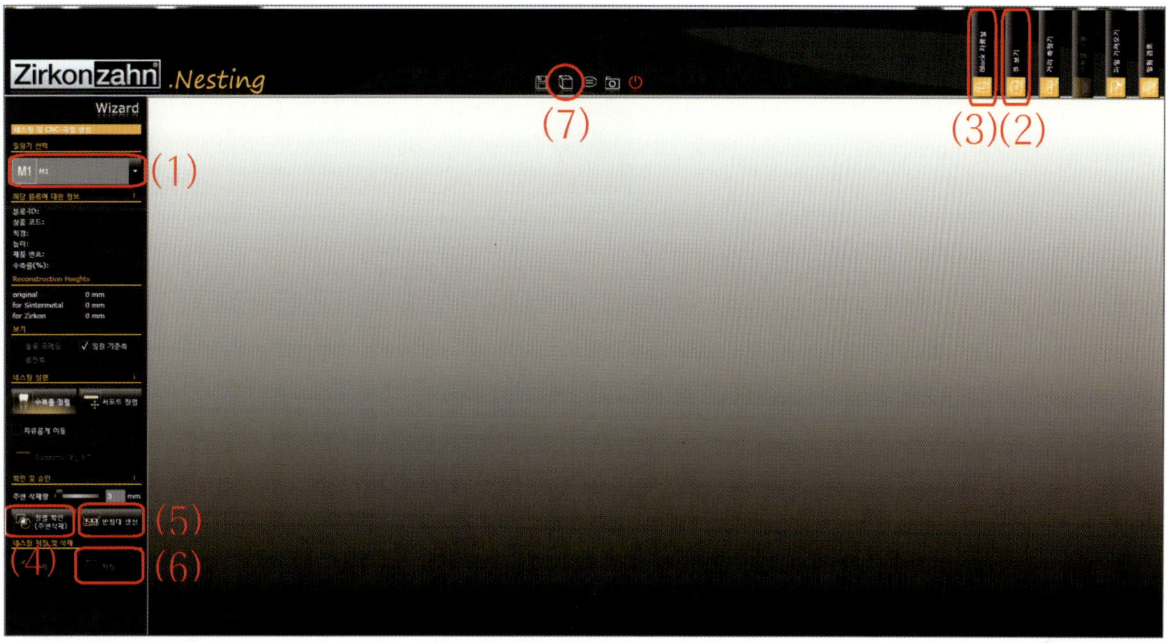

※ **아이콘 설명 :**

Nesting	1. Queue 불러오기	2. Block 불러오기	3. 배치 및 기울임	4. "정렬확인"(Key)	5. Supporter 수정 및 받침대 생성	6. "저장"(Key)	7. Bur 선택	8. "밀링경로(CNC) 생성" 클릭(Key)	9. Milling 아이콘 클릭(Key)

1. Queue 불러오기

- Modelling에서 바로 Nesting으로 들어오면 해당 Queue가 바로 나타나고, Nesting 아이콘을 눌러 들어오게 되면 우측상단의 "큐보기" 클릭해서 해당 보철물을 더블 클릭한다. (각종 정보를 확인 할 수 있고 보철물의 높이를 반드시 확인한다)

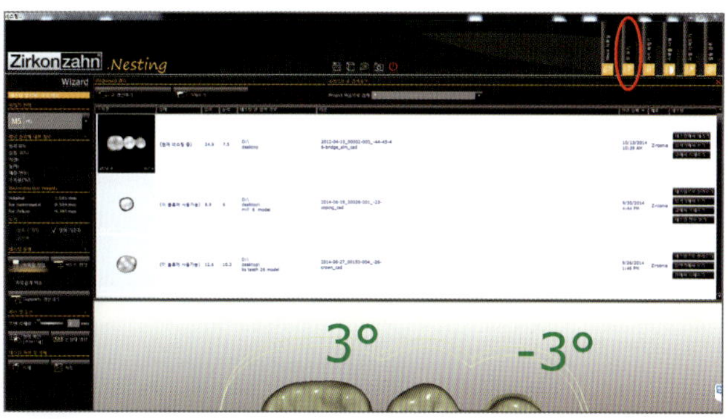

2. Block 불러오기

- 우측상단의 "블록자료실"을 클릭해서 해당 종류의 Block을 더블 클릭한다.

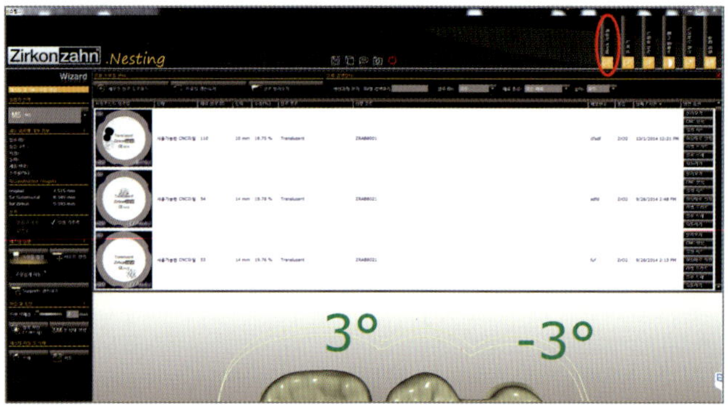

3. 배치 및 기울임

- Modelling에의 삽입로 설정과 관계없이 Nesting 에서는 보철물의 최대각과 최소각의 평균치 위치로 자동 배치된다. 하지만 작업자가 원하는 임의의 각으로 돌릴 수 있다.
- 우측화면에서는 0도, +6도 인데 자동으로 +3도, -3으로 나온 것이다(-2도, +6도, +12도 라면 Nesting에서는 -7도, +1도, +7도 각도로 나타날 것이다).

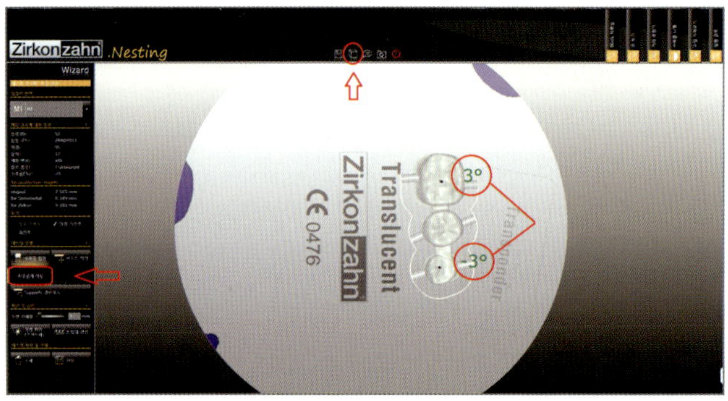

- 지금의 Queue 파일은 오로지 수평으로만 움직일 수 있다. 기울이고자 한다면 화살표의 Model 조감도를 펼쳐서 "수평보기"를 하고, 왼쪽의 "자유롭게 이동"을 체크한 후 Ctrl+클릭 해서 기울인다. 기울임 작업이 끝나고 나면 반드시 "자유롭게 이동"을 해제시키고 조감도의 "전면보기"를 클릭해서 원하는 곳으로 이동 및 회전(Ctrl+클릭) 시켜 배치한다.

Nesting	1. Queue 불러오기	2. Block 불러오기	3. 배치 및 기울임	4. "정렬확인" (Key)	5. Supporter 수정 및 받침대 생성	6. "저장" (Key)	7. Bur 선택	8. "밀링경로 (CNC) 생성" 클릭(Key)	9. Milling 아이콘 클릭(Key)

4. 정렬확인(Key)

• 화살표의 "확인정렬"을 클릭한다.

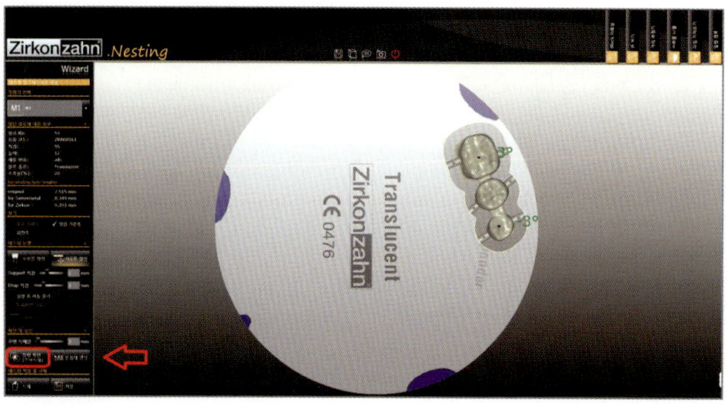

5. Supporter 수정 및 받침대 생성

• 아래의 "받침대생성"을 클릭하고 Sprue를 정리한다.
  ▸ Sprue 생성 – 보철물 위에서 클릭
  ▸ Sprue 수정 – Shift 누른 채 Supporter 클릭
  ▸ Sprue 삭제 - Ctrl 누른 채 Supporter 클릭
  ▸ 자동삭제 – Ctrl+Shift누른 채 Supporter 클릭(반복)
• 받침대를 반대편에 달고 싶다면 Shift+ "받침대 생성" 클릭한다.
• Single 여러개와 Bridge 한 개와 동시에 Nesting할때는 "받침대 생성" 아이콘을 클릭하면 안된다. 왜냐면 Single용 또한 받침대를 만들려고 하기 때문이다. 이때는 Bridge Model 위에서 오른쪽 클릭하면 메뉴화면이 나오는데 거기서 "받침대 생성"을 클릭해야 한다.

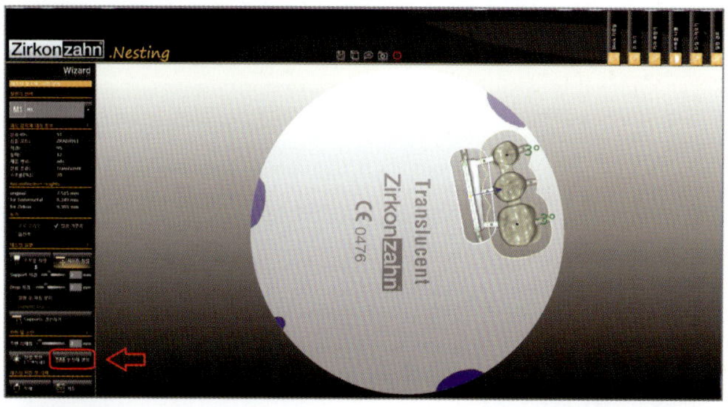

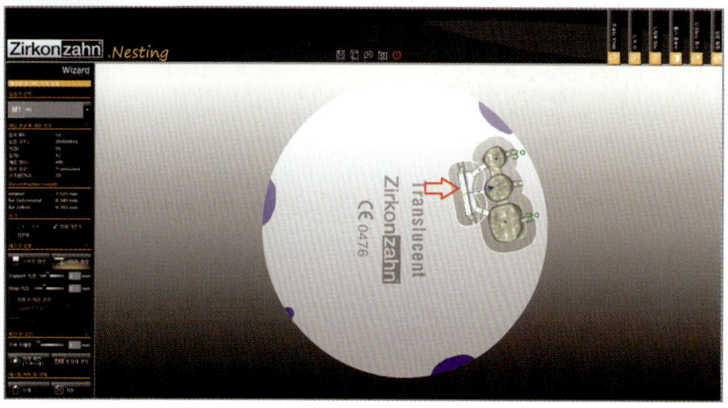

• 받침대 형태가 잘못 생성되어 삭제하고자 한다면 받침대위에서 오른쪽 클릭해서 "Nesting에서 삭제하기"를 클릭한다.
• 받침대의 크기를 작게 하거나 크게 하려면 설측면에 있는 Sprue의 양쪽 끝에 있는 Sprue를 부채모양이 되도록 안쪽으로 모으거나 펼친 후 받침대 생성을 클릭한다.

Nesting	1. Queue 불러오기	2. Block 불러오기	3. 배치 및 기울임	4. "정렬확인" (Key)	5. Supporter 수정 및 받침대 생성	6. "저장" (Key)	7. Bur 선택	8. "밀링경로 (CNC) 생성" 클릭(Key)	9. Milling 아이콘 클릭(Key)

6. 저 장

- 좌측하단의 "저장" 아이콘을 클릭하고 저장 경로와 파일명을 확인한다.
- 저장할 때의 파일명이 CNC파일명이 된다. 알기쉬운 이름으로 바꿔도 무방하나 숫자 또는 영문으로 작성한다(한글은 인식 못함).

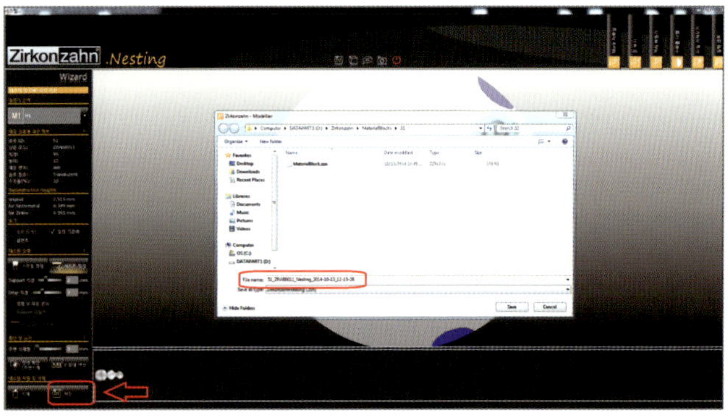

7. Bur 선택

- 저장 단계에서 저장을 클릭하면 오른쪽의 화면이 나온다.
- (1), (2), (3), (4)에서 Bur를 선택한다.
- Fine은 2L로 먼저 Milling하고 1L로 마무리 한다.
- Super Fine은 2L로 먼저 Milling하고 1L로 마무리한 다음 0.5S로 해당 부위를 Milling한다(**0.5S**가 Milling하는 부위는 **Out Sider에는 교합면** Groove에만 Milling하고 **Border는** Margin **끝 line 1mm근처**에만 한다. In Sider에는 0.5mm가 Milling 하지 않고 Super Fine을 선택 했을때는 1L Bur가 더 촘촘하게 Milling한다).
- Bur의 Milling시 포지션 2L은 외형에서 2~3mm 떨어진 위치까지만 밀링되고, 1L은 외형을 완전히 재현하고, 0.5S는 선택한 부위만 추가로 터치를 하게 된다.

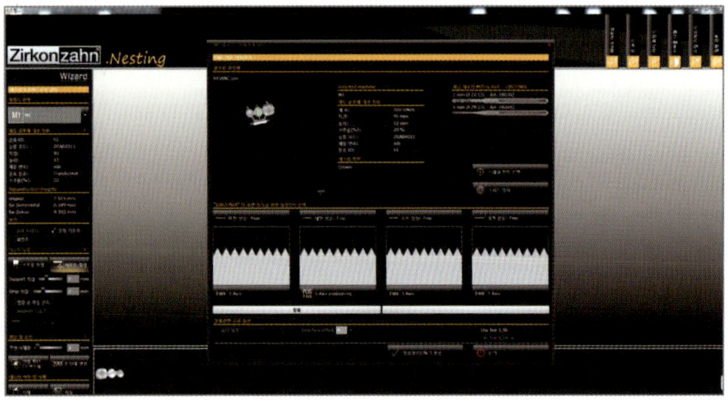

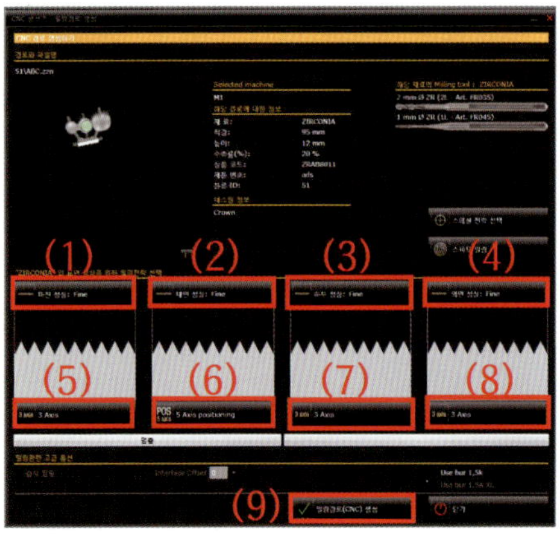

- (5)번은 고정되어 있다.
- (6)번은 내면 Milling시 고정된 5축으로 Milling할 것인지 움직이면서 밀링 되는 동시 5축으로 할 것인가를 선택하는 것이다 (케이스에 따라 동시5축으로 Milling할 때 미세하게 헐거울수도 있다).
- (7)번은 별 의미가 없어 대부분 변경하지 않고 사용한다.
- (8)번은 Out Sider Milling시 3축 또는 5축 Milling을 선택하는 것이다.
- 선택이 완료되면 (9)번의 "밀링경로(CNC)생성"을 클릭한다.

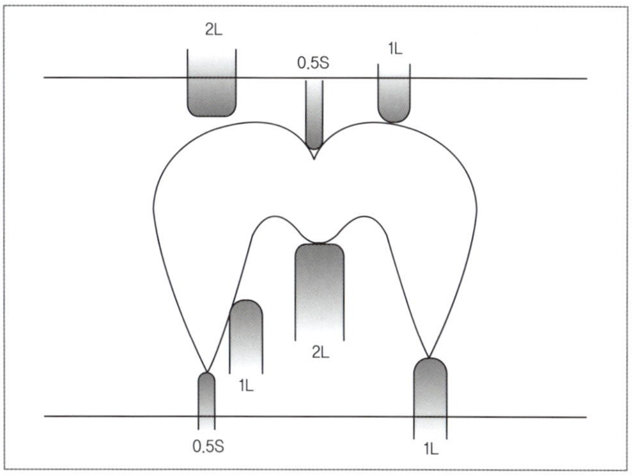

Nesting	1. Queue 불러오기	2. Block 불러오기	3. 배치 및 기울임	4. "정렬확인"(Key)	5. Supporter 수정 및 받침대 생성	6. "저장"(Key)	7. Bur 선택	8. "밀링경로(CNC) 생성" 클릭(Key)	9. Milling 아이콘 클릭(Key)

8. "밀링경로(CNC)생성" 클릭

- 선택이 완료되면 아래의 "밀링경로(CNC)생성"을 클릭한다.

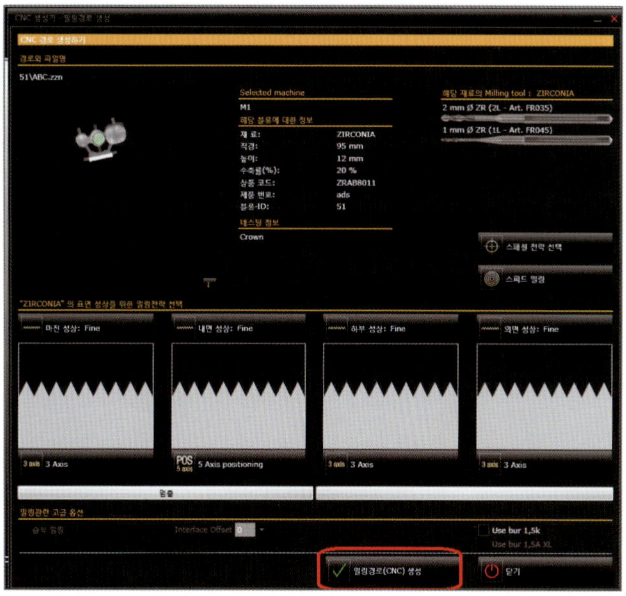

9. Milling 아이콘 클릭

- 파일 변환이 완료된 모습이다. (1)번의 “닫기”를 클릭하고, Milling기의 전원을 켠 다음 10초 후에 아래에 있는 (2)번 “Milling시작” 아이콘을 클릭한다.

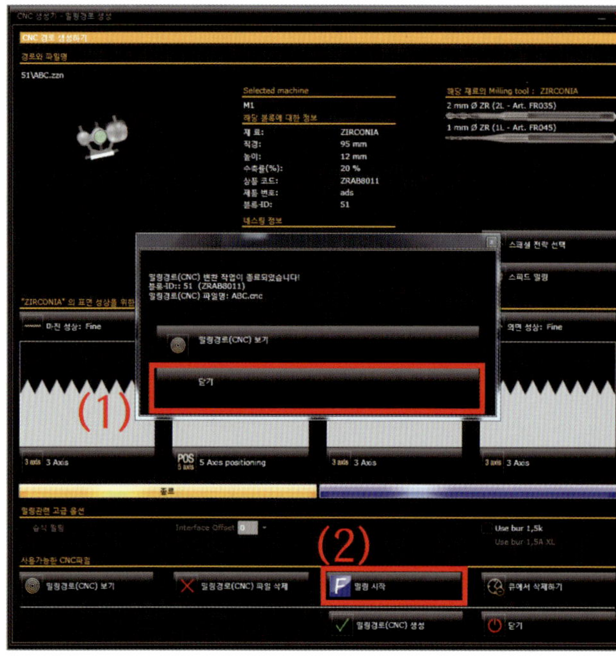

※ 새 Block 등록하기

- (1)번의 “Block 자료실”을 클릭한다.
- (2)번의 새 Block 등록하기를 클릭한다.
- (3)번의 “재료종류”에서 원하는 재료를 검색한다.
- 원하는 재료가 나오면 높이를 확인하여 (4)번의 “등록하기”를 클릭한다.
- (5)번의 Block ID를 입력한다. Block ID란 내가 지정하는 것으로 1~500까지 입력 가능하다.
- (6)번의 제품번호는 Block 하단면에 있는 로트 넘버(Rot NO.)를 입력하는 것인데 영문이나 숫자 아무거나 적어도 관계없다.
- (7)번의 “수축률 입력”에는 Block에 있는 수축률 숫자를 그대로 입력하고

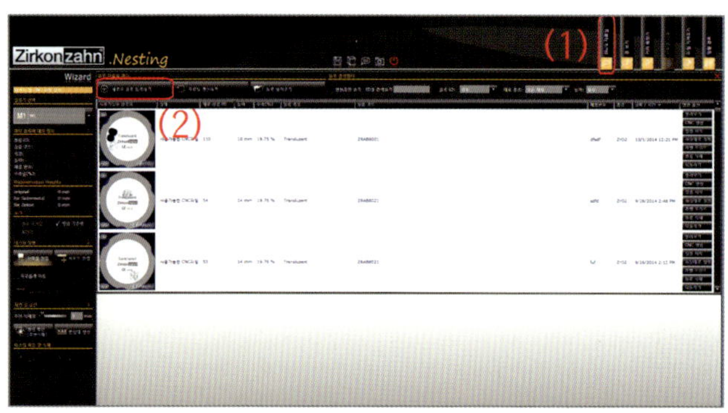

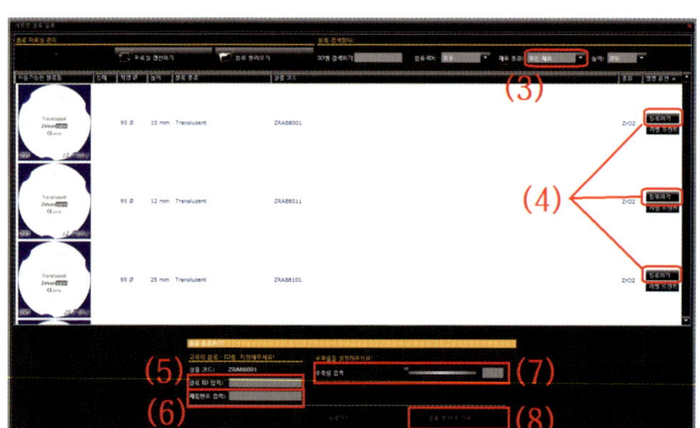

"Enter"키를 클릭한다. "Enter"키를 클릭하지 않으면 (8)번이 활성이 안된다. 소숫점 자리를 잘못 입력하거나, 숫자를 잘못 입력하여 적합에 문제가 생기는 경우가 빈번히 발생하므로 절대 실수하지 말아야 한다.

- (8)번의 "등록 후 바로사용"을 클릭한다.

(7) Frasen(Milling)(Ver. 3.67기준)

사전설명

Milling machine Air의 **최소압력은 4.5bar 이상**이어야 한다. 만약 6bar 이상이라고 할지라도 Air gun을 사용할 때 3bar 까지 순간 떨어져 버린다면 위험하다. 그 순간이 Tool을 열고 닫는 순간이라면 Bur가 부러진다든가 spindle에 충격이 갈 수 있으므로 compressor의 압력은 어떤 경우에도 그 이하로 떨어지지 않도록 한다. compressor는 **3.5마력 이상의 파워**로 탱크는 클수록 좋으며 **단독으로 연결**하도록 권장한다. 주의사항!!! Milling 하기 전에는 **compressor 전원**을 항상 확인해야 한다. 전날 사용하고 나면 Air가 남게되고 그때의 Air gauge만을 확인 하고 Milling 한다면 문제가 발생할 것이므로 매번 확인해야 한다.

※ Program Open

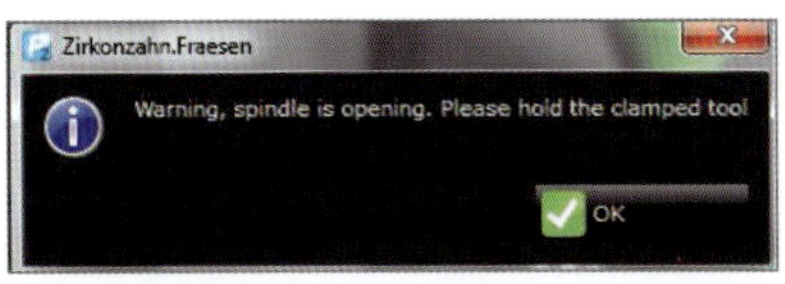

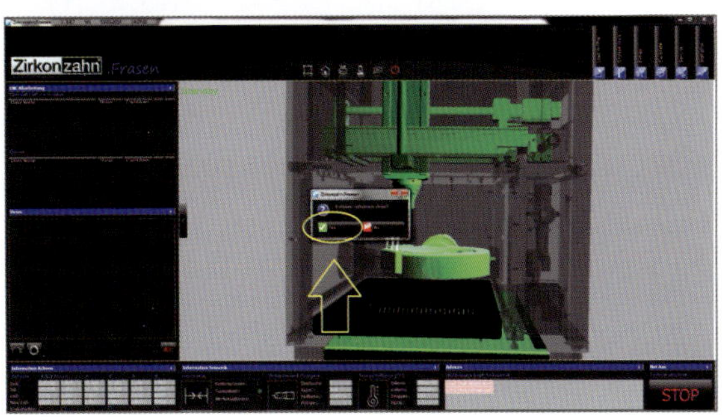

① M1 Milling machine의 전원을 켜고 10초 후에 네트웍이 연결되는 소리가 나면 컴퓨터 바탕화면에 있는 frasen 아이콘을 더블클릭 하고

"reference drive 실행할까요?"

"Yes" 를 클릭한다.

※ reference drive = 시운전 = 워밍업

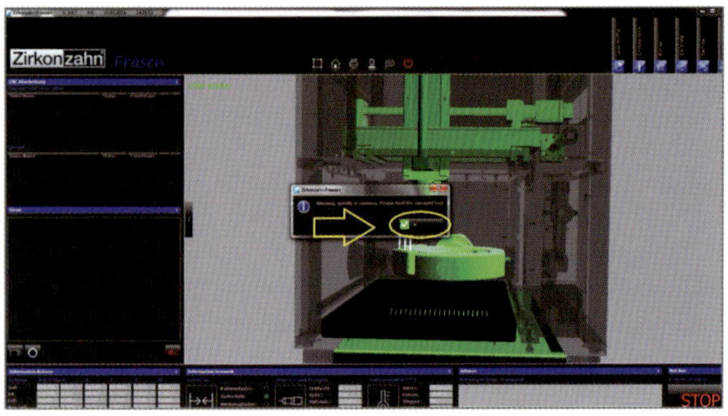

② reference를 마치고 나면 다음과 같은 지시가 나온다.

"주의! spindle들을 open하겠습니다. 툴이 있다면 잡아주세요"

spindle에 bur가 꽂혀 있다면 손으로 잡아주고, 아무것도 꽂혀있지 않다면 "OK' 를 클릭한다.

그러면 "폭" 하는 소리가 나면서 미주아리가 열린다. 만약 bur가 물려 있었는데 잡아주지 않았다면 bur의 끝이 바닥면에 떨어져 부러지거나 수명에 영향을 줄 수도 있다.

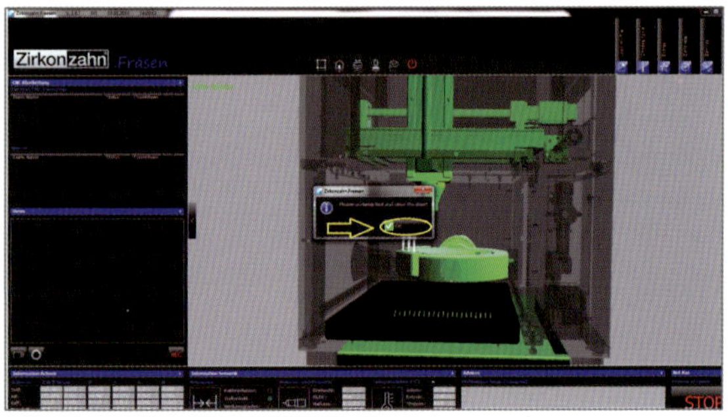

③ 미주아리가 열리고 나면 " Tool을 **빼고 문을 닫으세요"** 라고 다음 지시가 나온다. 이때 "OK"를 클릭하면 장비가 실제로 아무것도 없는지 확인하기 위해 움직인다.

만약 빼내지 않고 "OK"를 클릭하게 되면 ②번의 지시부터 다시 나오게 된다.

※ 주의사항 : 미주아리가 열려진 상태에서 미처 손을 빼지도 않았는데 ③의 "OK"를 바로 누르게 되면 손이 오르빗(원판)에 낄 수 있으므로 각별히 주의 해야한다.

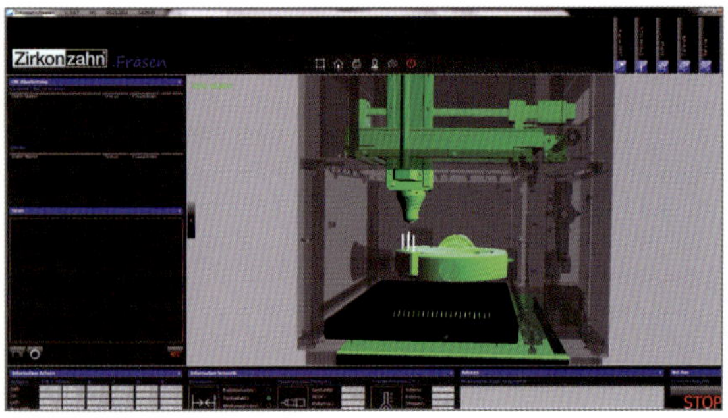

④ reference drive 완료된 모습이다.

다음 작업을 하기 위해 모두 준비된 모습이다.

※ 녹색화면 : 대기상태

파란색화면 : reference drive

※ Main 화면의 아이콘 및 메뉴 설명

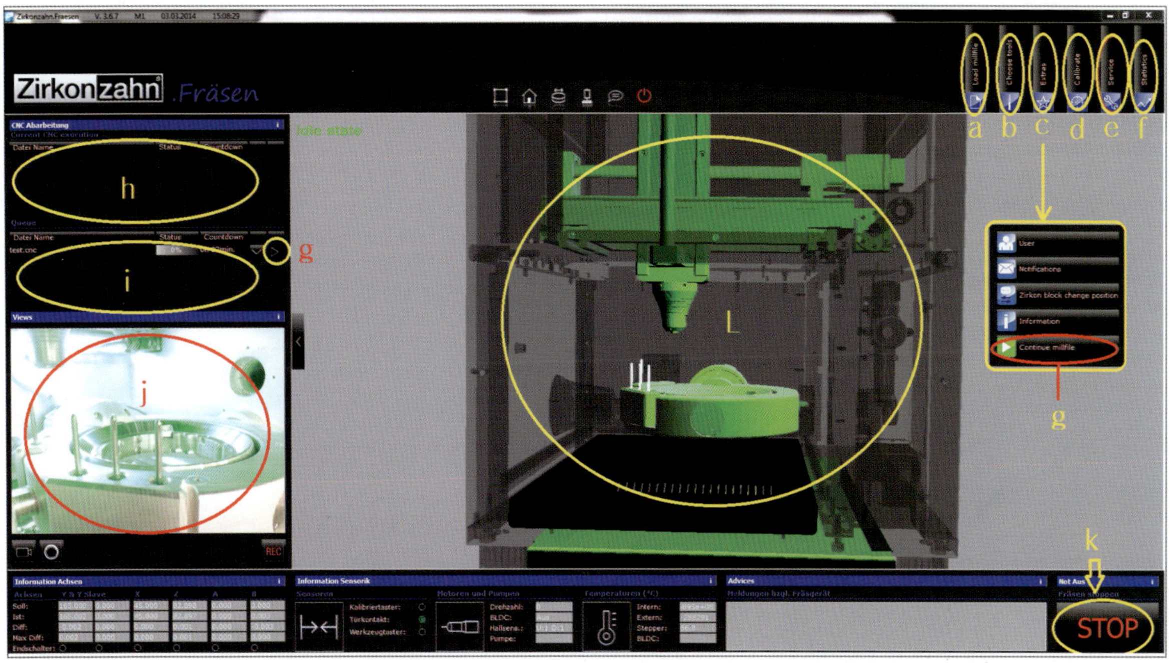

- – **reference drive**
- – Home Position
- – **Block change** *(앞쪽으로 기울임)*
- – **Cleaning position** *(청소 모드)*
- – 언어설정
- – 전원키(누르면 밀링창이 닫힘)

a : Milling file 불러오기	b : Bur Setting하기	c : 세부메뉴
d : calibration	e : 관리자 모드	f : Milling 및 Error 확인
g : 계속해서 Milling하기	h : 현재 Milling파일	I : 대기 Milling
j : Web cam live 라이브 화면	k : 진행중 멈춤	L : 3D 화면

※ 빨간색 글씨의 항목은 가장 많이 사용하는 것으로 꼭 기억하고 있어야 되는 항목이고, 파란색 글씨의 항목은 알아두면 편리 한 기능의 항목들이며, 검정색 글씨의 항목은 중요하지 않은 항목이다.

※ Calibration (한 달에 두 번씩 한다)

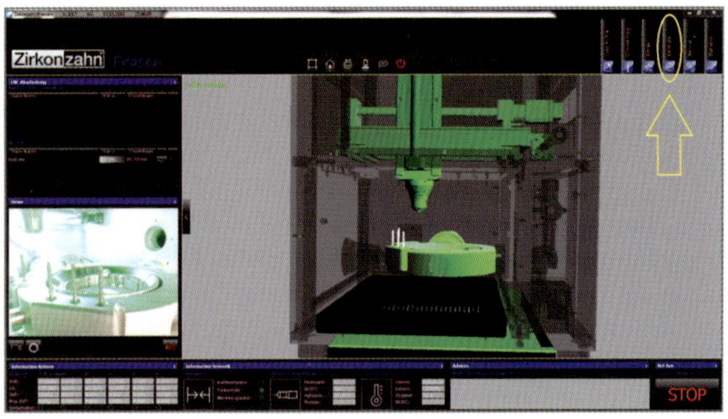

<사전작업 : calibration tip을 준비하고 Cleaning position으로 돌려서 미리 청소를 한다>

① 화살표의 “Calibrate” 클릭한다.

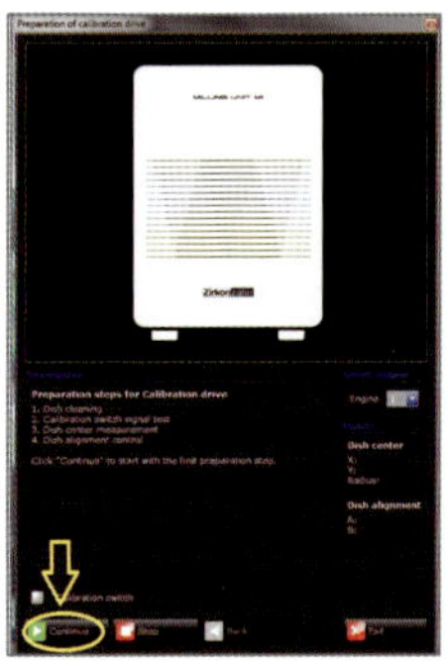

② Calibration 절차에 대한 설명을 하고 있다.
화살표의 “Continue”를 클릭한다.

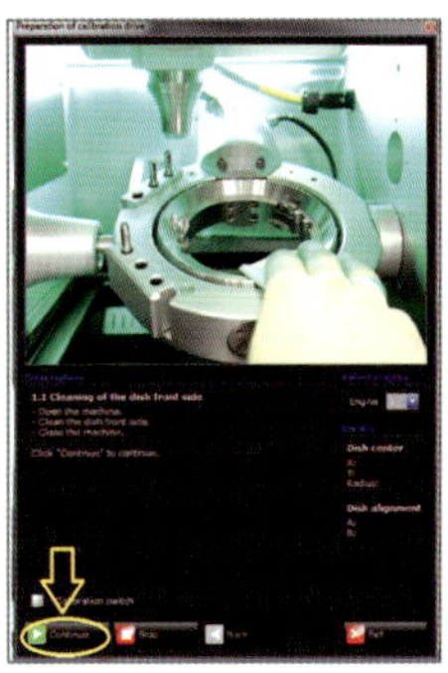

③ 앞면을 청소 하라고 멘트가 나온다.
다시 한번 오르빗(원형) 부분을 닦아준다.
화살표의 “Continue”를 클릭한다.

※ calibration은 문을 열어두고 하는게 편하다. 그리고 닦을때는 물티슈로 닦아도 관계는 없으나 수분이 남지 않게 해야한다. Metal Tip이 Metal을 찍을 때 전류가 통하는 방식으로 진행되는 관계로 Resin과 같은 경우는매우 조심해야 한다.

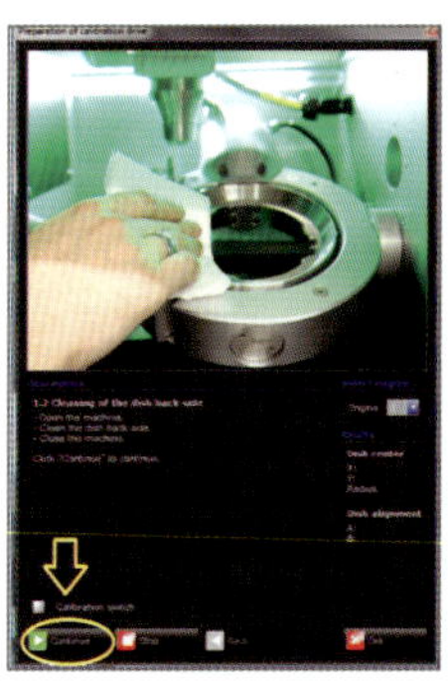

④ 뒷면을 청소하라는 멘트가 나온다.
화살표의 “Continue”를 클릭한다.

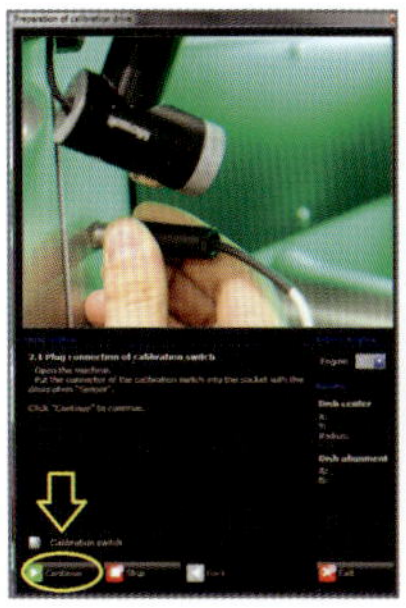
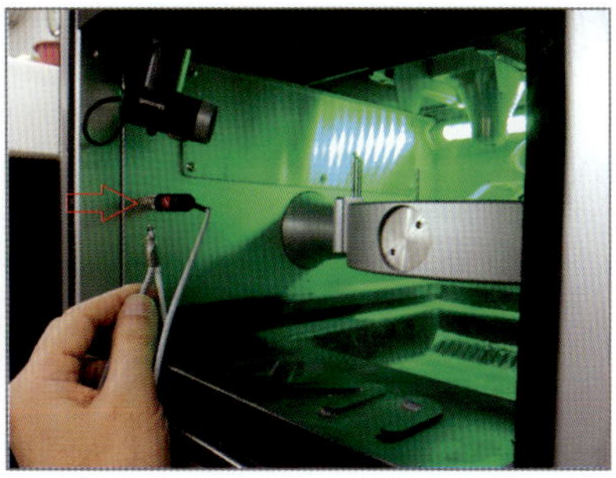

⑤ Calibration tip을 꽂으라는 멘트가 나오면 오른쪽 사진처럼 tip을 꽂고 화살표의 "Con tinue"를 클릭한다.

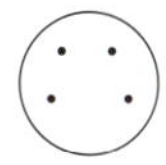

tip의 모습이다. 방향을 잘 확인해야 손상이 없을 것이다. .

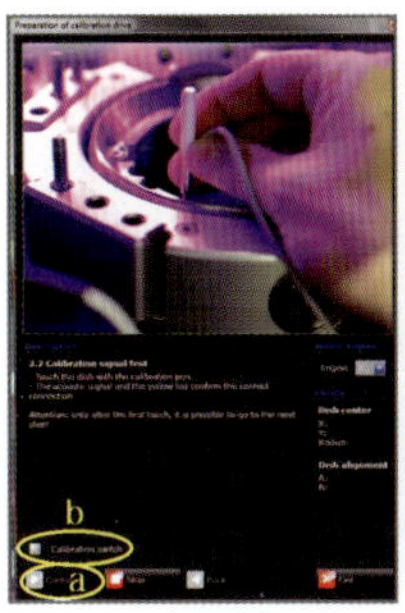

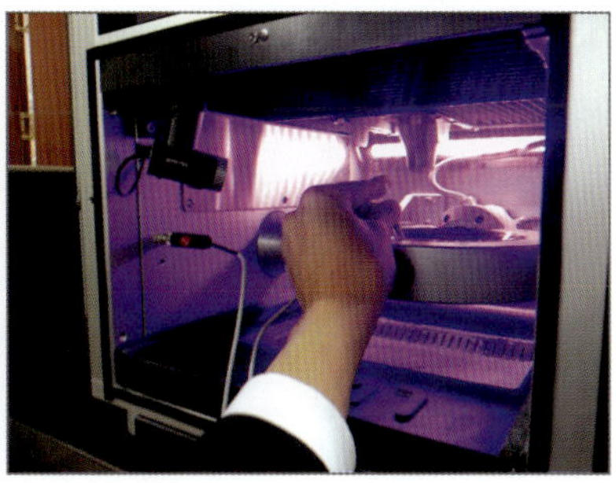

⑥ 접지 확인 단계

a의 "Continue"가 비활성화 되어 있다. 사진처럼 tip을 오르빗에 찍으면 b에 노란색불이 켜지면서 내부의 color가 보라색 으로 바뀌게 되고 a의 "Continue" 가 활성화 된다. 만약 보라색으로 바뀌지 않는다면 tip을 잘못 꽂아 접지가 안됐다는 뜻이므로 다시 확인해야 한다.

화살표의 "Continue"를 클릭한다.

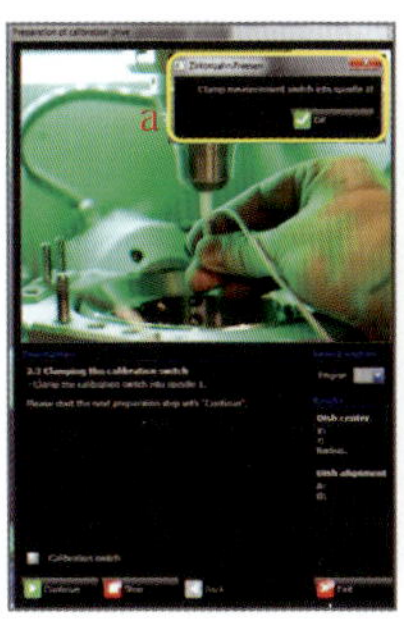

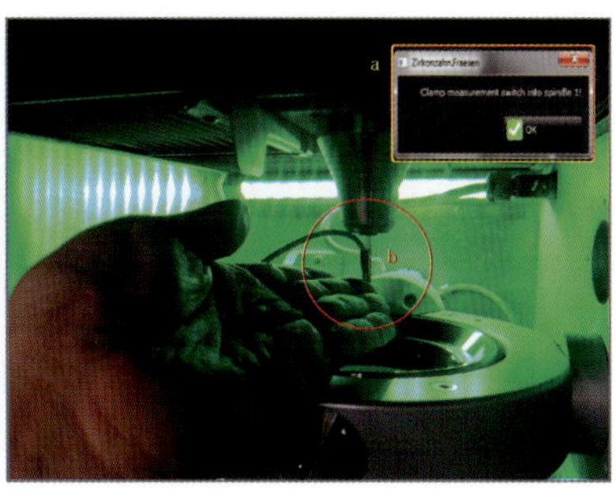

⑦ **첫 번째 hand piece에 calibration tip을 꽂으세요** 라고 지시창이 나오면 오른쪽 사진 b처럼 팁을 꽂아 밀어 올리면서 a의 "OK"를 클릭한다. 그러면 "폭" 소리와 함께 미주아리가 닫히면서 팁을 잡게 된다.

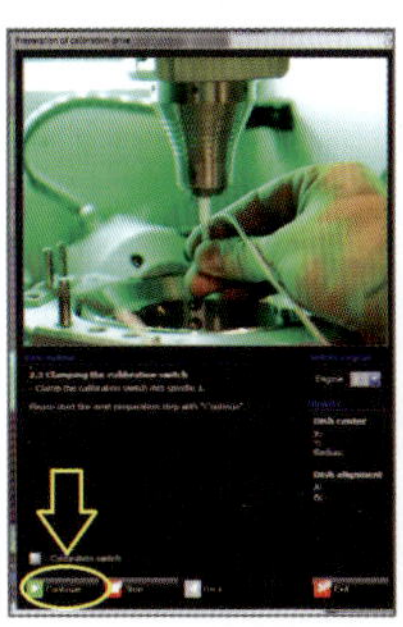
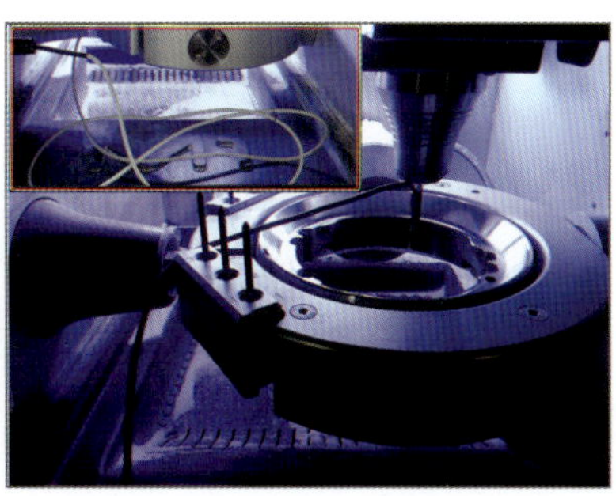

⑧ ⑦번의 화면 그 상태에서 화살표의 "Co ntinue"를 클릭한다. 케이블은 사진처럼 Bur 3번 포트와 1번 포트 사이에 놓이게 하고 케이블이 당기거나 끼이지 않도록 정리를 해 놓는다.

이후부터는 클릭 없이 스스로 calibration 완료시킨다.

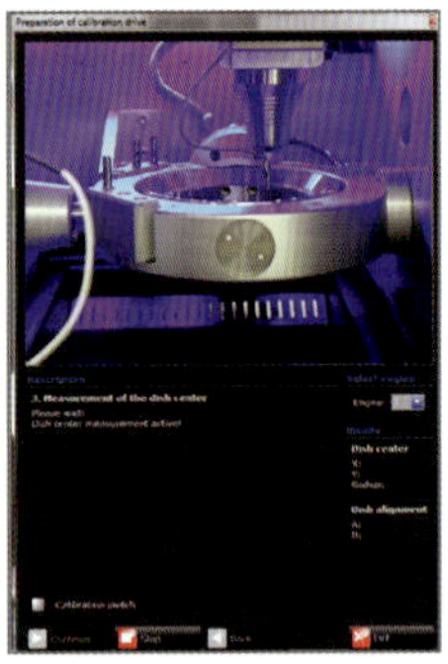

⑨ ⑧번의 "Continue"가 실행되고 있는 모습이다.
처음에는 삼각형 형태로 Position을 찍어 원의 중심좌표를 생성하고, 두 번째는 동서남북 네 Position을 찍어 오르빗의 수평을 잡는다.

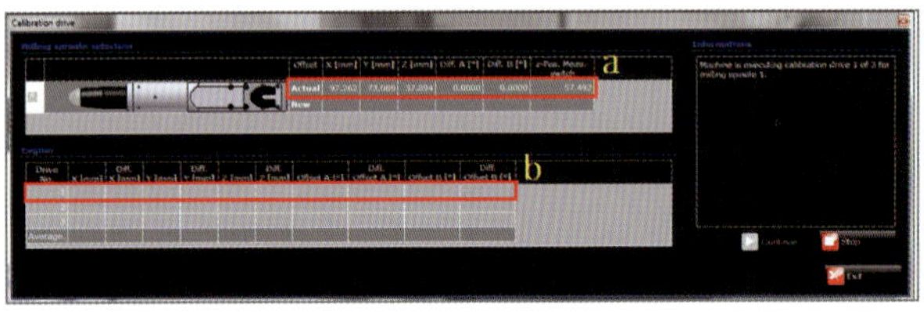

⑩ 계속해서 자동 진행되고 있는 모습이다.
이제는 spindle의 좌표를 연산하는 모습이다.
a는 앞전의 사용하고 있던 좌표고, b는 새로이 생성될 첫 번째 좌표다.

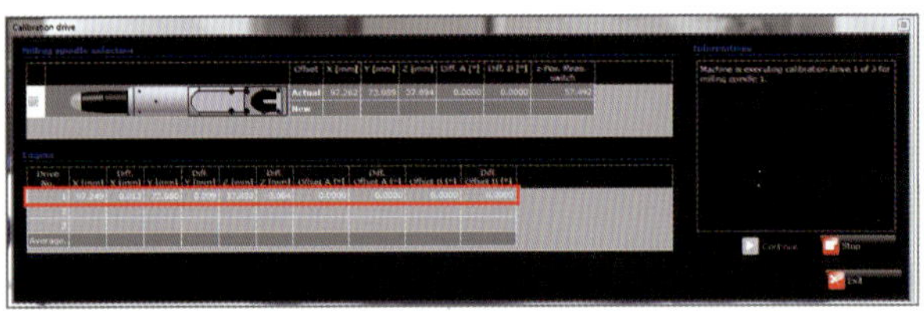

⑪ 첫 번째 생성된 좌표의 모습.

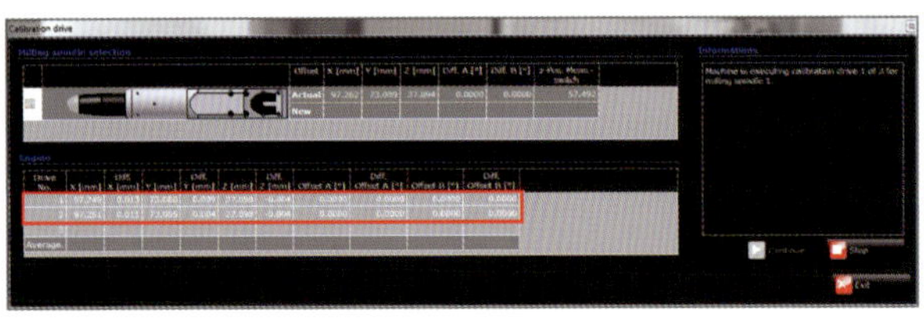

⑫ 두 번째 까지 생성된 좌표의 모습.

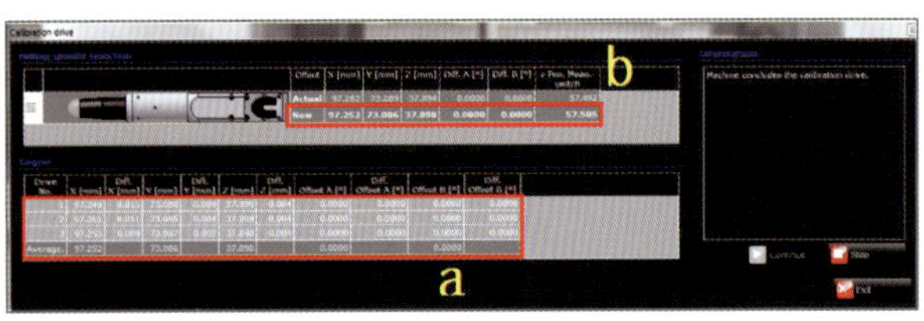

⑬ a는 세 번째 좌표까지 생성되고 평균까지 산출한 모습이고 b는 평균치를 적용하기 위해 대기 상태인 모습이다.

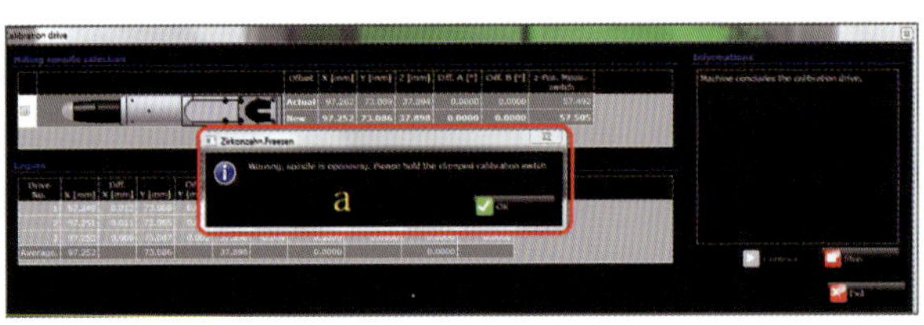

⑭ **"주의! spindle을 오픈하겠습니다. calibration tip을 손으로 잡아주세요"** 라고 지시창이 나온다.

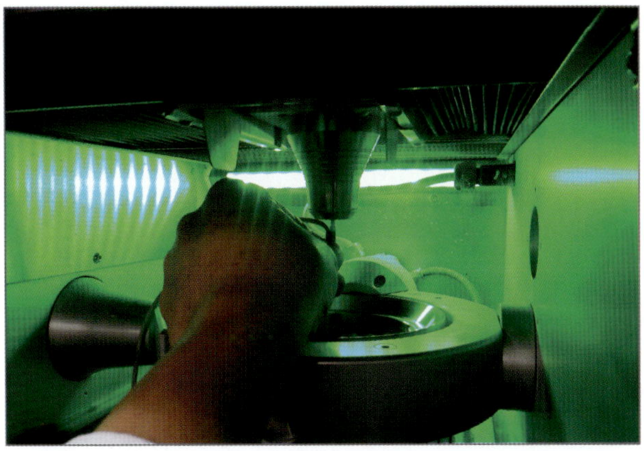

⑮ 문을 열고 calibration tip을 손으로 잡는다.

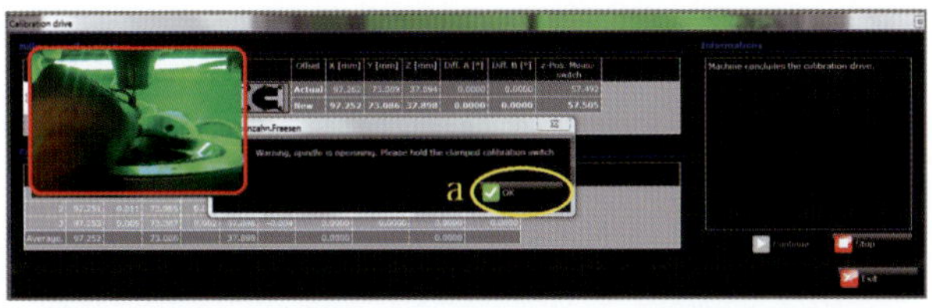

⑯ tip을 잡은 상태에서 a의 "OK"를 클릭하면 "폭"하는 소리와 함께 spindle이 open된다.

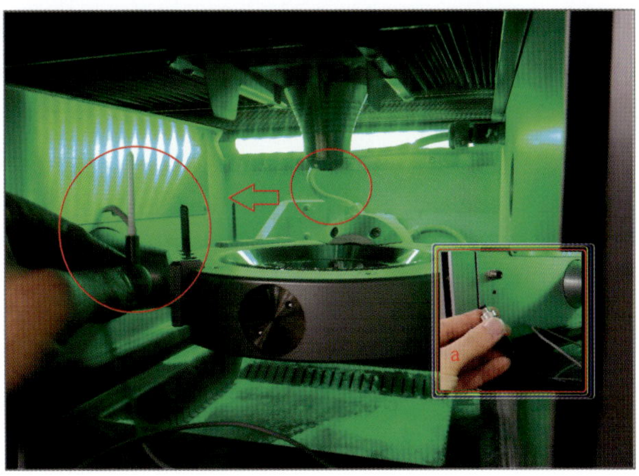

⑰ tip을 사진처럼 빼내고 체결된 tip도 완전히 제거한다.

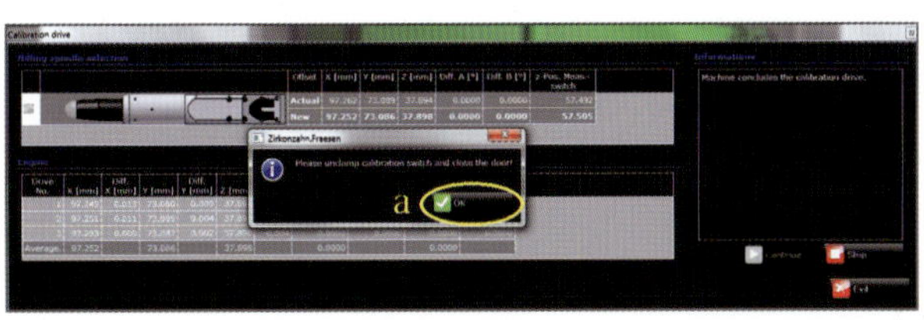

⑱ **"calibration tip을 빼고 문을 닫으세요"** a의 "OK"를 클릭한다.

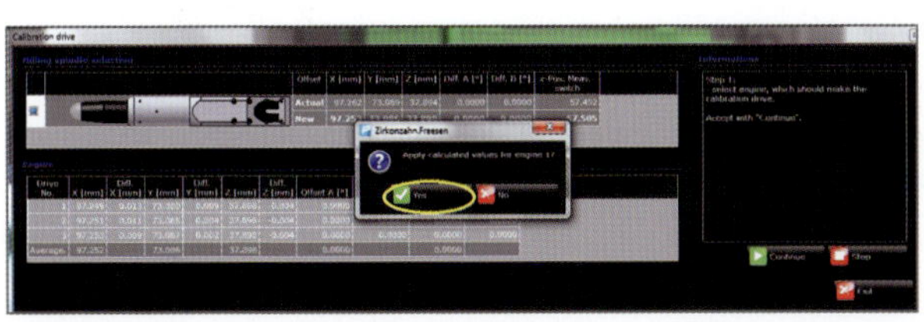

⑲ **"엔진1번에 계산된 수치를 적용하겠습니까"** "Yes"를 클릭한다.

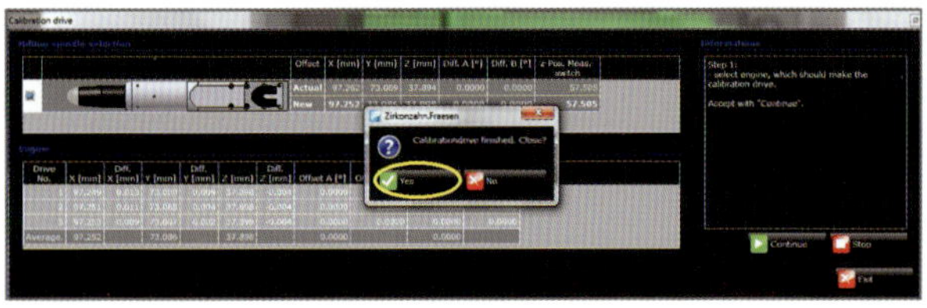

⑳ **"calibration이 종료 되었습니다. 닫으시겠습니까"**
"Yes"를 클릭한다.

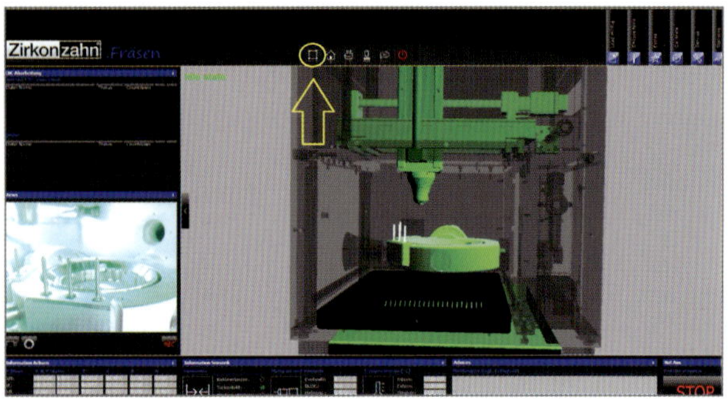

㉑ 모두 완료되면 화살표 위치에 있는 reference drive를 반드시 실행해준다.

※ 자주 사용하는 메뉴

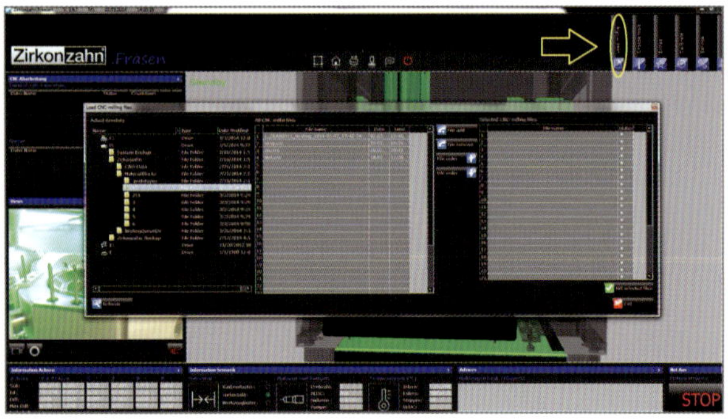

① 우측 상단에 첫 번째에 있는 "Load millfile"을 클릭하면 준비된 cnc파일을 Load 및 실행할 수 있다.

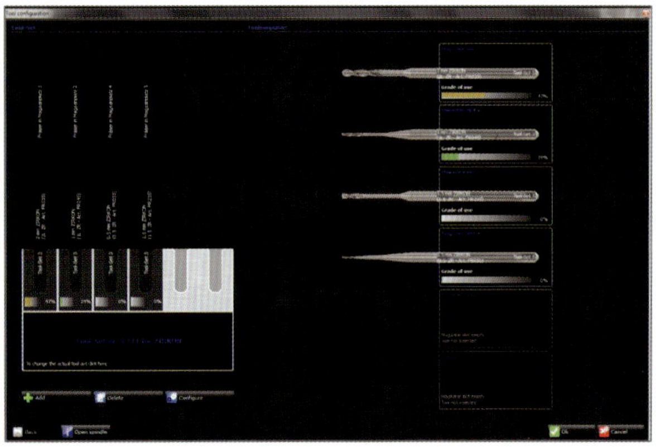

② 두 번째 항목의 "Choose tools"을 클릭하면 Bur를 세팅할 수 있다.

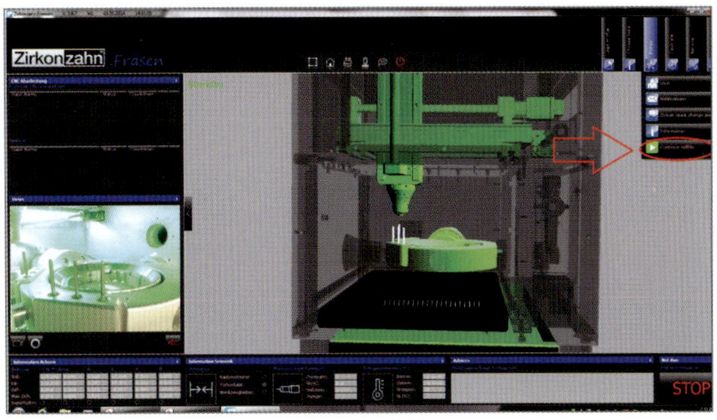

③ 세 번째 항목의 "Extras" 안에는 몇 가지 메뉴가 있지만 네 개의 메뉴는 사용하지 않고 맨 밑에 있는 "Continue millfile"만 사용한다.

예) 3시간용 cnc를 밀링하다가 2시간 1분에서 멈췄다면 이때 "Load millfile"을 사용하는 것이 아니라 "Continue millfile" 로 진행하면 2시간째 이후부터 시작된다(Continue millfile은 면을 부드럽게 하기위해 중단된 시점으로부터 1분정도 전으로 가서 시작한다).

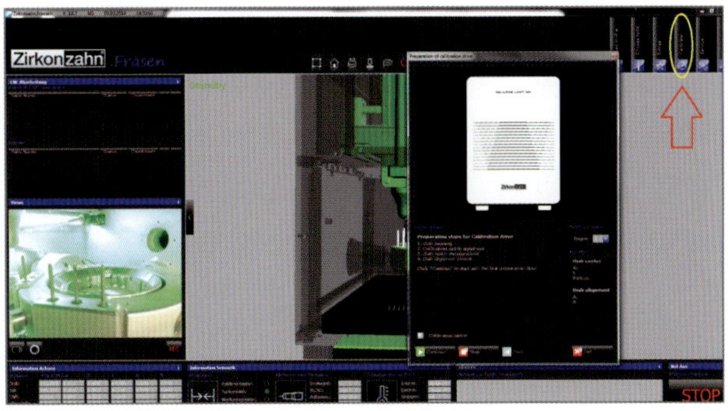

④ 네 번째 항목의 "Calibrate" 는 영점 조절하는 메뉴다.

Milling machine을 오래 사용하다 보면 미세하게 틀어질 수 있고 결과물로도 확인할 수 있다. 이때 "Calibrate"를 하고나면 정상적인 결과물이 나올 것이다.

"Calibrate"는 한 달에 두 번씩 하는 것이 좋은데 만약 장비의 이동이 있었다면 반드시 해야 되고, 24시간 Full로 가동하는 기공소라면 1주일에 한 번씩 하는게 좋다.

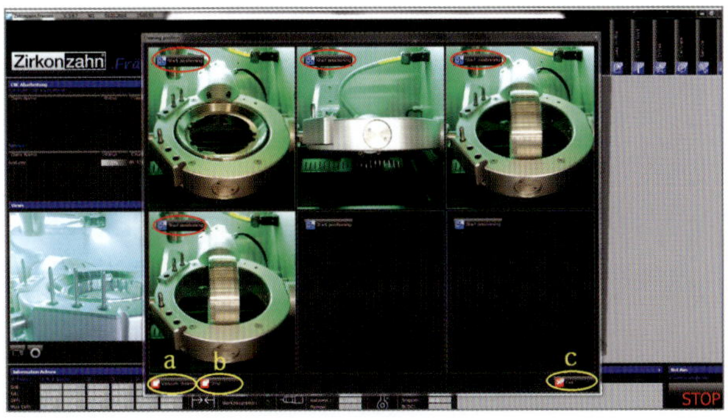

⑤ Cleaning position(청소모드). 메인화면 가운데 상단에 있는 Cleaning position 아이콘을 클릭하면 집진기가 켜지면서 4개의 사진이 등록된 화면이 나타난다. 원하는 사진의 "Start positioning"을 클릭하면 그 방향으로 회전하고 그때 청소한다. a는 집진기를 프로그램상에서 켜고 끄는 아이콘이고, b는 각 position 이동중에 일시 멈추도록 하는 아이콘이며, c는 Cleaning position화면을 닫는 아이콘이다.

※ 밀링 시작하기(Load millfile)

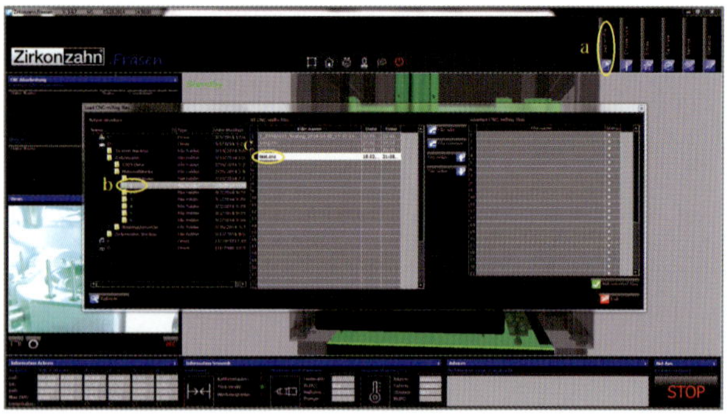

① a의 "Load millfile"을 클릭하고 b에서 cnc파일이 있는 블록을 찾아 선택하고 c에서 해당 cnc를 클릭한다.

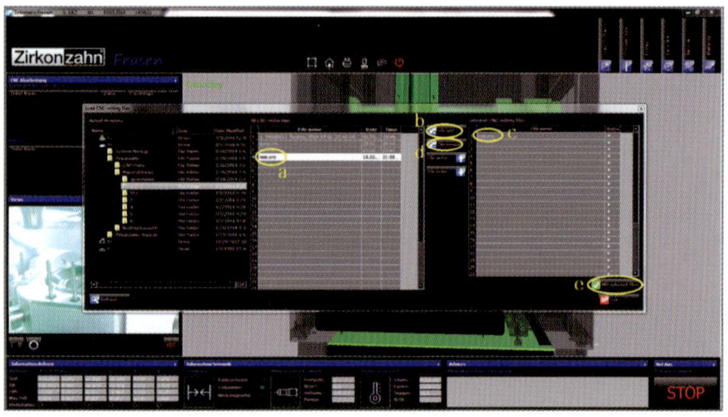

② a처럼 cnc파일이 선택되었다면 b의 "File add"를 클릭해서 c위치로 등록한다(또는 c에 있는 cnc파일을 d의 "File remove"를 클릭해서 등록 취소도 할 수 있다).
e의 "Mill selected"를 클릭한다.

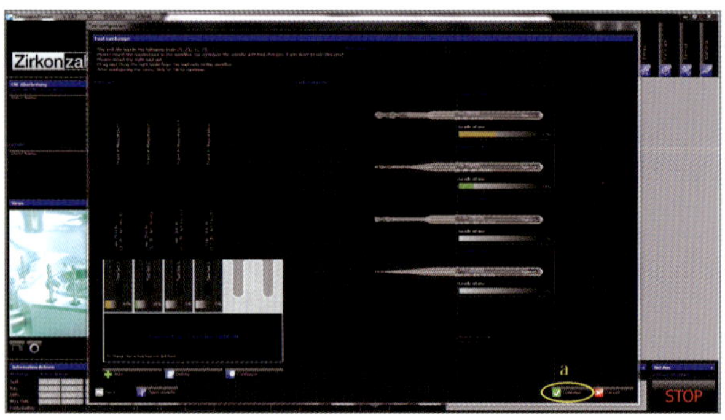

③ Bur 설정 확인창이다. 실제의 Bur 위치와 프로그램에서 Setting한 위치가 동일한지 확인한다(실제와 다를 경우 Bur가 부러거나 Block이 깨지면서 장비에 영향을 주게 될 것이다).

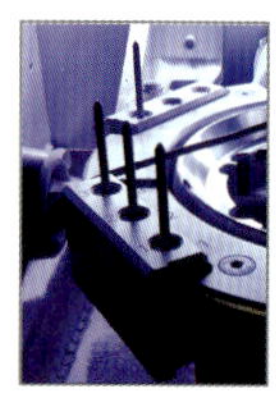

* 툴 매거진의 번호는 앞에서부터 1, 2, 3, 건너편에 4, 5, 6번이다.

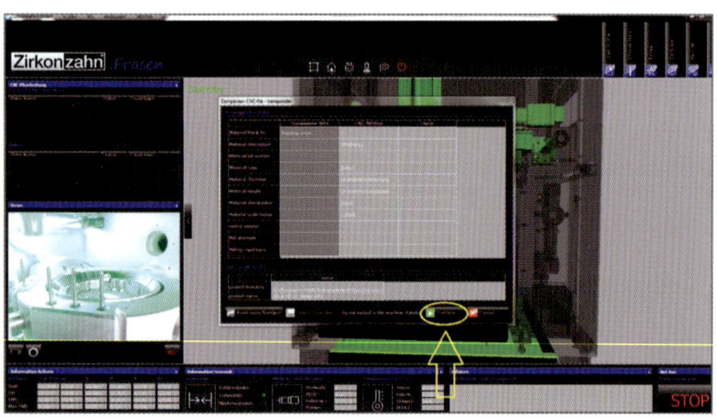

④ block 확인 단계다. 실제의 block에는 바코드가 있다. block 장착후에 바코드가 인식된 정보를 알려주는 모습인데 실제로는 바코더 시행을 하지 않고 있으므로 화살표에 있는 "continue"를 클릭하면 진행된다.

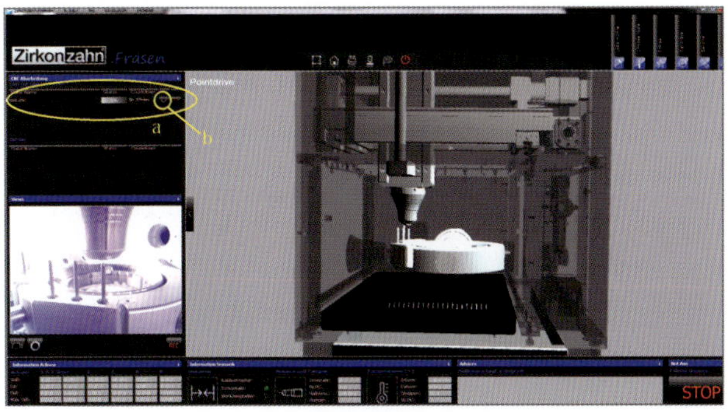

⑤ 지금부터는 조작하는 단계 없이 Milling이 완료 된다.
a는 로드된 cnc파일의 모습이고, b를 클릭하면 cnc파일의 세부 항목별 시간과 진행상황을 볼 수 있다.

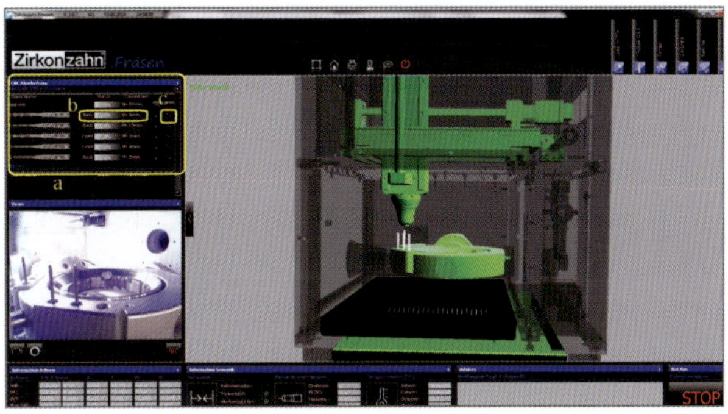

⑥ a는 세부 항목별 cnc파일의 모습이다. b는 진행 %와 시간이 표현되고 c는 "continue millfile"이다. Extra 메뉴 안에 있는것과 동일하다.

※ Milling 중 STOP 및 RESTART 하기

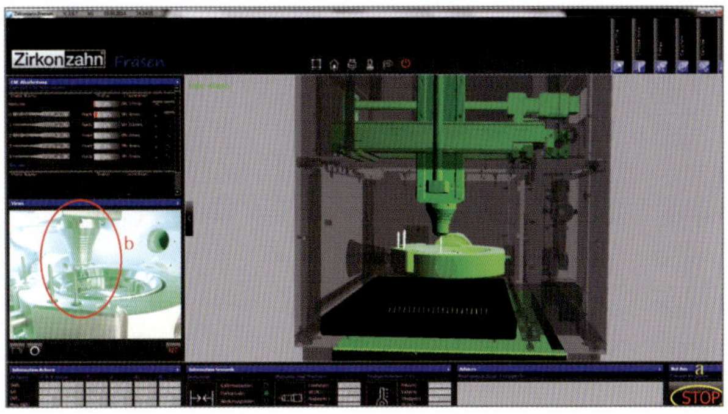

① Milling 도중 a의 "STOP"을 클릭하면 b처럼 그 자리에서 멈추게 된다.

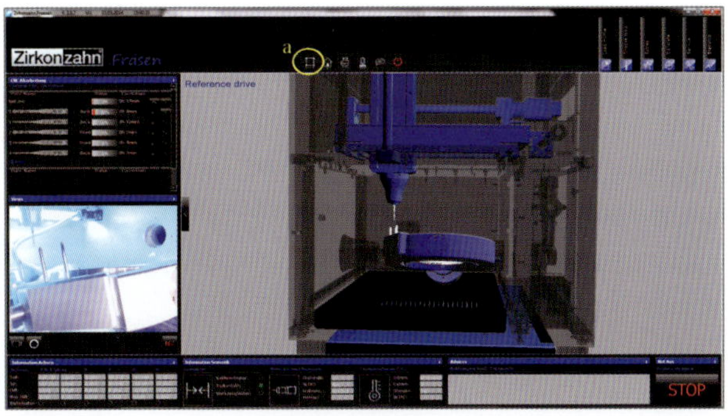

② a의 reference drive를 클릭하면 Bur를 물고 있는 spindle들이 빠져 나오고 기본 위치로 이동하게 된다.

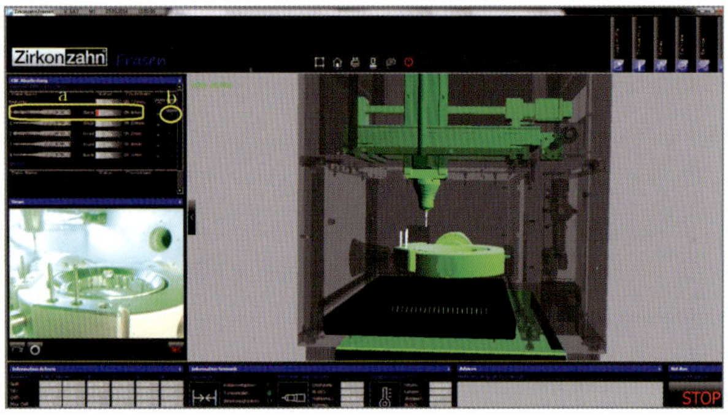

③ 중간에 멈춘 이유가 해소되어 계속해서 Milling을 이어간다면 b의 ▶아이콘(continue millfile)을 클릭한다.

a는 조금전 멈출 당시까지의 진행된 시간이다.

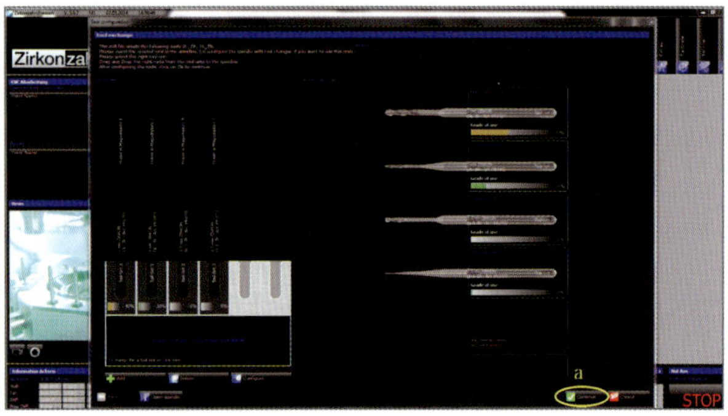

④ 이어서 Milling하더라도 확인하는 창은 동일하게 나온다. Bur 설정 확인.실제의 Bur 위치와 프로그램에서 Setting한 위치가 동일한지 확인한다.

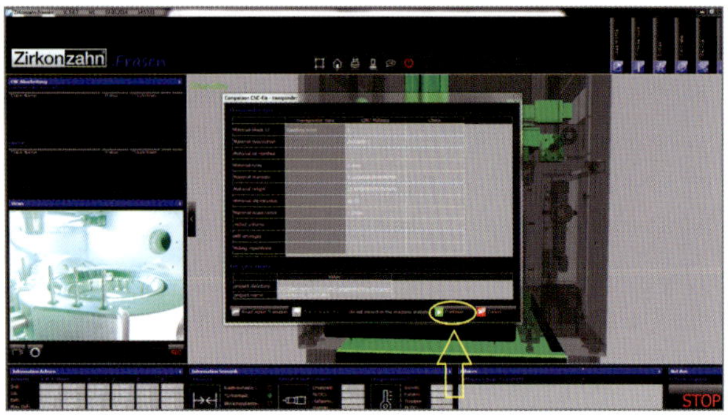

⑤ Block 확인 단계다.

화살표에 있는 “continue”를 클릭하면 진행된다.

※ Milling중에 STOP 하고 BUR 빼내기

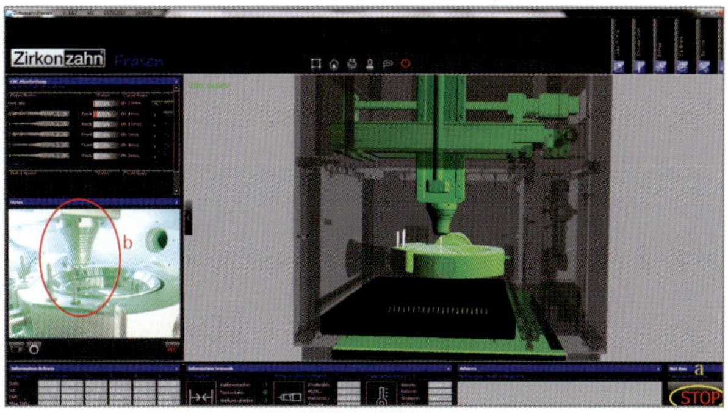

① Milling도중 a의 "STOP"을 클릭하면 b처럼 그 자리에서 멈추게 된다.

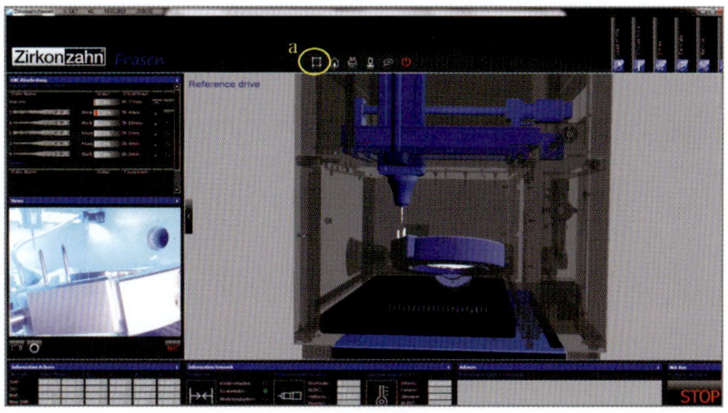

② a의 reference drive를 클릭하면 Bur를 물고 있는 spindle들이 빠져 나오고 기본위치로 이동하게 된다.

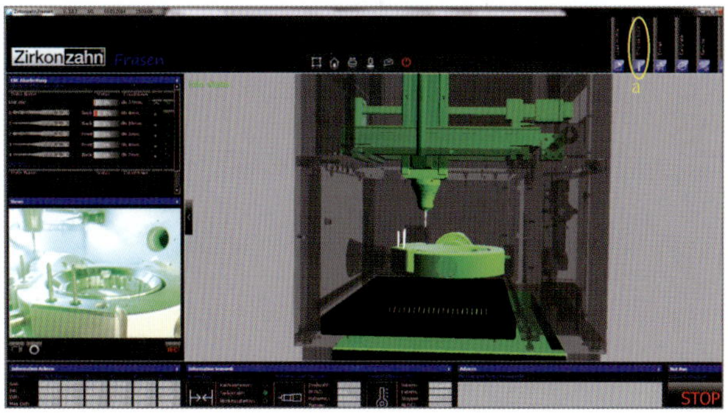

③ a의 "Choose tools"를 클릭한다.

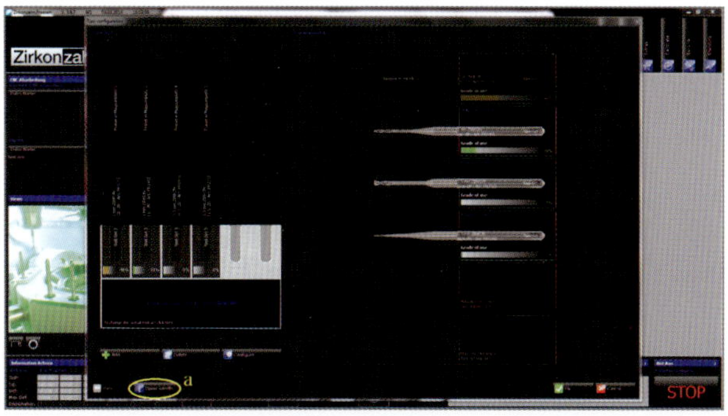

④ a의 " Open spindle "을 클릭한다.

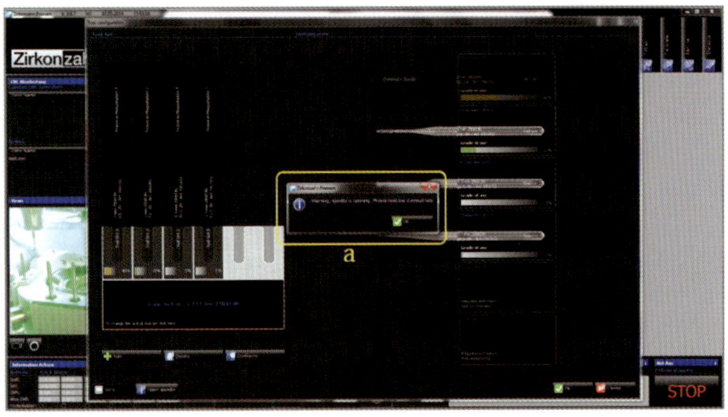

⑤ ④을 실행하면 **"주의! spindle들을 open하겠습니다. Tool이 있다면 손으로 잡아주세요" 라는 지시창이 나온다.**

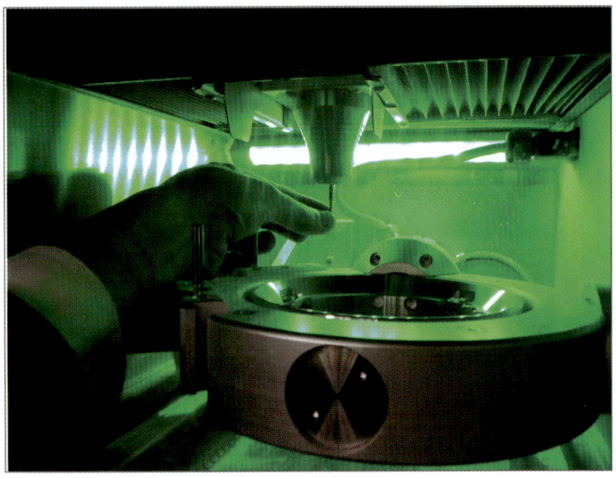

⑥ 장비의 문을 열고 Bur를 손으로 잡는다.

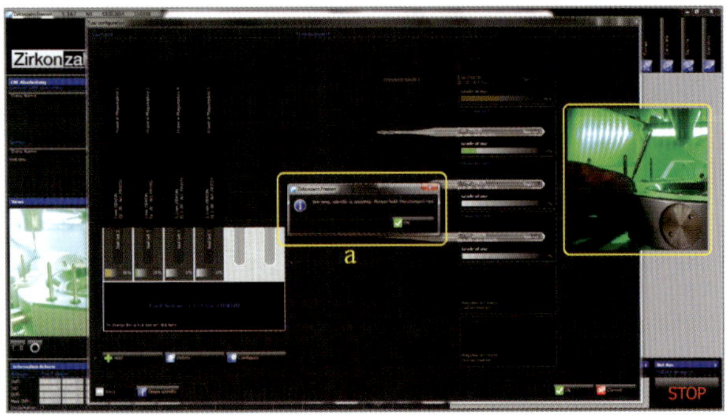

⑦ a의 "OK"를 클릭하면 "폭"하는 소리와 함께 spindle이 오픈되면 오른쪽 사진처럼 Bur를 빼내어 툴매거진의 제 위치에 꽂는다.

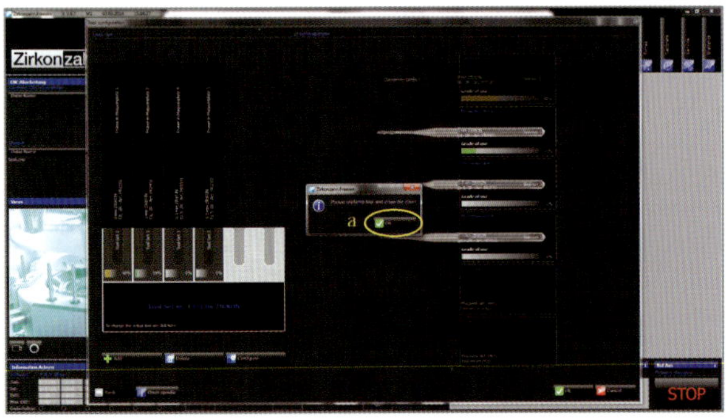

⑧ ⑦을 완료하면 **"tool을 빼고 문을 닫으세요."** 라는 지시창이 나오면 문을 닫고 a의 "OK"를 클릭한다.
그러면 Milling machine은 실제 Bur가 있는지 없는지 확인하기 위해 움직이게 된다.

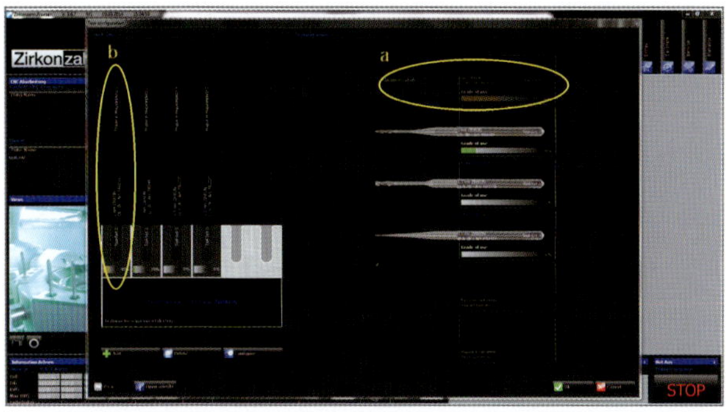

⑨ Bur는 tool 매거진에 직접 꽂아 놓았지만 a처럼 프로그램상에서는 비워진 모습으로 나온다. 이때 a부분을 더블클릭 하면 b에 Bur의 모습이 나타난다. 다시 b부분을 더블클릭 한다.

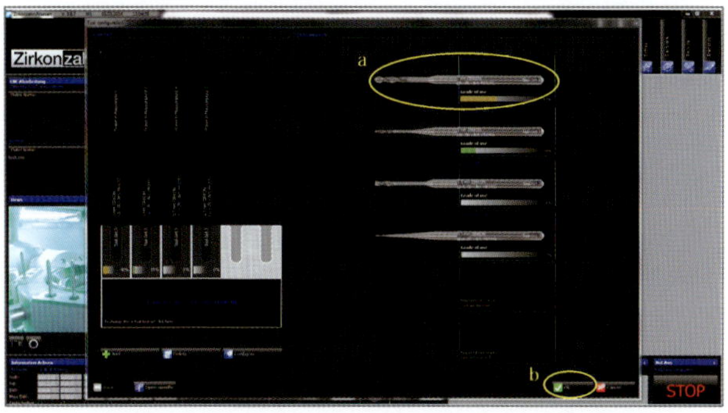

⑩ ⑨의 작업을 완료한 모습이 a의 모습이다. 다음 b의 "OK"를 클릭한다.

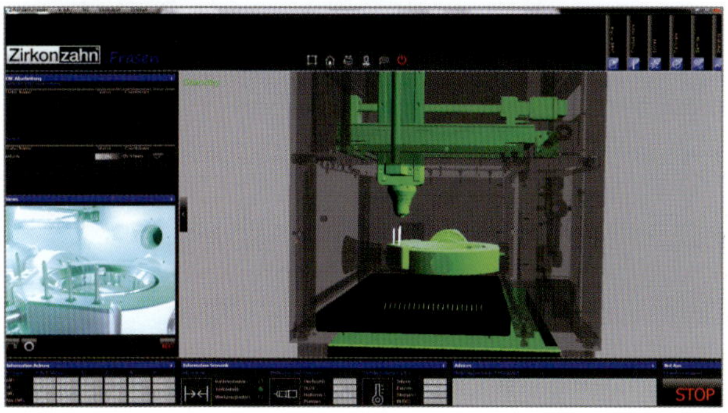

⑪ "Milling 도중 멈춘후 Bur 빼내기"가 완료된 모습이다.

※ 기타 사진

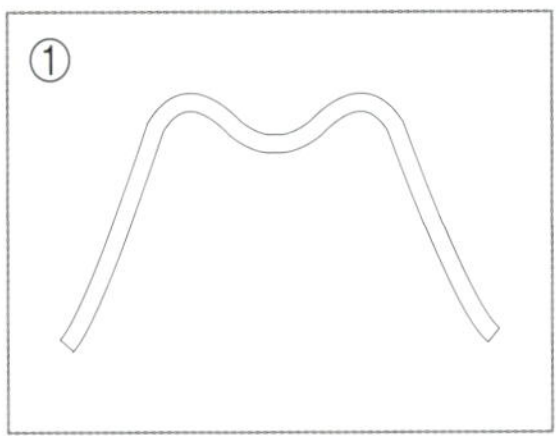

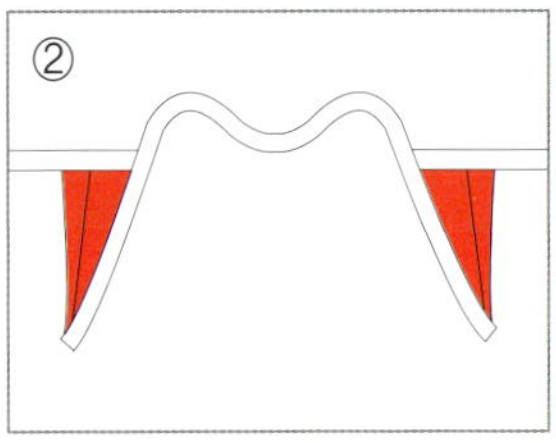

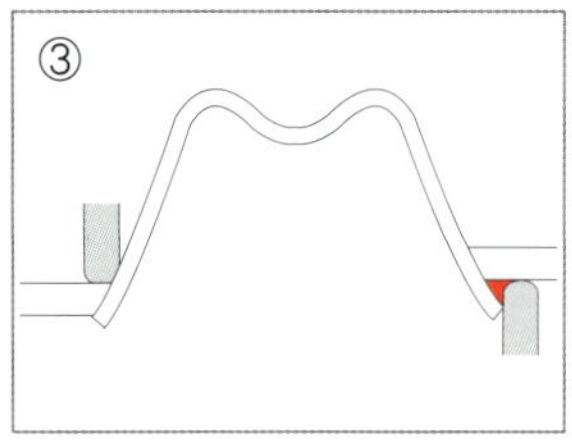

① Coping의 기본형태
② 좋지 않은 모습. 내면방향에서 기울여서 깎는다고 할지라도 일부 밖에 깎을 수 없다.
③ 왼쪽 모습은 margin에 너무 붙어 있어 다듬기가 부담스럽다. 오른쪽 그림이 제일 좋은 모습이다.

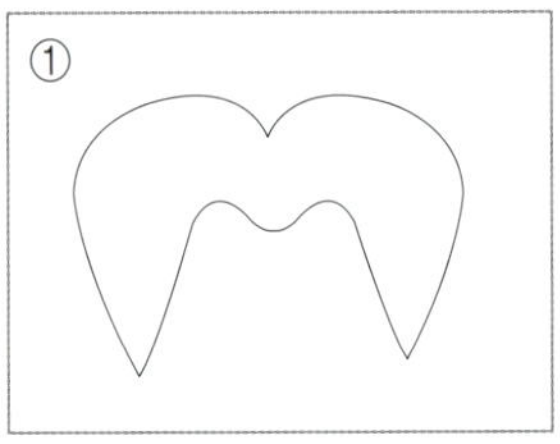

① Crown의 형태

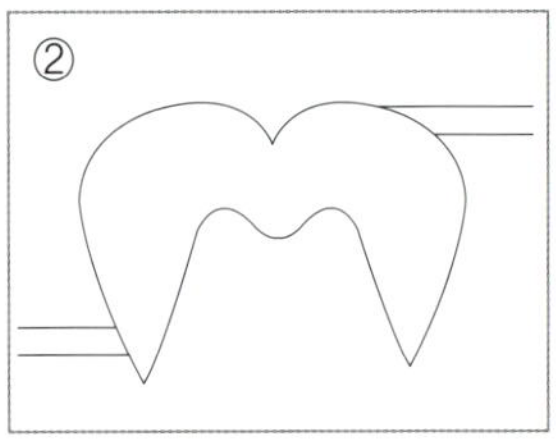

② Sprue 장착

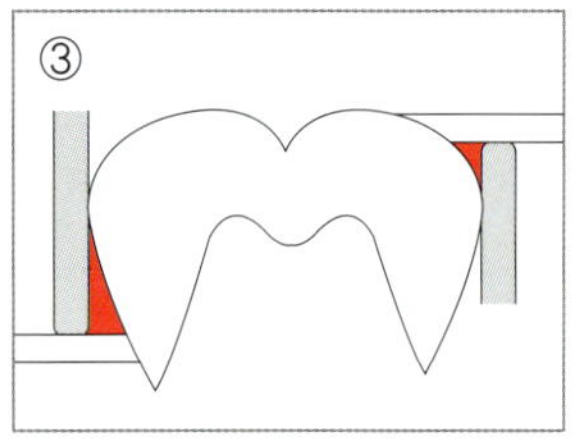

③ 빨간색면의 Undercut이 발생한다.

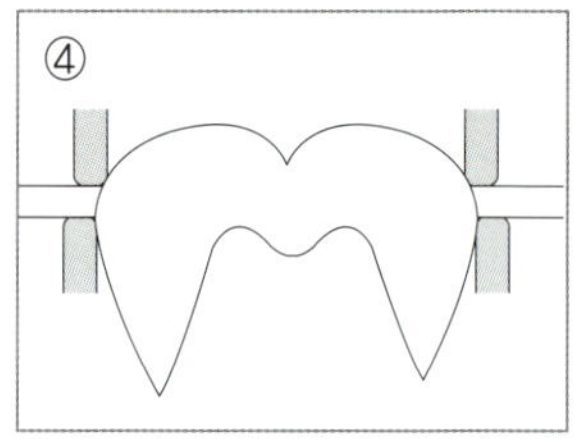

④ Sprue 장착의 가장 좋은 형태

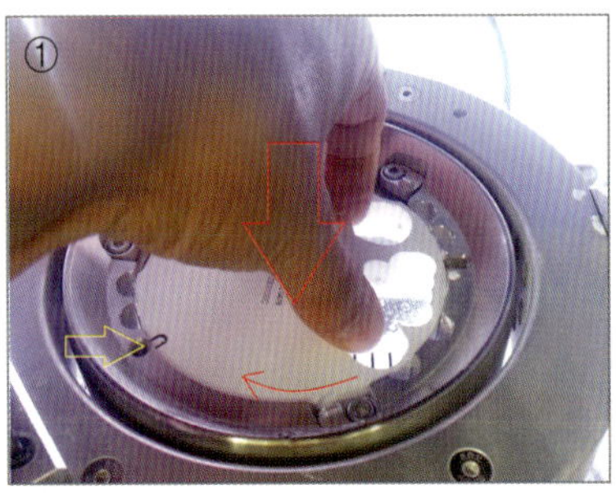

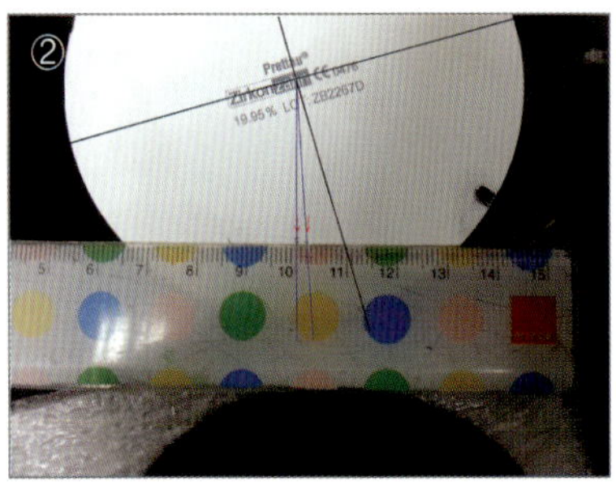

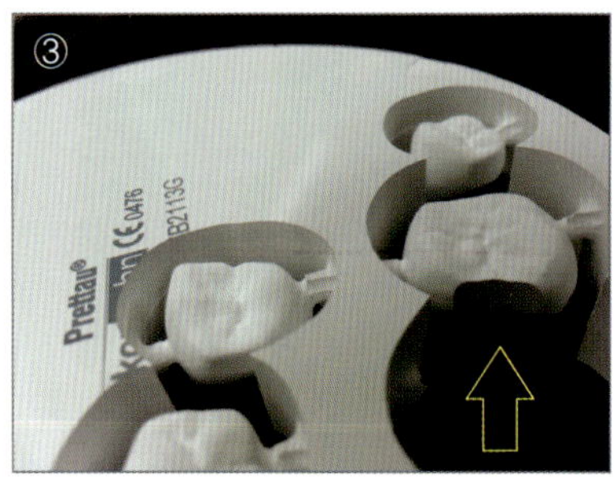

① Block 장착시 오르빗이 앞으로 기울어져 있다. 노란색 부분은 guide pin이 있는 자리로 position을 맞춘후 block을 빨간색 화살표 방향으로 **의도적으로 항상 잡아당겨서 장착하는 것이 매우 중요**하다. 또는 당기면서 특정 방향으로 돌리는 것도 좋은 방법이다.
② ①번 오르빗에 장착된 block을 오른쪽으로 최대, 왼쪽으로 최대로 돌렸을 때는 포인트다.
③ ①번 설명대로 하지 않았을 때 이러한 현상이 발생할 수 있다.

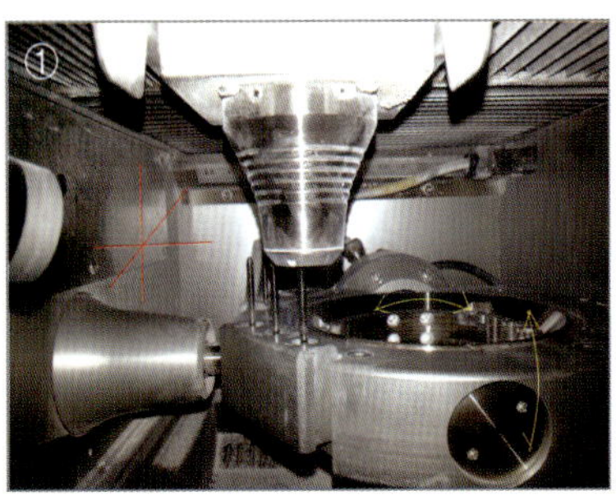

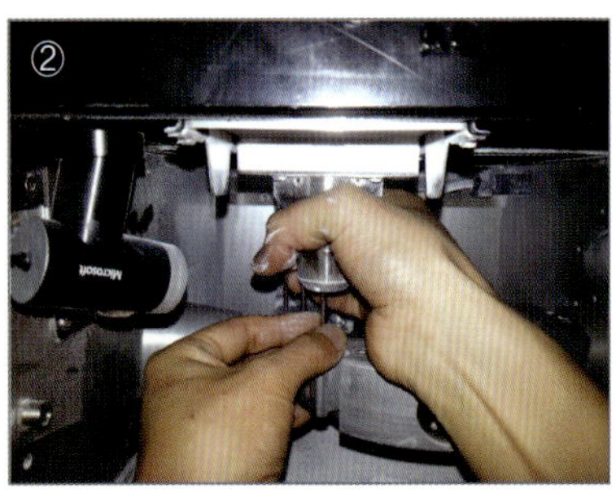

① Milling중 Air가 없을 경우 또는 error로 인해 특정한 position에서 멈춰서 있는 경우가 있다. 특히 사진처럼 Bur 근처에 멈춰 있는 경우에는 매우 조심해야 한다. 먼저 Milling machine의 전원을 끈다.
② 전원을 끄면 각각의 축을 손으로 움직일 수 있다. 사진처럼 한손으로 Bur를 잡아 회전축이 움직이지 않도록하고 한손으로는 spindle을 잡고 위로 들어 올린다.

(8) **Wax up scan** : 직접 조각한 Wax crown을 그대로 깎고자할 때 사용

① Single

- 차트에서의 조건 : 작업치의 치식에다 wax up으로 설정한다.
- Scan에서의 조건 : 지대치는 일반적으로 작업하고 crown part는 실제 crown part만 남겨 놓는다. 단, scan의 matching의 원리를 고려하여 scan 완료후에 삭제하거나 Modellier에서 절단하도록 한다.

② Pontic이 없는 연속된 치아(지대치와 지대치)

– Bridge로 할 경우

- 차트에서의 조건 : 위와 동일함.
- Scan에서의 조건 : 모든 wax crown을 동시에 scan을 뜨고 실제 crown에 해당되는 부분만 남겨 놓는다. 단, Scan의 matching의 원리를 고려하여 Scan 완료 후에 삭제하거나 Modellier에서 절단하도록 한다.

– Single로 할 경우

- 차트에서의 조건 : 위와 동일함.
- Scan에서의 조건 : 인접한 치아의 crown part와 동시에 scan하지 않고 따로 scan하면 된다.

  예) 1, 2번 → 1번후 2번

  1, 2, 3번 → 1번 3번후 2번

  1, 2, 3, 4번 → 1번 3번후 2번 4번

③ Pontic이 있는 Bridge의 경우

- 차트에서의 조건 : 지대치 쪽에는 wax-up으로 pontic에는 wax-up pontic으로 설정.
- 스켄에서의 조건 : 지대치는 지대치대로 동시에 하든 하나하나 단독으로 하든 관계없고, wax up pontic에 체크하고 pontic Model을 넣어 Scan 뜬다.

  예) 1, 2, 3 중 2번이 pontic인 경우 2번 할 때 pontic Base를 넣어 Scan한다.

(9) **Mirror Scan** : 작업치 반대편의 동명치가 있을 경우 거울과 같은 효과로 해부학적 형태를 재현할 경우

- 차트에서의 조건 : 작업하고자 하는 반대편의 치아에 인접치로 설정해 준다.
- Scan에서의 조건 : 아무 조건 없이 일반적으로 하면 됨
- Modelling에서의 조건 : mirror를 설정하면 됨(버젼에 따라 다름)

(10) **Situ scan** : Wax-up Scan과 동일하나 Coping 또는 Crown의 프로그램에 맞게 modelling 과정을 사용할 수 있어 세부적으로 작업할 수 있다

- 차트에서의 조건 : coping이나 crown으로 설정하고 세부사항에서 situ scan 분리하기를 설정해준다.
- scan에서의 조건 : Wax up 과 동일 (단 scan 술식에는 situ로 표현된다)
- modelling에서의 조건 : 정상 진행중 배열 단계 시 situ 크기에 맞게 치아 크기를 적당히 맞춘다. 첫 번째 modelling 시 그냥 다음으로 넘기고 "치아 적합하기"를 반드시 해준다. 이후는 통상적인 방식으로 한다.

(11) **Mesh** : Pin작업이 되지 않은 Implant case에서 인접치와 근접해 scan이 어려운 경우 사용

- 차트에서의 조건 : 일반적인 방법
- scan에서의 조건 : 인접치 scan뜰 때 지대치를 꽂아 놓은체 모든 영역을 같이 scan 뜬다(단 안찍힌 곳은 그래픽을 Add하지 않는다).
  지대치는 abutment를 풀어 외부에서 고정후 단독으로 뜬다.
- modelling에서의 조건 : "모두보기"후 "Mesh 등록"를 클릭. 동일하게 잘 찍힌 곳을 확인한 후 mesh point로 결정하고 "지대치 한 point 찍고 → 인접치 한 point 찍고"를 3번 반복후 "Mesh 등록의 실행"후 "Mesh의 최적화"를 클릭하고 중복도를 확인하고 mesh 창을 닫는다. 그런후 margin 설정 시에는 반드시 인접치를 없애고 지대치 위에다 margin을 클릭한다.
- mesh point 만드는법 설명

(12) **Post 작업** : Wax up scan 응용

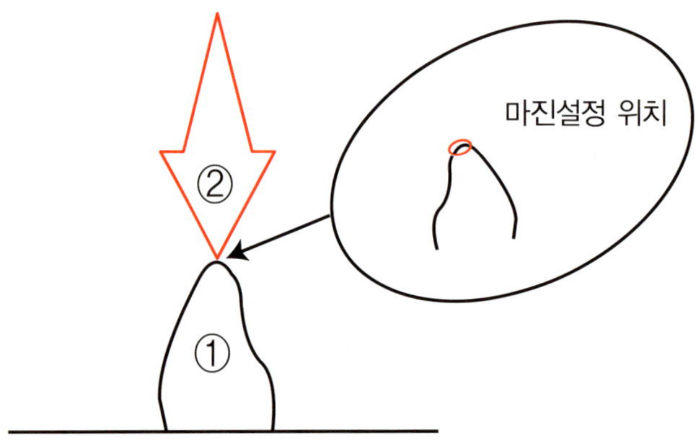

(13) 화면 capture

■ 화면 capture의 목적

- 목적 : 컴퓨터로 작업하다 보면 각종 error가 다양한 part에서 발생한다. 바이러스, 프로그램의 근본적인 오류, 작업자의 실수 등 다양한 이유로 발생하기 때문에 error가 발생한 화면의 그 순간 capture 화면을 봐야 만이 원인을 찾을 확률이 높아진다. 작업자 입장에서는 똑같은 error라고 생각 할지라도 원격지원팀에서는 화면 안에 존재하는 각종 수치들을 확인하면서 장비의 상태나 상황을 파악할 수 있다. 그러므로 작업자는 적극 협조하여 원인을 찾고 재발하지 않도록 노력해야 한다.

■ 화면 capture 방법

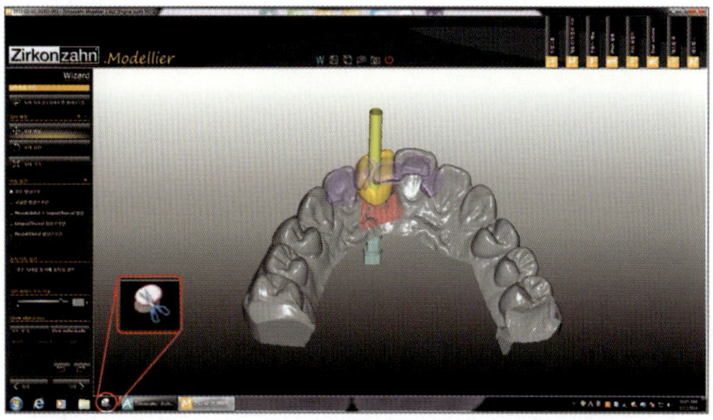

① 좌측 하단에 있는 가위 모양의 아이콘을 클릭한다.

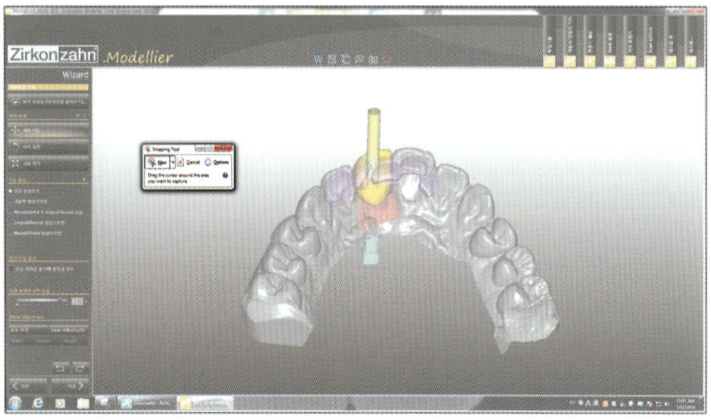

② 화면처럼 메뉴가 나타나고 화면은 하얗게 바뀐다. 이때 capture하고자 하는 부위를 드래그해서 영역을 설정한다. 무조건 전체영역으로 하도록 한다.
Esc를 누르면 메뉴만 열려져 있는 대기상태가 되고 New를 클릭하면 다시 화면처럼 하얗게 바뀐다.

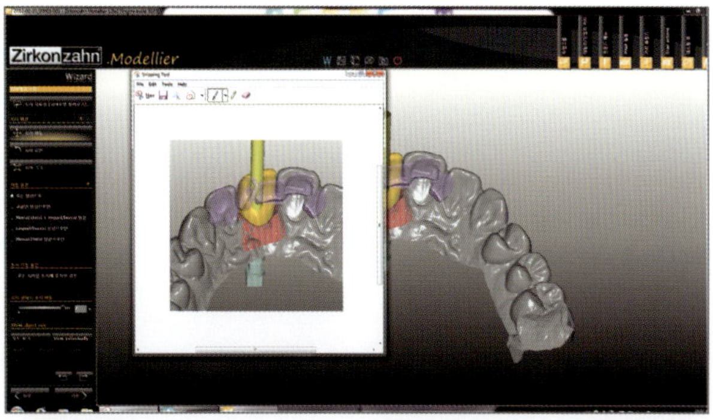

③ 영역설정이 끝나면 저장을 하거나 새로이 capture할 수 있다. 디스켓 모양의 저장 아이콘을 클릭한다.

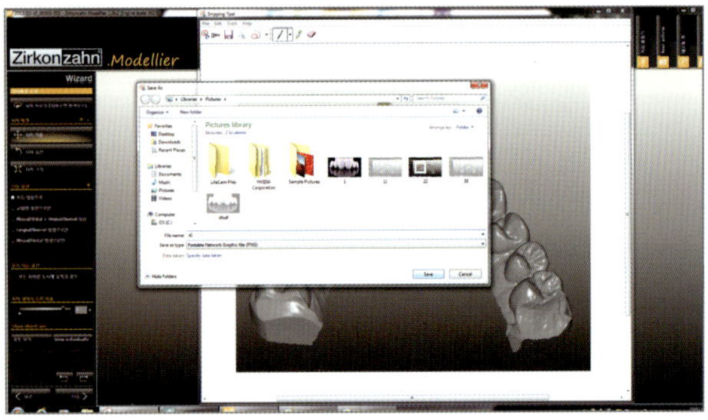

④ 저장경로를 확인하고, 파일명은 항상 새로이 입력한다(파일명이 항상 "capture" 라고 나오기 때문에 기존 파일에 덮어쓰기가 되지 않도록 유의해야 한다).

■ 컴퓨터 error 발생 시

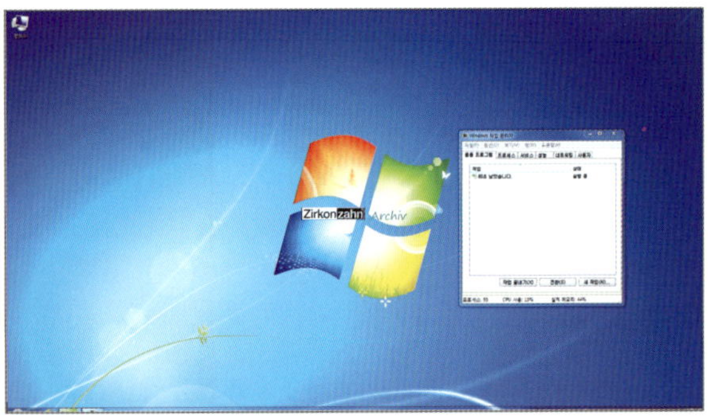

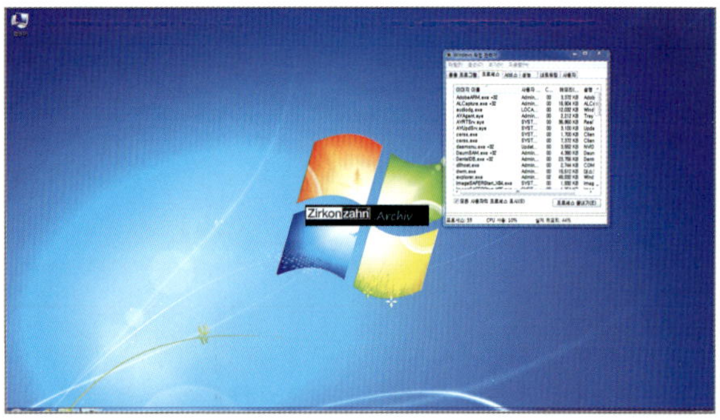

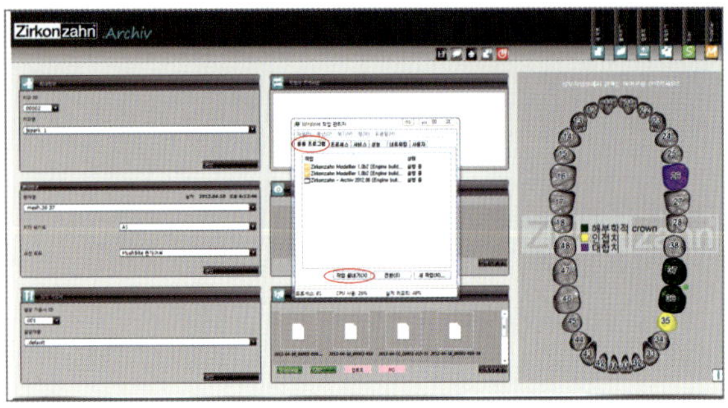

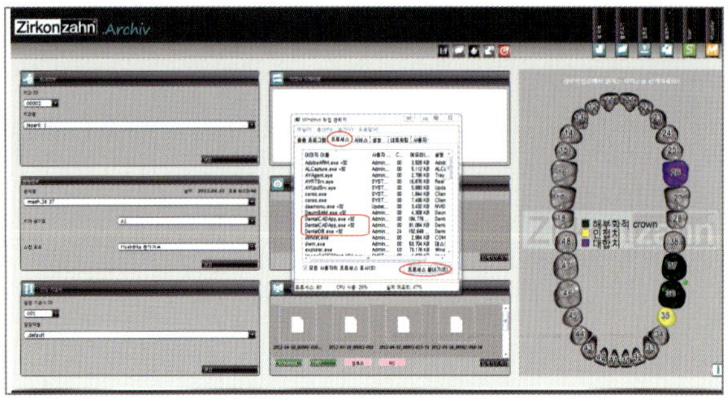

4) Inlay 디자인 및 제작

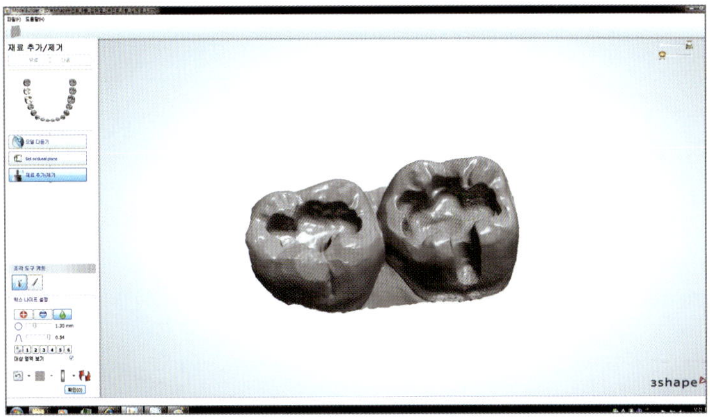

그림 5-36. 재료 추가 - 제거

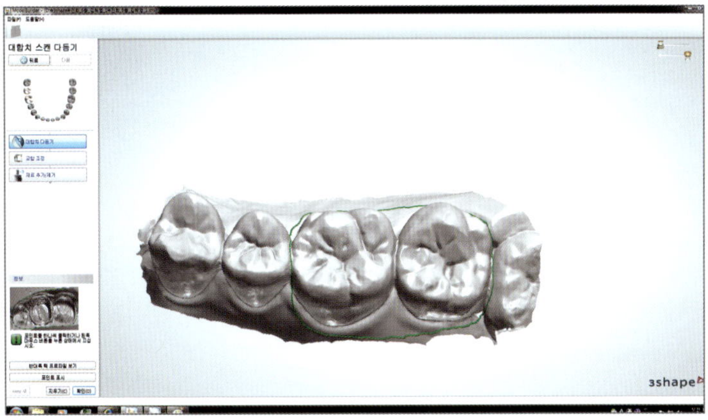

그림 5-37. 대합치모형 다듬기

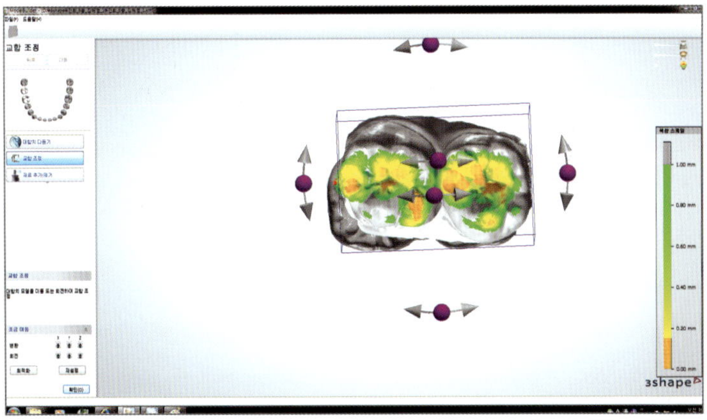

그림 5-38. 교합조정

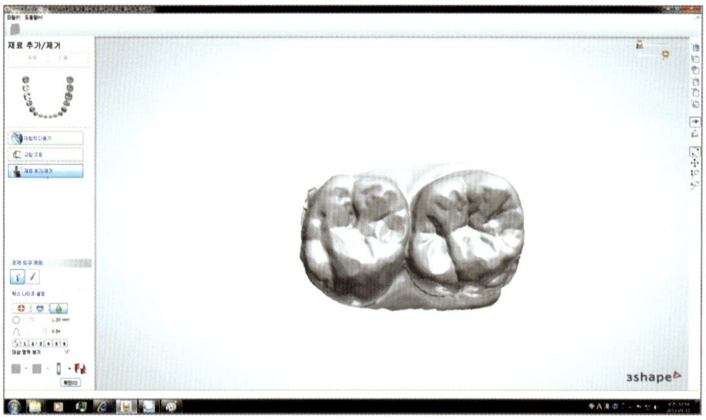

그림 5-39. 대합치재료 다듬기

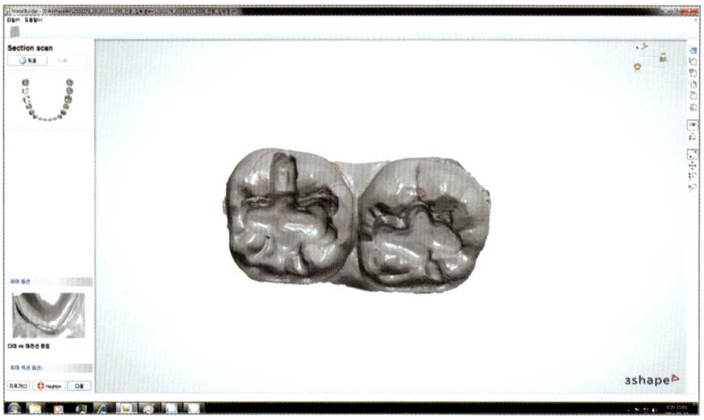

그림 5-40. section 작업

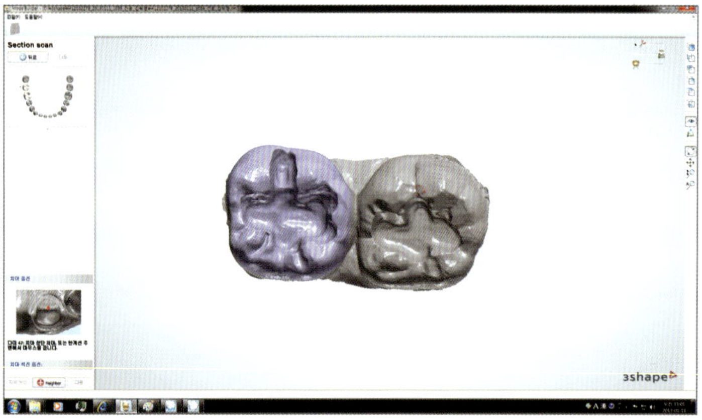

그림 5-41. section 작업

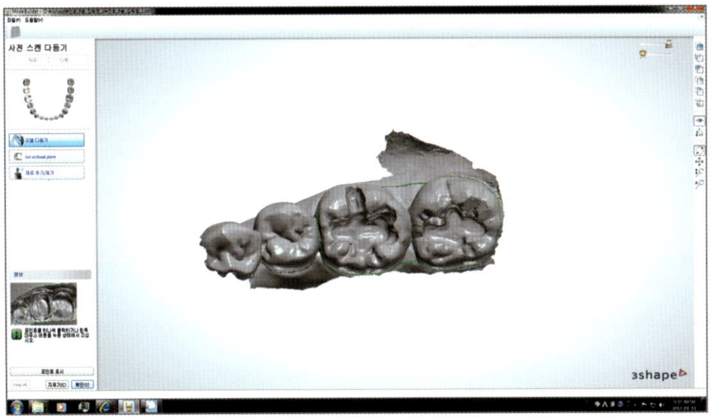

그림 5-42. 사전 scan 다듬기

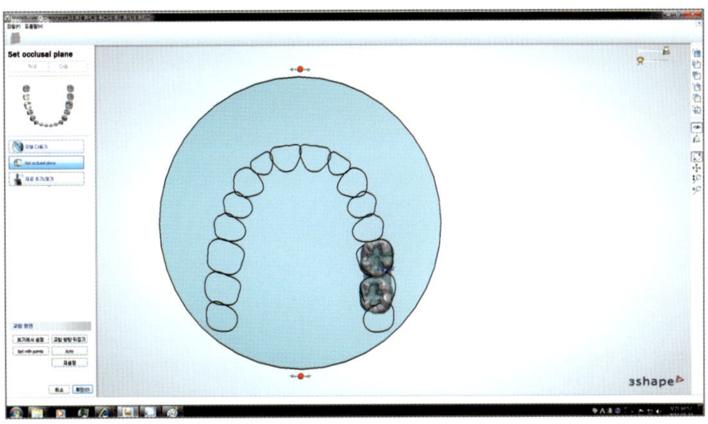

그림 5-43. 교합방향 설정

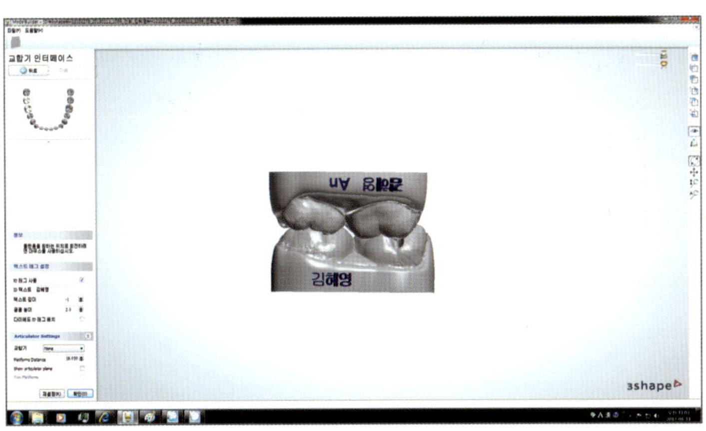

그림 5-44. 각인 교합기 선택 높이 설정(3D printing)

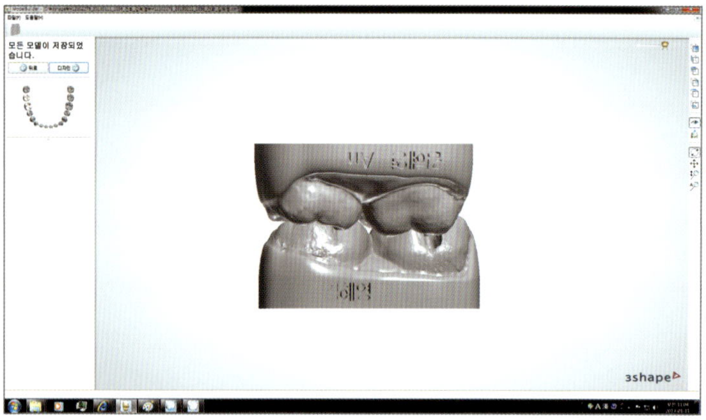

그림 5-45. Model Builder 완성

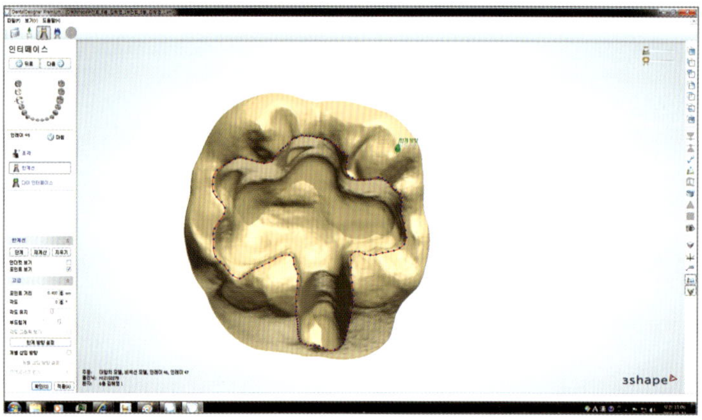

그림 5-46. 삽입방향 설정

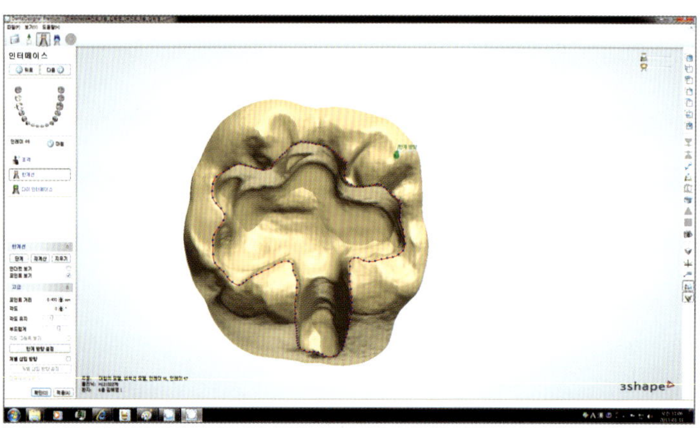

그림 5-47. Margin 설정

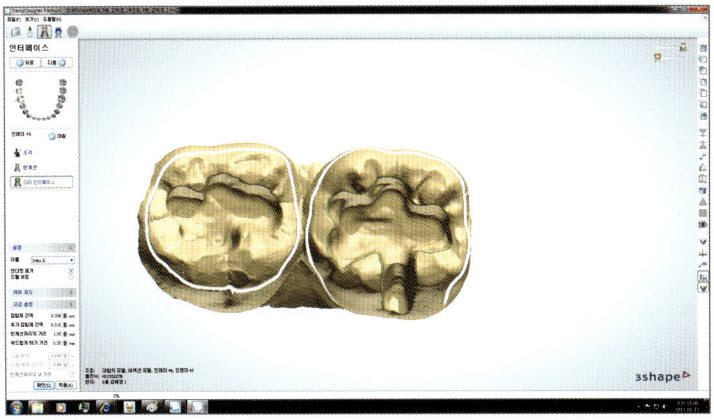

그림 5-48. Cement값 설정

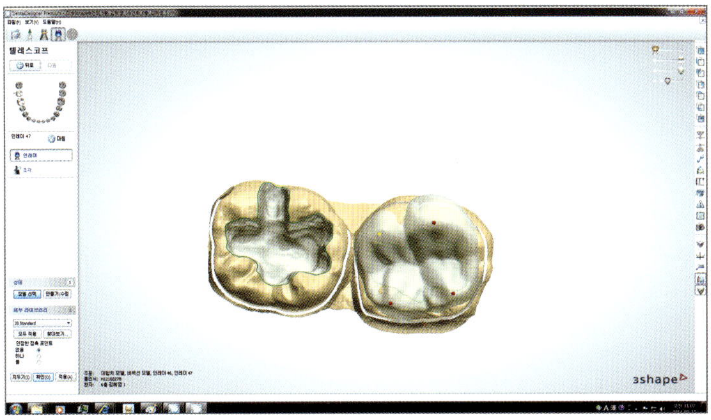

그림 5-49. 치아 배열

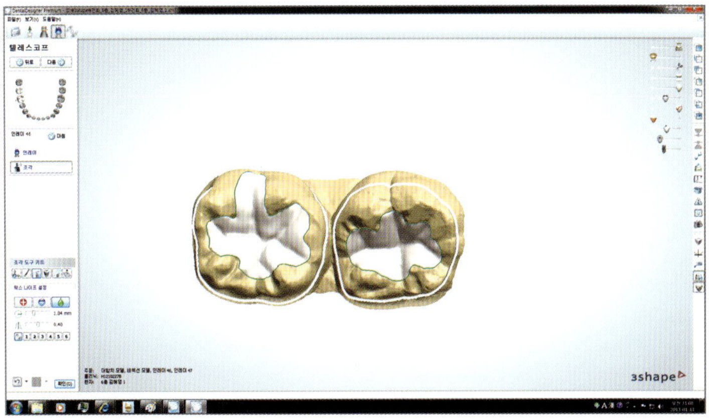

그림 5-50. 디자인단계(조각도구 이용)

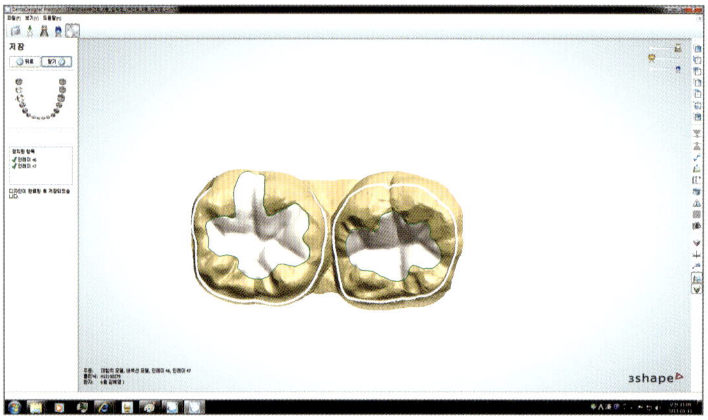

그림 5-51. 완성

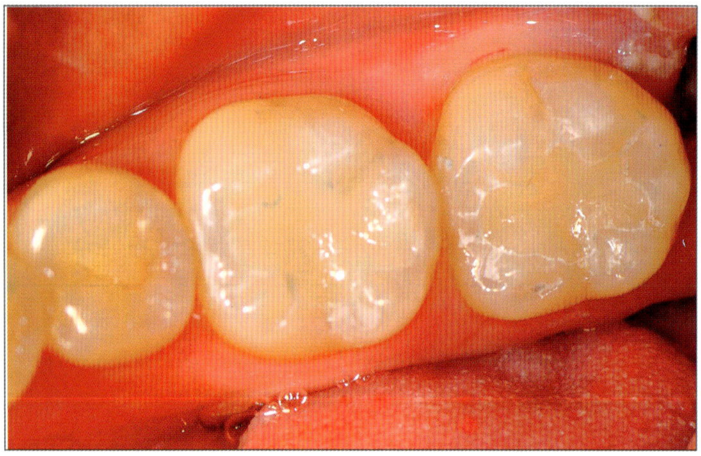

그림 5-52. 완성

5) 각종 Crown과 Cap 디자인 및 제작

(1) Zirconia crown

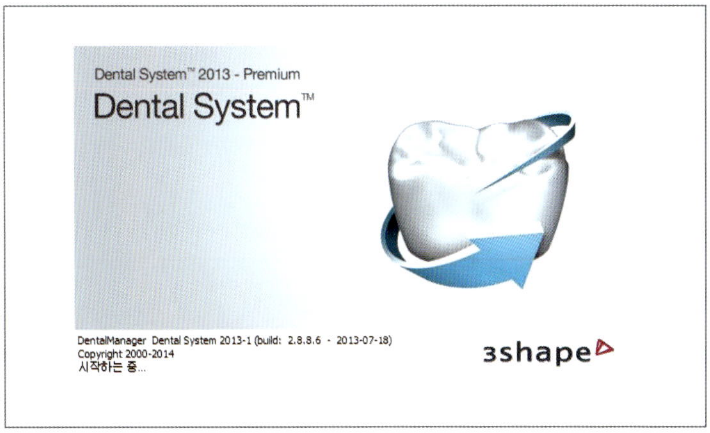

그림 5-53. 프로그램 실행

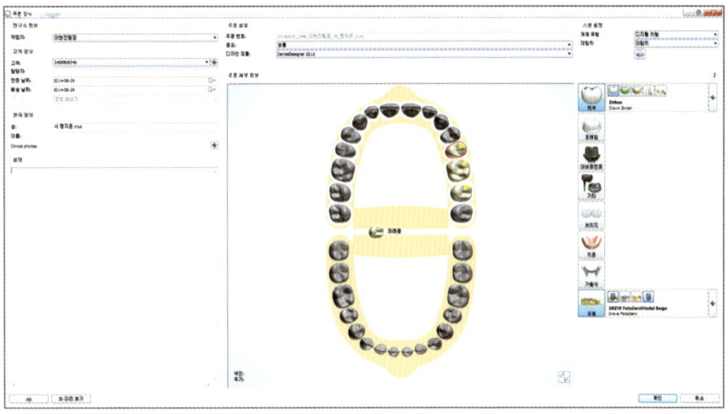

그림 5-54. 주문서 작성

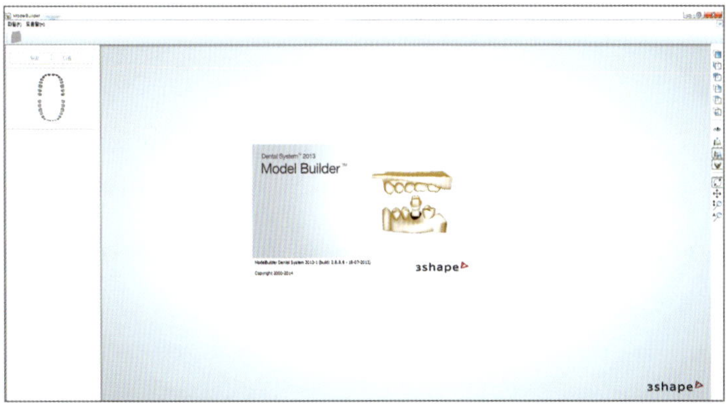

그림 5-55. Model Builder 실행 (모델생성 및 핀작업 프로그램)

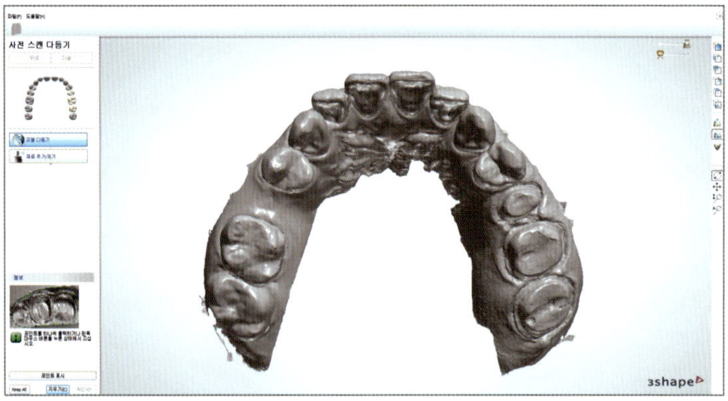

그림 5-56. Scan 파일 (지대치, 대합치)

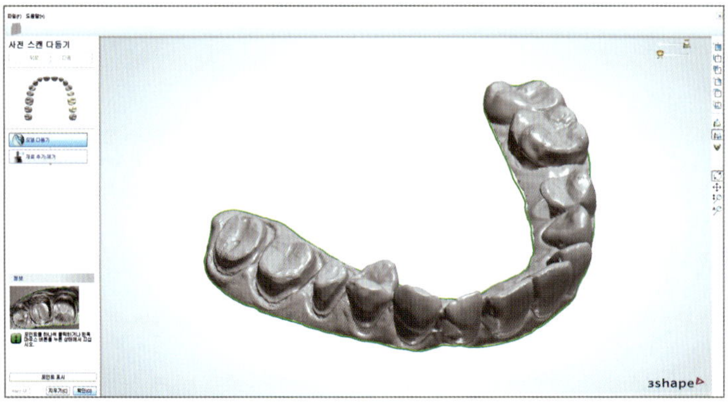

그림 5-57. Scan file 다듬기 (아날로그 - Model trimming)

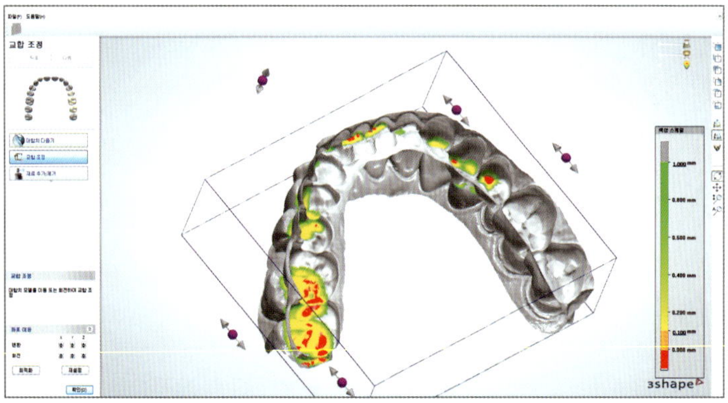

그림 5-58. 상 · 하악 Bite 관계 체크

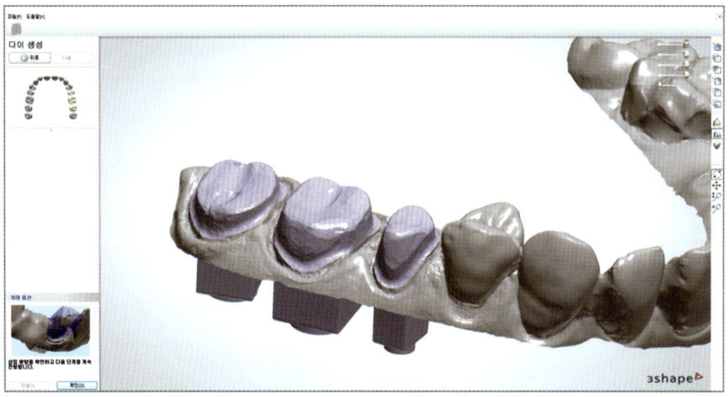

그림 5-59. Die 설정 (아날로그 - ditching 및 sawing)

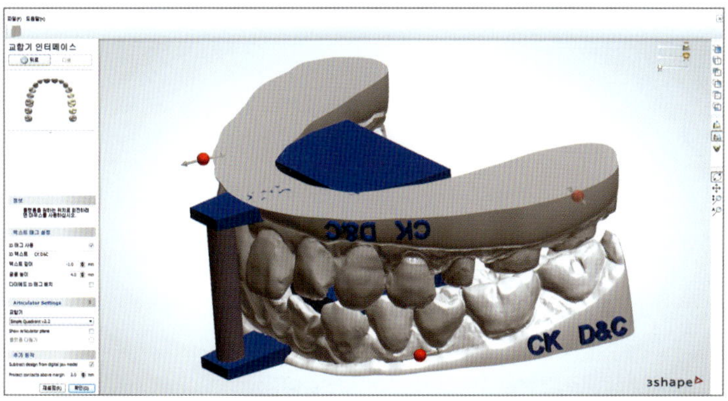

그림 5-60. 교합기 부착 (아날로그 - mounting)

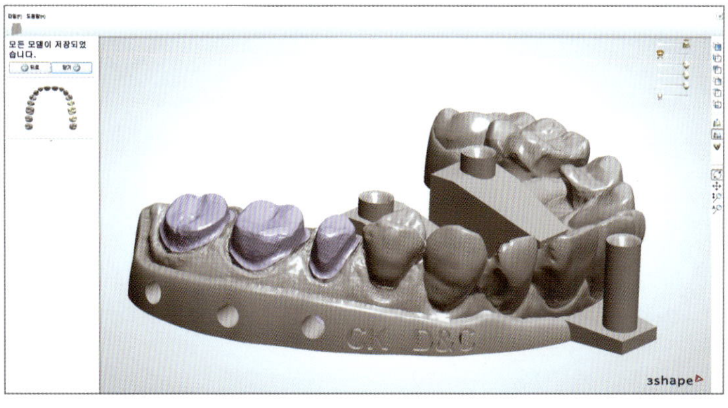

그림 5-61. Model 파일(STL) 추출

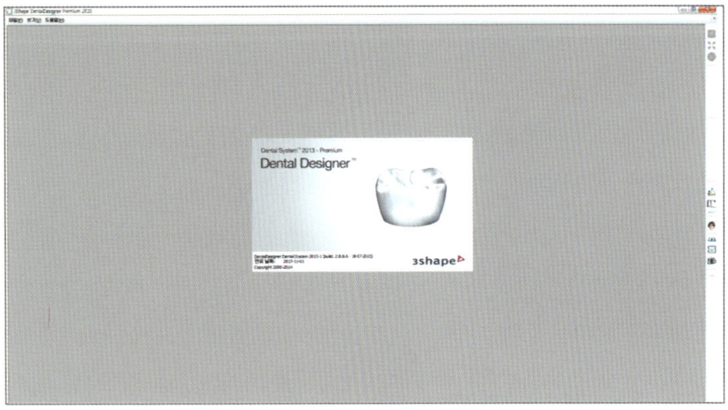

그림 5-62. Dental Designer 실행 (디자인 프로그램)

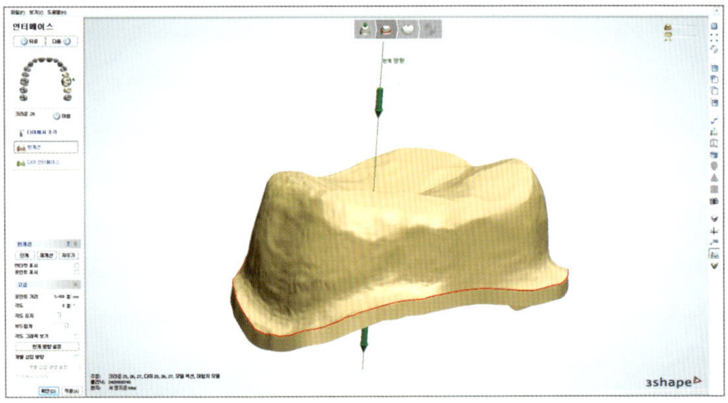

그림 5-63. 삽입 방향 및 margin 설정

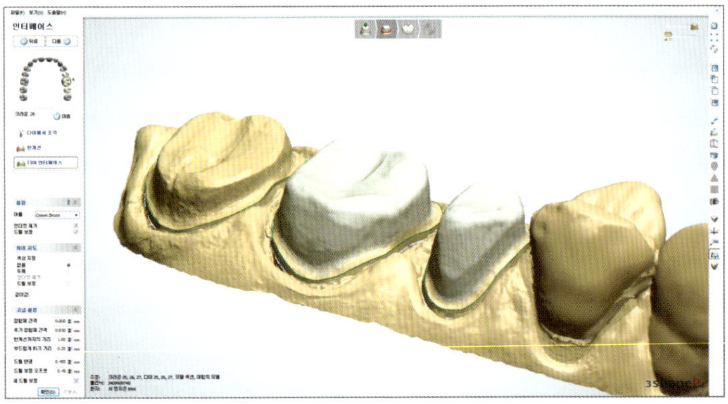

그림 5-64. Cement gap 설정 (아날로그 – die spacer도포)

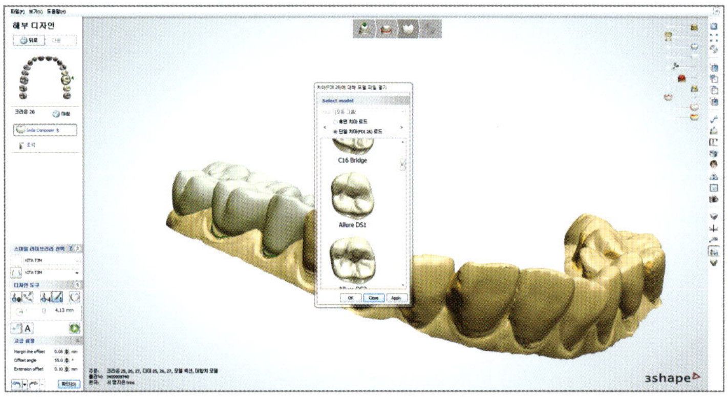

그림 5-65. [Smile Composer] 치아형태 library 선택

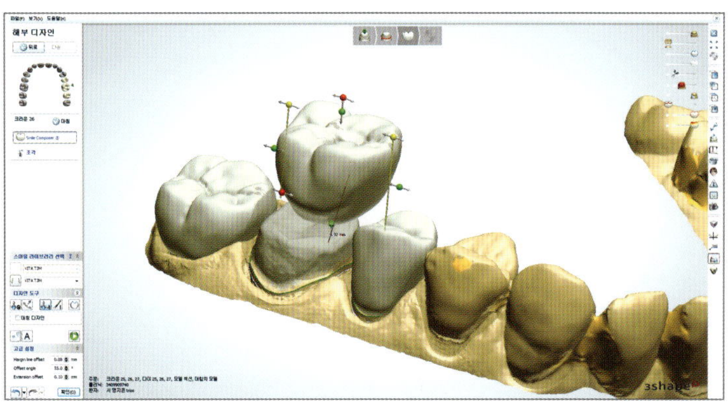

그림 5-66. [Smile Composer] 치아 배열

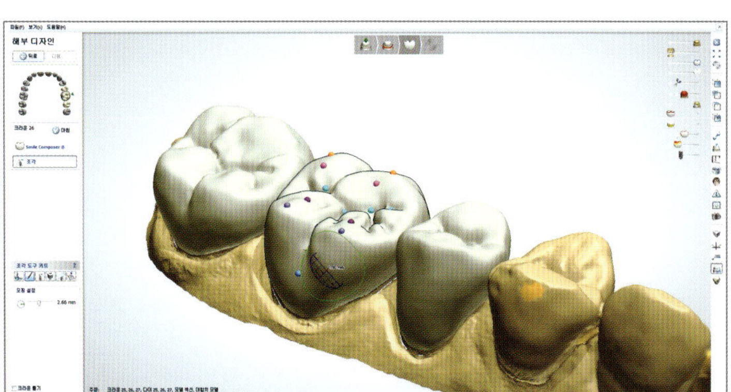

그림 5-67. [조각] 외형 조정 (모핑 Tool)

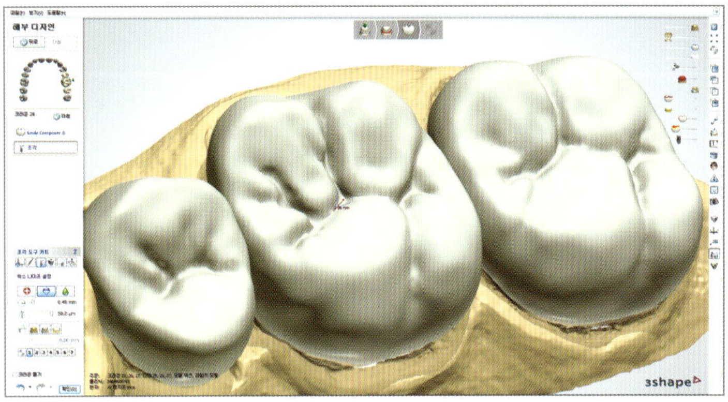

그림 5-68. [조각] 외형 조정 (wax knife Tool)

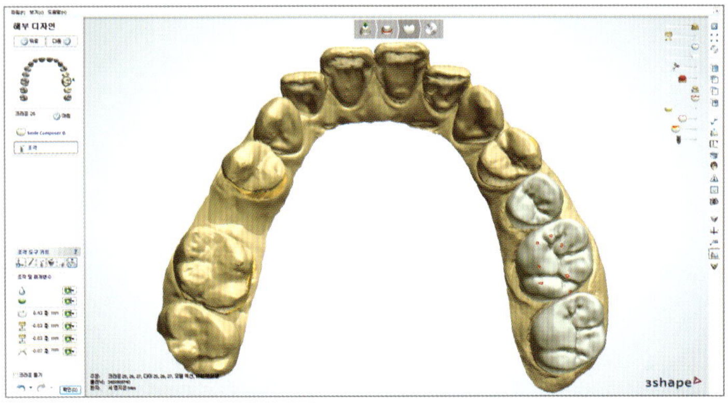

그림 5-69. CO Bite 체크

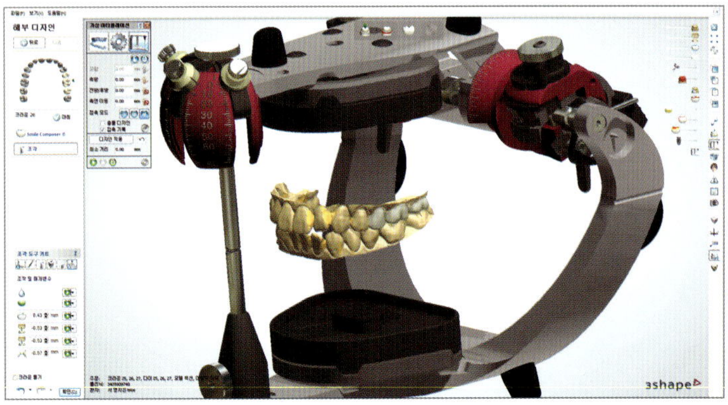

그림 5-70. 교합기 기능으로 전방, 측방 가이드 체크

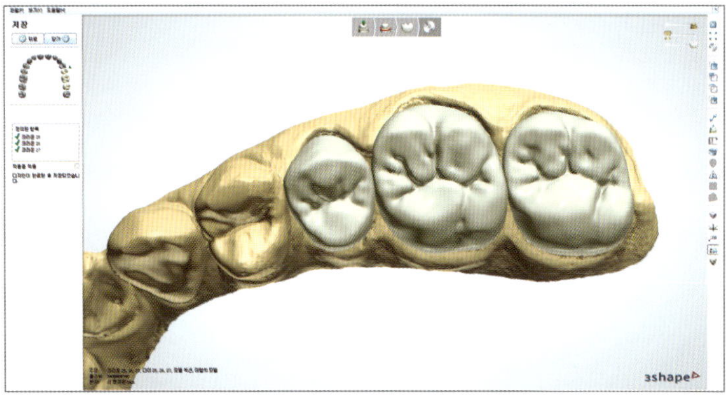
그림 5-71. 완성 (mono)

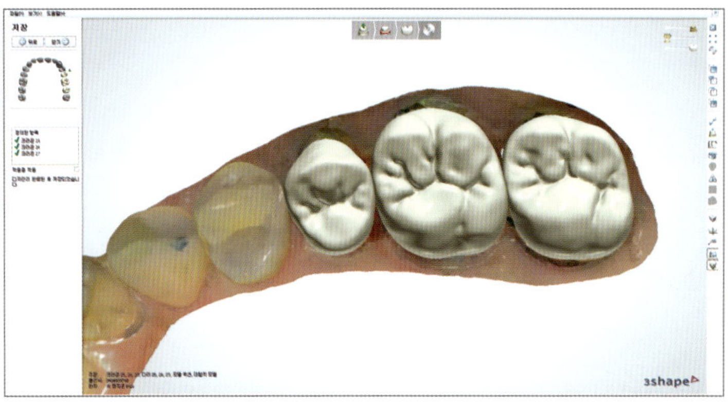
그림 5-72. 완성 (컬러)

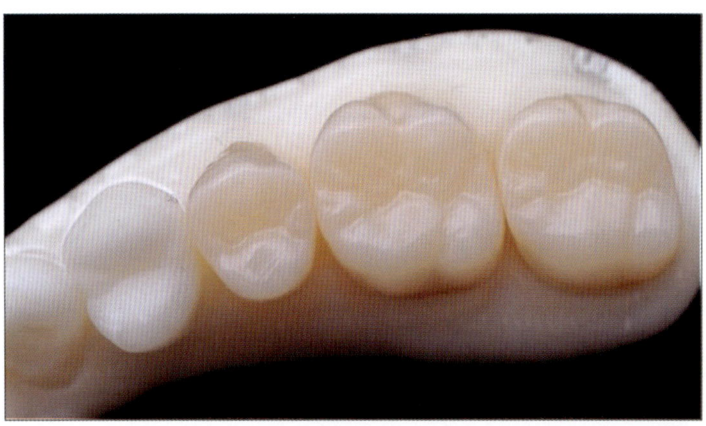
그림 5-73. 완성

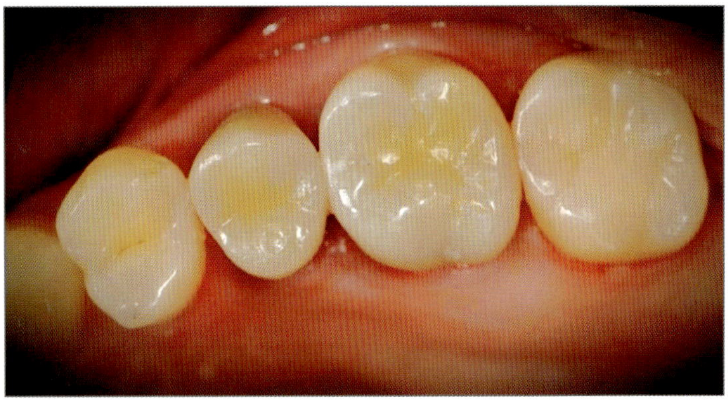

그림 5-74. 완성

6) Case별 Coloring Liquid 기법

-Prettau color Liquid "AQUARELL"

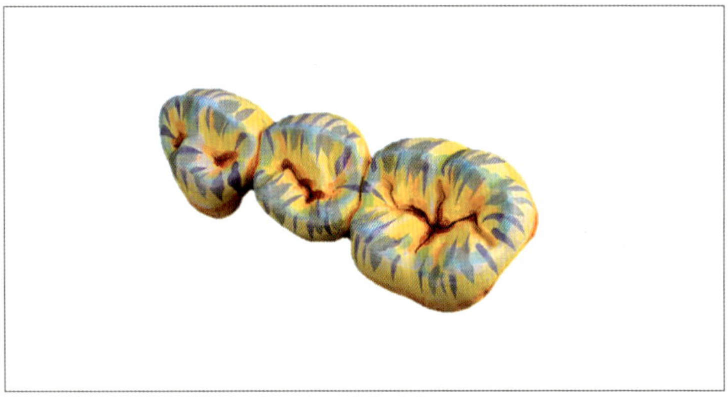

Prettau color Liquid AQUARELL(아쿠아렐)은 기본적으로 전체적인 Vita shade를 표현 할 수 있는 16가지 색상으로 구성되어 있으며, 이는 산 성분이 없으며(Acid-Free) 수성이다.

시각적인 효과를 주기위해서 이 새로운 Prettau color Liquid AQUARELL는 현실감 있는 Shade를 재현해내고, 색 보정을 도와주는 아주 특별한 바이오 색소를 포함하고 있다. 따라서 치경부, Proximal부위, 마멜론 같은 부위의 개별 칼라링이 매우 쉬워지며 정밀한 칼라링을 가능하게 해준다.

소결되는 동안 이 바이오 색소는 100% 소환되며 수복물은 원하는 치아 색으로 아름다운 결과물을 보여주며. Cervical & Intensive color liquids를 사용하여 최종적으로 예술적인 완성감을 부여해준다.

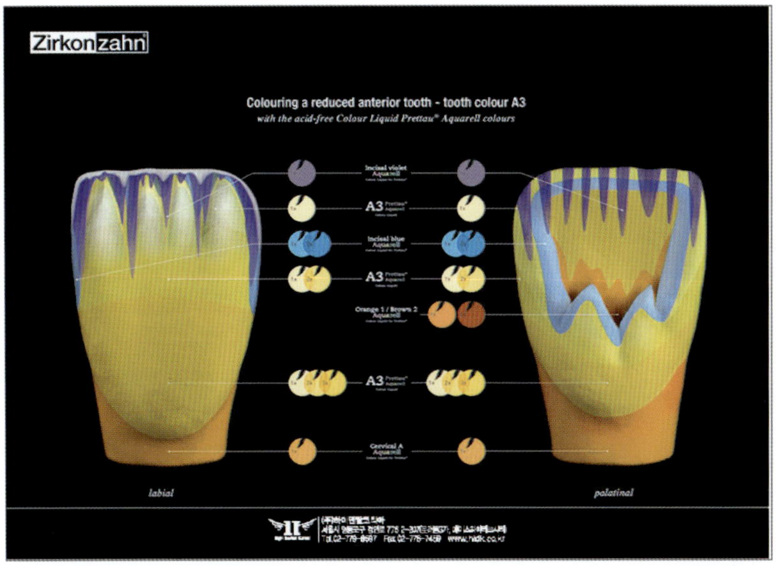

Zirkonzahn
Colouring a reduced anterior tooth - tooth colour A3
with the acid-free Colour Liquid Prettau® Aquarell colours
Incisal violet Aquarell
A3
Incisal blue Aquarell
A3
Orange 1 / Brown 2 Aquarell
A3
Cervical A Aquarell
labial
palatinal

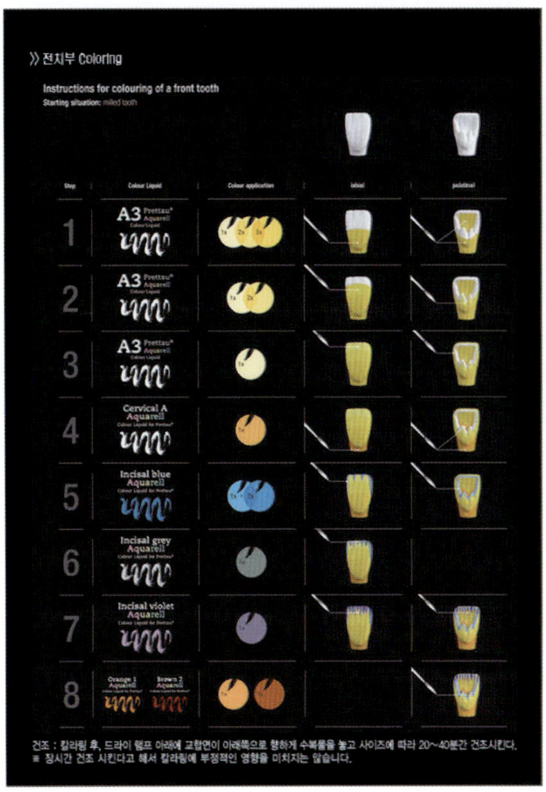

» 전치부 Coloring
Instructions for colouring of a front tooth
Starting situation: milled tooth
1
A3
2
A3
3
A3
4
Cervical A Aquarell
5
Incisal blue Aquarell
6
Incisal grey Aquarell
7
Incisal violet Aquarell
8
Orange 1 Aquarell
Brown 2 Aquarell
건조 : 칼라링 후, 드라이 램프 아래에 교합면이 아래쪽으로 향하게 수복물을 놓고 사이즈에 따라 20~40분간 건조시킨다.
※ 장시간 건조 시킨다고 해서 칼라링에 부정적인 영향을 미치지는 않습니다.

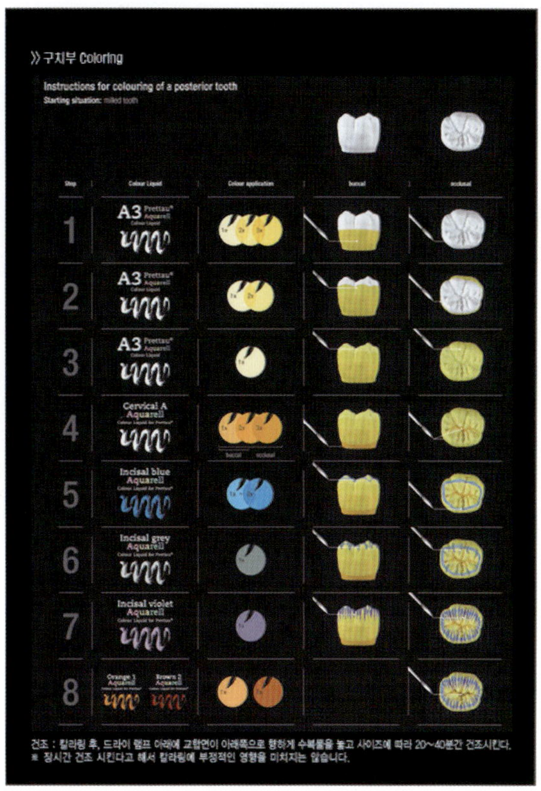

» 구치부 Coloring
Instructions for colouring of a posterior tooth
Starting situation: milled tooth
1
A3
2
A3
3
A3
4
Cervical A Aquarell
5
Incisal blue Aquarell
6
Incisal grey Aquarell
7
Incisal violet Aquarell
8
Orange 1 Aquarell
Brown 2 Aquarell
건조 : 칼라링 후, 드라이 램프 아래에 교합면이 아래쪽으로 향하게 수복물을 놓고 사이즈에 따라 20~40분간 건조시킨다.
※ 장시간 건조 시킨다고 해서 칼라링에 부정적인 영향을 미치지는 않습니다.

7) 교정장치물 디자인 및 제작

(1) 베이스 설정

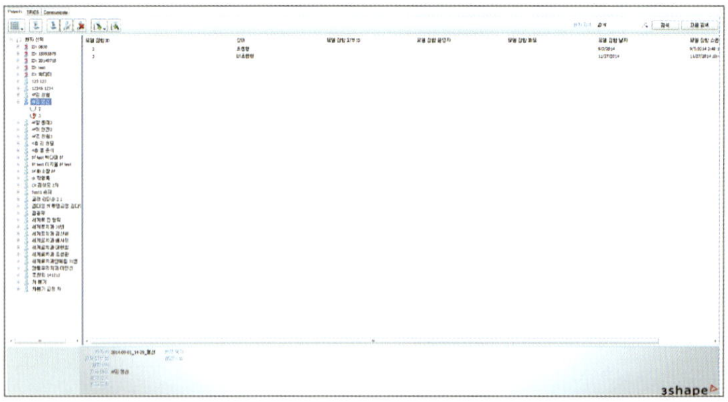

그림 5-75. 환자데이터 불러오기

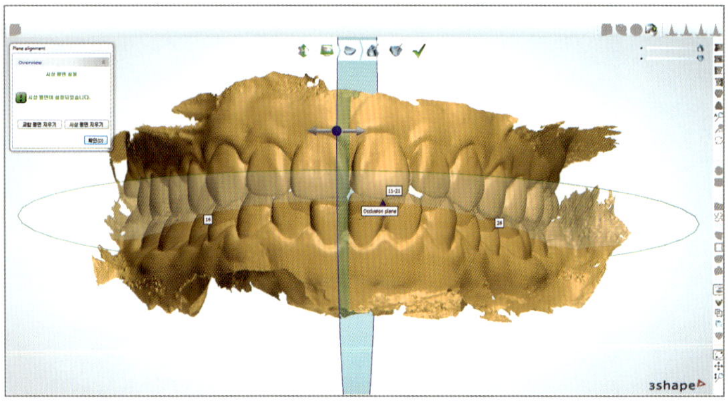

그림 5-76. 교합평면, 시상평면 설정

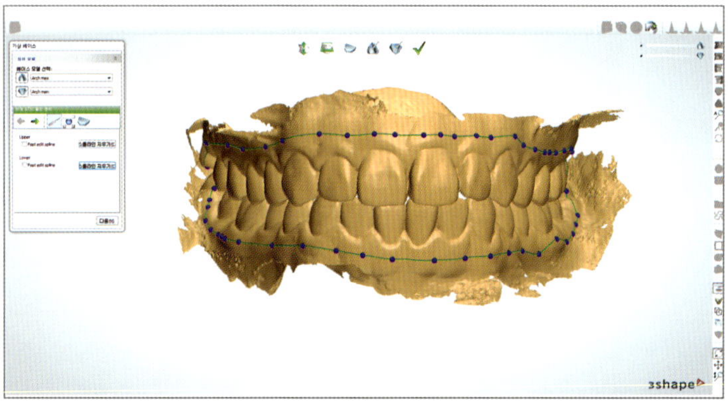

그림 5-77. 모형 out line 설정

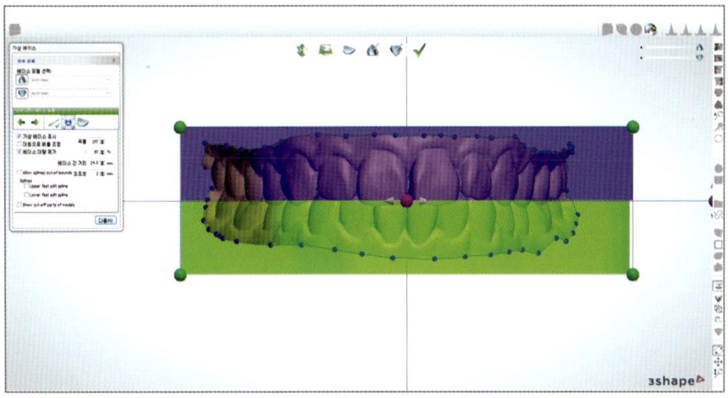

그림 5-78. 베이스 두께 설정

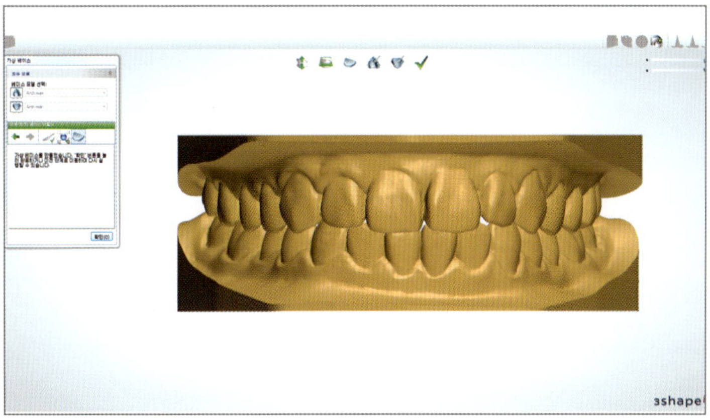

그림 5-79. 가상 베이스 설정 완료

(2) Set up

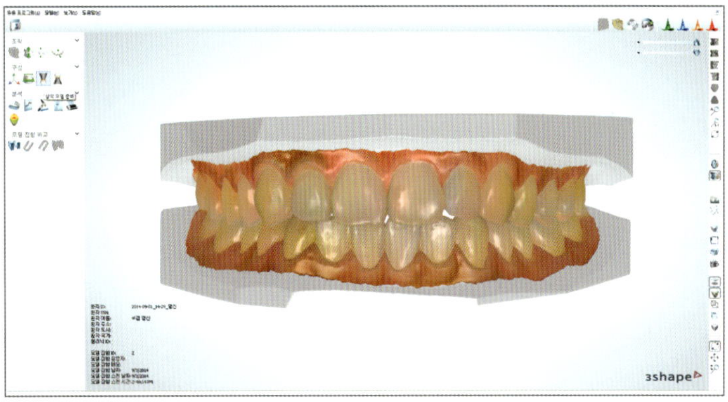

그림 5-80. 상악 모델 준비

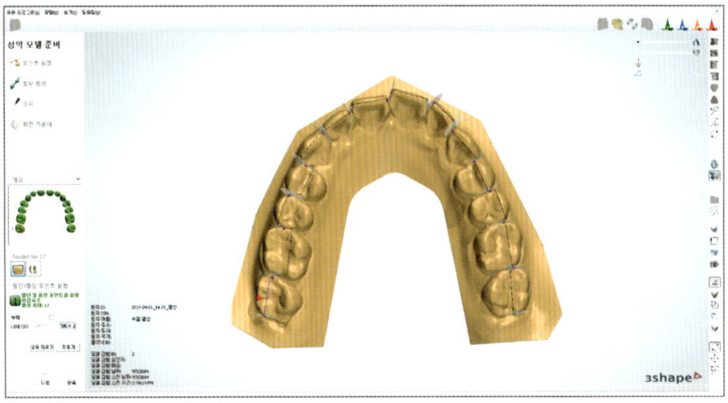

그림 5-81. 근 · 원심 폭경 측정

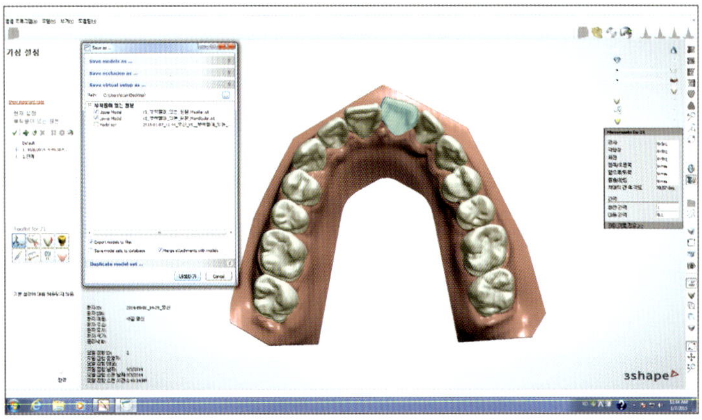

그림 5-82. 데이터 전송

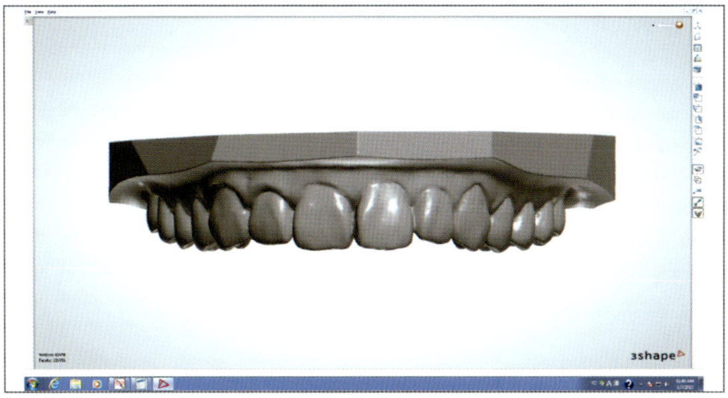

그림 5-83. 완성

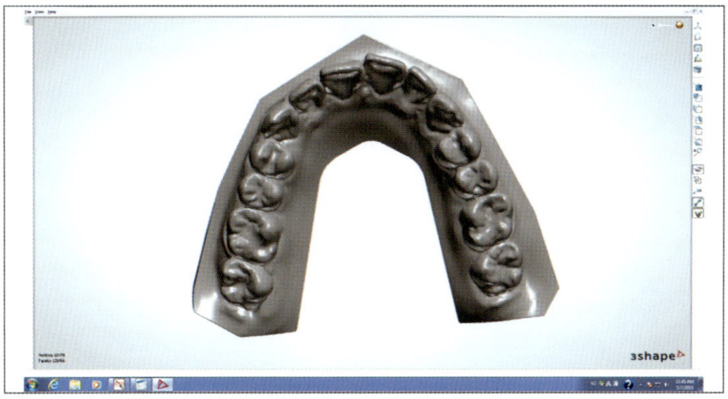

그림 5-84. 완성

8) 치열교정분야 3차원 캐드캠 기술의 활용(Orapix)

(1) 치의료분야 활용 현황

현재의 의료시장은 거의 모든 분야에 컴퓨터 및 첨단기술이 적용되고 있으며, 해외 의료시장 개방에 대비하고 병원 운영에 효율을 높이기 위한 노력에 많은 힘을 쏟고 있다. 치과 분야에서도 환자의 치모형상 정보를 3D 디지털 모형으로 변환하여 시스템으로 관리하고 진료에 활용하는 등의 자동화 · 정보화 추세에 있으며, 3차원 가공(CAM) 기술을 기반으로 한 환자 맞춤형 치료장치의 사용이 증가하고 있는 실정이다.

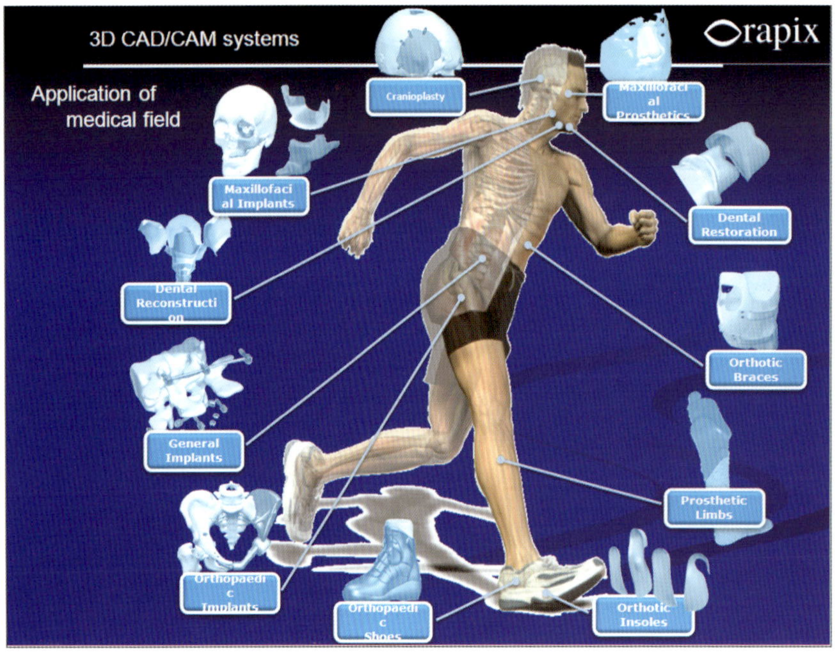

그림 5-85. 의료분야 3차원 CAD/CAM 기술의 활용 예

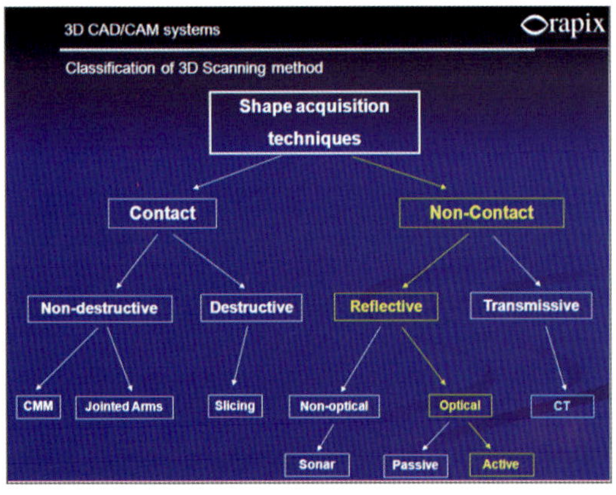

3D CAD/CAM systems Orapix

Comparison of CAM type

	Method	Material	Speed (est hours / skull)	Relative Model Cost
SLA	Curing of photopolymer by UV laser	Photopolymer	10 - 30	High
SLS	Sintering of plastic powder by CO_2 laser	Nylon	10 - 20	High
FDM	Plastic filament extrusion	ABS plastic	20 - 40	Moderate
3DP	Powder-binder ink-jet printing	Plaster powder	5 - 8	Low
MJM	Polymer or wax ink-jet printing	Acrylic polymer or wax	5 - 30	Low

ABS=Acrylonitrile butadiene styrene; est=estimated; UV=Ultraviolet

그림 5-86. 3차원 스캐너의 구분, 3차원 프린터의 구분

환자 정보의 획득, 진단 및 치료 계획의 수립은 컴퓨터 및 기타의 정밀 의료기기의 도움을 통하여 정확성을 기하고자 그 활용이 크게 증대되고 있으나, 실제 치료시에는 아직 많은 부분 의사의 지식과 기술 및 경험에 여전히 의존하고 있다. 이러한 과정에서 정확하고 정량적인 시술이 치료결과에 절대적인 영향을 준다는 사실이 명확한 사실을 근거로 맞춤형 치료 장치가 제작되고 그에 적합한 진료 및 치료 환경 구축이 현실적으로 제한이 있는 것은 사실이다.

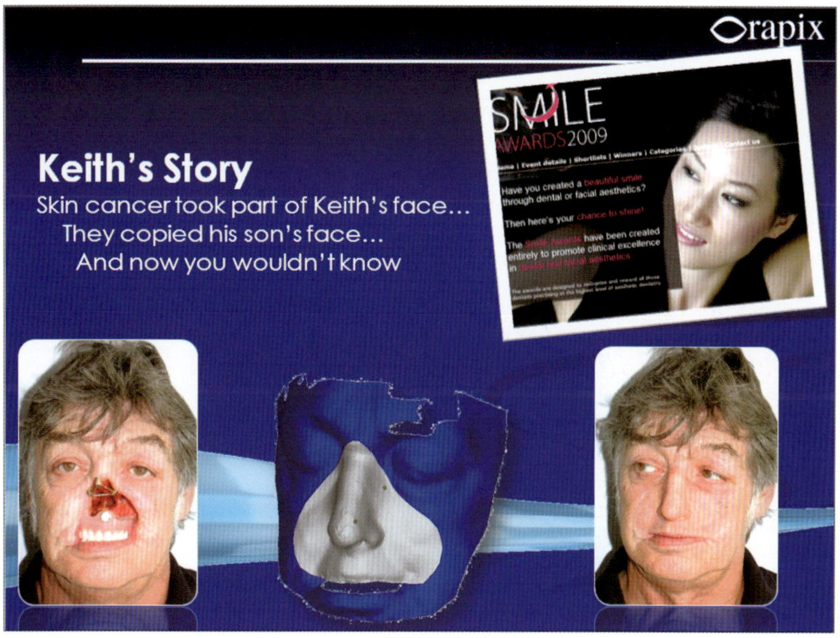

그림 5-87. 성형분야 3차원 CAD/CAM 기술의 활용 예

특히 치과보철 및 치열교정 치료와 악안면 교정수술에 대한 수요가 증가하고 있으며, 전문의들 간의 원활한 협진을 위한 표준화된 데이터 및 커뮤니케이션 수단이 필요로 하고 있다.

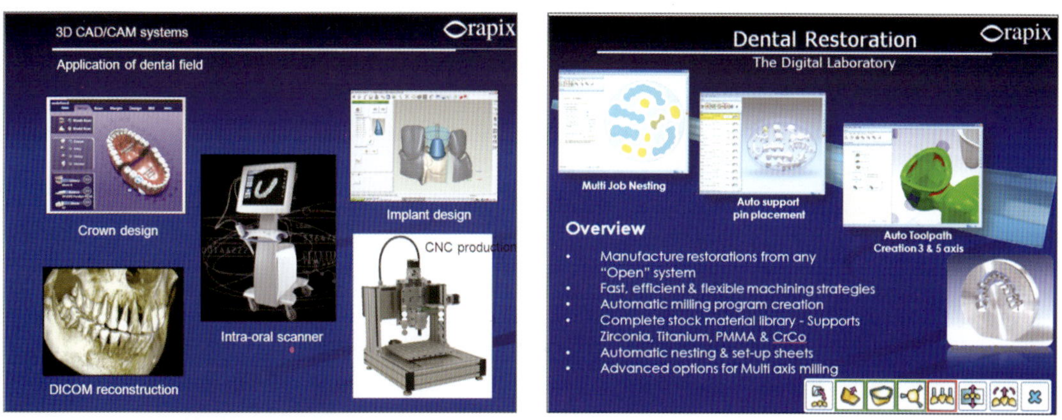

그림 5-88. 치과보철 분야 CAD/CAM 솔루션의 예

치과 분야에 CAD/CAM 방법론이 적용된 것은 1973년 프랑스 리용의 클로드버나드(Claude Bernar) 대학교의 프랑소와 듀레(Francois Dure) 논문을 발표 하였으며, 1984년에 개발 특허를 등록하였으며 1989년부터 현업에 활용되었다. 최초의 치과용 구강 내 스캐너는 CEREC에서 기반연구를 한 베르너와 마르코에 의하여 상용화 되었으며, 전 세계적으로 10여개가 넘는 기업들이 시장 선점을 위한 노력을 기울이고 있다.

- Sirona Dental System GmbH(Germany) : CERECs
- CADENT Ltd(Israel) : iTero
- D4D TECHNOLOGIES, Llc(USA) : E4D
- 3M ESPE(USA) : Lava C.O.S
- IOS TECHNOLOGIES, Inc.(USA) : IOS FastScan
- Densys 3D Ltd(Israel) : MIA3d
- DIMENSIONAL PHOTONICS INTERNATIONAL, Inc. (USA) : DPI-3D
- MHT S.p.A.(Italy) and MHT Optic Research AG(Switzerland) : 3D Progress
- HINT-ELS GmbH(Germany) : DirectScan
- 3SHAPE A/S(Denmark) : trios
- A?TRON3Ds GmbH (Austria) : Bluescans-I
- Planmeca Oy(Finland) : Planscan
- Remedent Inc.(Belgium) : Condor
- Carestream Health ,Inc.(USA) : CS3500
- Steinbichler Optotechnik GmbH(Germany) : DigImprint etc..

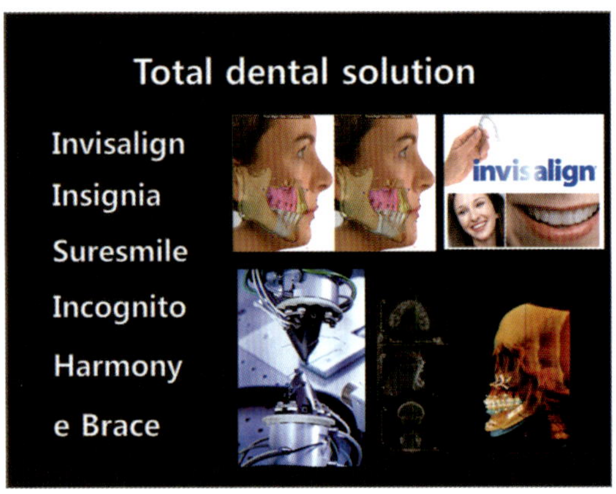

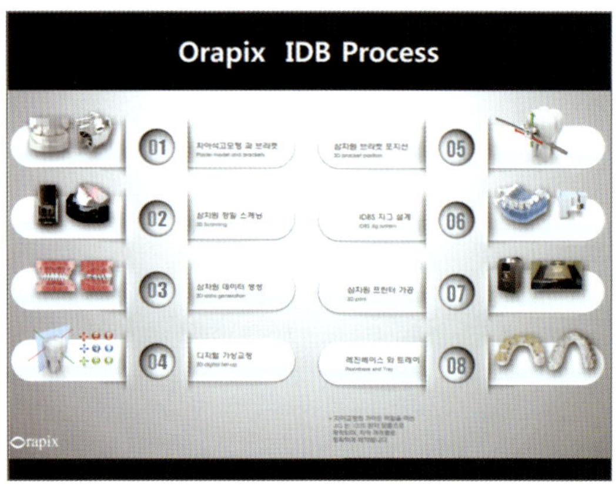

그림 5-89. 치과보철 분야 CAD/CAM 솔루션의 예

(2) 치열교정치료분야 3차원 캐드캠 기술

Digital Study Model ; 2013년 미국과 캐나다의 72개 교정과에서 Digital Study Model 사용 현황에 대한 71% 반응률을 보인 공동 연구에 따르면, 약 65%의 교정과에서 석고 모델을 사용하였고, 35%의 교정과에서

Digital Study Model을 사용하였다. 디지털 모델의 가장 큰 장점은 특별한 공간을 차지하지 않아 보관면에서 유리하고, 수련의들이 새로운 기술에 노출 될 수 있는 것이다.

1970년 Dr, Andrews가 "Straight wire"를 명명한 이후 현대 치과교정학에서 "Straight wire"는 아마도 가장 많이 쓰여지는 단어일 것이다. 그러나 임상가들은 여러가지 한계 등으로 이 치료법에서 장치의 사용이 매우 어렵다는 것을 알게 되었다. 그러나 새로운 디지털 기술의 발달으로 컴퓨터 프로그램을 자유자재로 다루면서 환자에게 가장 적합한 치아의 이동 및 마무리를 할 수 있도록 그 기술을 잘 활용 할 수 있고, 치료 결과를 미리 봄으로써 교정 치료에 대한 환자와 의사 간의 대화를 보다 용이하게 하고, 치료에 대한 환자의 이해와 협조도를 증진시킬 수 있는 것이 디지털 기술을 이용한 교정 치료의 장점으로 볼 수 있다.

3차원 캐드캠 기술을 이용한 가장 대표적인 환자 맞춤형 가철식 교정장치는 Invisalign(Align Technology, San Jose, CA, USA)으로 심미적이고, 구강 위생이 용이하며, 고정성 교정 장치에 비해 환자가 편한 장점이 있으나, 환자의 협조도에 따라 치료 결과가 좌우되고 고정성 교정장치에 비해 정확한 교정력을 발현하기가 어렵고, 가상 셋업상보다 실제 치아이동이 덜한 단점이 있다.

고정성 교정장치 사용 시 치아이동은 교정용 철사를 Bracket slot에 장착시킴으로써 일어나게 된다. 그래서 digital 상에서 치아 이동은 환자 맞춤형 bracket base/slot이나 arch wire를 이용하거나, 이 두 가지를 혼합한 system을 이용하여 치아를 이동 시킬 수 있다.

환자 맞춤형 bracket base를 이용한 경우의 대표적인 예는 Orapix(서울, 한국)인데 이 시스템에서는 치아를 환자의 상태에 따라 가장 적합한 상태로 가상 셋업을 제작한 후에 가상 브라켓을 교정과 의사의 선호도에 따라 가상 셋업 상태에 부착시킨다. 이때 브라켓 바닥면과 치면 사이는 접착용 레진으로 채워져 맞춤형 브라켓 베이스로 작용하게 된다.

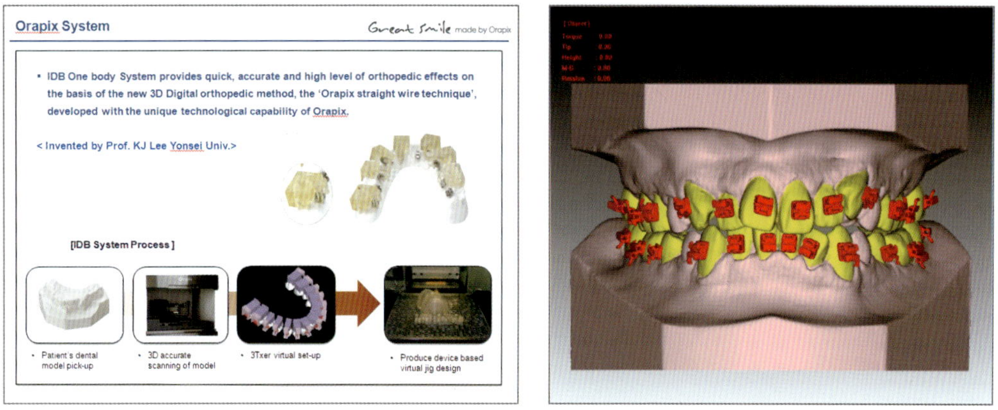

그림 5-90. 오라픽스 시스템의 예

기술의 발달로 교정 진단 뿐만 아니라 치료에 있어서도 치료 기간의 단축과 교정 마무리 단계에서 보다 정확성을 기할 수 있으나, 전통적인 치의료학에서와 마찬가지로 디지털 치과교정학분야에서도 정확한 진단과 치료 계획이 매우 중요하다. 디지털 기술과 컴퓨터 프로그램의 발달과 더불어 체계적인 연구의 결과가 적용되면 지금보다 보편화되어 임상가들이 양질의 치료를 빠르고 정확하게 제공할 수 있는데 큰 도움이 될 것이다.

Ⅵ. 미래치과산업의 동향 및 향후 발전 방향

1. 소재별 3D Printing의 기술개발 동향
   1) 재료 형태에 따른 3D Printing 기술 분류
   2) 3D 프린팅 주요 소재
2. 합성수지 소재 분야
3. 금속 소재 분야
   1) 3D 프린팅 소재의 적용
   2) 3D 프린팅용 소재 기술개발
4. 미래 치과 기공산업의 전망

VI. 미래치과산업의 동향 및 향후 발전 방향

최근 치과의료 분야에서는 치과의료기기의 변화로 아날그식제작 방법에서 디지털 방식의 기기사용에 따라 소재 및 제작기법이 바뀌고 있는 추세이다. 특히, 치과산업은 치아와 그 지지 조직 및 입 안의 생리, 병리, 치료 등에 필요한 기술, 제조 및 서비스를 담당하는 산업으로 정의 할 수 있다.

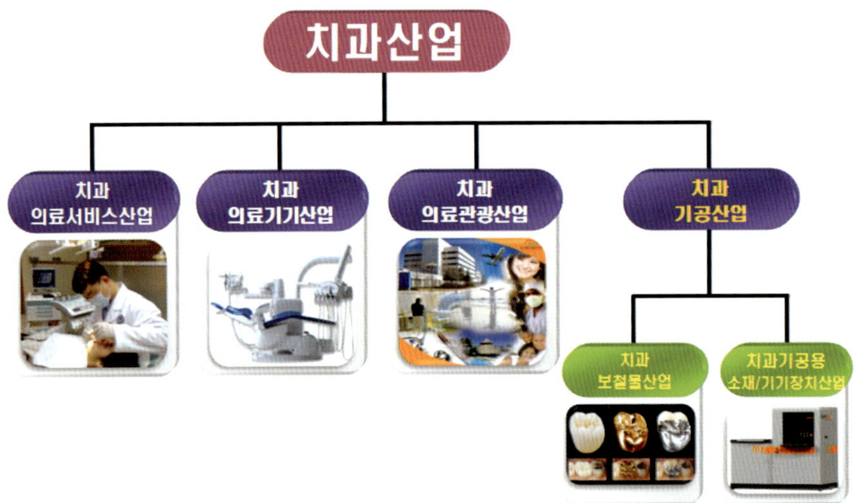

특히, 치과용 의료기기란 치아와 그 주위 조직 및 구강을 포함한 악안면 영역의 질병이나 비정상적 상태 등을 예방하고 진단하며 치료를 도모하는 의학의 한 분야인 치과 진료 및 치료에 사용되는 의료기기를 말하며, 치과 진료 방식에 따라 발치, 수술, 임플란트 시술 등에 사용되는 기기와 신경 치료, 보철 치료 등에 사용되는 기기 등 다양한 기기가 포함되어 있다. 이러한 치과의료 산업은 인구의 고령화, 질병발생률, 기술의 진보 등과 더불어 사람들이 구강 위생의 중요성을 의식하면서 지난 몇 년간 꾸준히 성장하고 있다.

현재 국내 치과 의료수준은 선진국 수준에 가깝지만, 그와 관련된 부품, 소재 및 진단 · 치료기기 중 일부분만 국산화가 이루어져 있고, 첨단제품의 대부분은 수입에 의존하고 있다.

치과용 의료기기는 더 이상 기계적 장비로만 구성되지 않고 디지털 기술과 정보시스템의 장착으로 진단 영상의 채득, 치과의료기록, 치과진료, 치과기공 작업 등 많은 분야에서 보편적으로 사용되고 있어 디지털 정보기기로서의 비중이 증가하고 있다.

최근 3D 프린트와 맞물린 구강스캐너의 개발 역시 치과분야의 기공제작과정을 디지털로 변환되는데 큰 역할을 하고 있다.

치과용 의료기기 산업 특징으로는 인구의 고령화에 따른 치과 치료에 대한 수요는 증가하고 있다.

65세 이상의 고령 인구 증가가 가속화됨에 따라 고령인구에 대한 의료비 지출이 증가하고 있으며 그 중에서도 치과치료 분야이다. 2008년 조사된 바에 따르면 일본과 독일, 이탈리아 등의 고령인구의 비율이 20%에 이르며 우리나라 또한 중국과 함께 8% 이상을 보여주고 있다.

경제협력기구(OECD)에 따르면 G20 회원국 중 아르헨티나와 사우디아라비아를 제외한 나머지 국가의 총 인구 대비 65세 인구율 추이는 2030년에 일본이 31.8%로 가장 많고 독일 27.8%, 이탈리아 27.3%, 한국 24.3%로 예상했다(연합뉴스2010.05.13.). 그리고 한국과 더불어 중국, 인도 등 인구가 많은 국가의 경우 인구 고령화가 급속히 진행될 것으로 예상된다.

표 1. 2008년 기준 세계65tp 이상 고령 인구 현황 (단위 : 백만명)

Country	65 and older population in 2008	% of 65 and older population in 2008
Japan	26	20.50%
Germany	16.8	20.40%
Italy	11.8	20.30%
Spain	7.2	16.80%
France	10.7	16.50%
UK	10.1	16.40%
Australia	2.8	13.10%
Canada	4.3	13.10%
US	39	12.90%
Korea	5.8	8.30%
China	109	8.20%
Brazil	11.8	6.40%
India	62	5.50%

자료 : GBI Research, Internal Database, SEP 2010

CAD/CAM 기술은 치과용 X-ray 장비에서 측정된 정보와 구강 스캐너 등에서 수집된 정보를 통합 활용하여 발전하고 있으며, 현재 치과용 CAD/CAM 시스템의 보급은 상당히 국내에서도 많이 진행된 것으로 알려지고 있다. 이 시스템을 사용하여 기존의 복잡했던 수작업 공정을 탈피하여 치과 보철의 자동화가 가능하게 되었다.

1. 소재별 3D Printing의 기술개발 동향

3D 프린팅에 활용되는 소재는 수지, 금속, 종이, 목재, 식재료 등 매우 다양하며 액체, 파우더, 고체 등 사용하는 재료의 형태에 따라 조형성, 견고함 등의 특성이 상이하다.

액체 기반의 방식들은 정확한 조형이 가능하다는 장점이 있으나 내구성이 떨어진다는 단점이 있으며, 파우더 기반 방식은 다양한 원료의 사용이 가능하며 액체 기반의 방식보다 결과물이 견고하다는 장점이 있다. 또한 고체 기반 방식은 낮은 제조 단가와 내습성 등의 장점을 보유하였으나 열에 다소 취약한 편이다.

1) 재료 형태에 따른 3D Printing 기술 분류

형태	재료 종류	특성	기술 사례
액체	액체형태의 수지	뛰어난 표면과 미세형상 구현이 가능하나 내구성이 다소 떨어짐	3D systems(美)의 SLA
분말	수지, 모래, 금속 성분의 가루	다양한 재료의 선택이 가능하며 높은 정밀도, 견고함 등의 장점을 보유	3D systems(美)의 SLSEOS(獨)의 SLS
고체	와이어, 필라멘트 형태의 수지	낮은 제조 단가, 내습성 등의 장점을 보유하였으나 정밀성 면에서 다소 떨어짐	Stratasys(美)의 FDM
	왁스 성질을 가진 페럿	매끄러운 표면, 신속성, 정밀성, 다양한 복합재료 사용 등의 장점을 보유	Stratasys(美)의 Polyjet
	얇은 플라스틱, 종이 필름 형태의 재료	재료비가 매우 저렴하고 대형 제품의 제작이 가능하나 내구성이 떨어짐	Helisys(美)의 LOM

자료 : KB금융지주경영연구소(2013)

2) 3D 프린팅 주요 소재

소재 형태	3D 프린팅 소재	비고
Termoplatic	PLA	국내서 FDM용으로 가장 많이 사용하는 재료. 용융시 프린터를 끈적끈적하게 하여 작업이 어렵고, 자연분해되는 친환경 소재이나 재순환이 어려운 소재, 흡습이 높아 재료보관 주의
	ABS	세계적으로 가장 많이 사용하는 소재, 용융시 냄새 문제가 큼
	PVA, HIPS	출력 후 물과 Oil에 녹여내는 Supporter로 주로 사용 됨
	Polycarbonate, Nylon, Polyphenylsulfone	열 변형 온도(HDT)가 100-150℃인 기능성 고분자로 열수축 주의 필요
	ULTEM, PEEK와 PAEK 등의 엔지니어링 플라스틱	열변형 온도 150℃이상 인 고강도 엔지니어링 재료. Utem 상용화
Powder	Polyamide	Nylon 12가 많이 사용되는 소재
	Alumide	회색의 aluminum powder와 polyamide의 blend
	Multi-color	미세 그래뉼 분말로 제조
Resin(액체)	고정밀 UV레진	Photo-polymer 액체
	페인트형 레진	매끈한 표면과 미관 형성
	투명레진	경화가능한 액체(광경화 아님)
금속	Titanium	경량&최고 강도 3D Pinting 소재, 분말을 레이저로 소결 시킴
	Stainless steel	동 함침 분말, 가장 저렴한 금속, 고강도
	동(Bronze)	분말
	Brass, Silver, Gold	-
세라믹	유리, 알루미나, 실리카 분말 등	열저항성, 재순환 가능, 음식물 안전

자료 : 한국산업기술평가관리원, 3D 프린팅 고분자 소재의 현황과 연구방향

2. 합성수지 소재 분야

3D 프린팅 소재 중 가장 일반화되어 있는 것이 수지이다. 수지를 활용한 3D 프린팅은 기술적 완성단계로 주로 저가형(가정용)에 적용되고 있다.

수지의 경우 플라스틱, Glass, CFRP와 같은 복합재료 등 거의 모든 재료가 사용되어 시제품, 완구 등에 적용되고 있으며, 기술적으로 완성단계에 있다.

현재는 PLA, ABS, Nylon, Urethane, PLA/ABS Alloy, PC, PEI 그리고, UV Resin과 Photo-polymer 등이 사용되고 있으나, 이와 같은 폴리머 소재들은 강도가 약하고, 냄새가 나는 등의 문제점이 있어서, 강도개선을 위해서 유리섬유, 탄소섬유, 그리펜 등을 함침한 소재의 개발이 진행되고 있다.

Carbon Nanotube 또는 Carbon Fiber Resinforced Polymer, Glass Fiber Reinforced Polymer, Triboplastic (Self Lubricating), Graphene Alloy Polymer, UV Resin/Fiber reinforced 등이 있다.

수지 소재 시장은 이미 미국, 유럽 등 선진국들의 주도하에 선점되어 있으며, 가격 또한 개인용으로 사용될 수 있는 수준으로 내려와 있다.

수지 계열의 소재는 금속소재와 같이 요구되는 특성이 많지 않아 소재의 특수성이 낮은 편이며, 이에 따라 국내업체도 비교적 용이하게 자체적으로 수지 소재를 개발하는 편이다.

수지 소재가 주로 활용되는 분야 또한 패션, 완구 등으로 최종 제품의 물성치 보다는 형상에 중요성을 두고 있어, 소재 개발이 비교적 용이할 것으로 판단된다.

기존 가장 많이 사용되는 PLS, ABS 소재 외에도 여러 가지 소재에 대한 개발이 발표되고 있다.

실리콘밸리 소재의 Arevo는 카본 복합재료를 출시하였으며, PEEK, PAEK와 카본 복합 고강도 3D Printing 복합재료를 출시하여 항공산업, 방위산업 및 의료산업에 활용하는 것이 목표이다.

ULTEM, Solvay의 KetaSpire PEEK&AvaSpire PAEK, PrimoSpire self-reinforced polyphenylene, Radel polyphenylsulfone(PPSU) resins 등의 3D Printing 소재로 활용하기 위한 연구도 진행 중이다.

MadeSolid는 2014년 초 차세대 소재 PET+개발을 발표하였다

현재 가장 많이 사용되고 있는 소재인 ABS는 냄새 문제가 있고, PLA는 부서지기 쉽고 습기에 약한 문제가 있다. PET+ 소재는 ABS와 PLA 두 소재의 장점만을 가진 새로운 소재로서 유연성이 우수하고, 수축과 변형이 적어 재활용이 가능하다.

MS레진은 SLA프린터용 소재로서 PET+ 의 경우와 마찬가지로 현재 사용되고 있는 소재의 단점을 없앤 특수 제조 레진이다. 선명한 색상이 가능하고, 점성이 낮아 세척이 용이한 장점이다.

Stratasys는 2013년 말 고강도 재료인 '디지털ABS2' 를 출시하였다. 폴리젯(PolyJet)방식의 3D 프린터용 소재로서 높은 치수 안정성을 부여하며 박벽(thin-walled)구조의 모형 제작에 이상적인 소재이며, 기존 녹색 외에 아이보리색도 출시하며, 투명한 소재를 개발하여 화장품과 향수병의 prototype을 제작한다.

Texas Tech은 플라스틱과 카본 나노튜브 복합소재를 개발한다. Steel보다 강하고 열에 의하여 다른 물질과 결합하는 카본 나노 큐브를 플라스틱 필라멘트에 코팅한 소재를 개발한다. 카본 나노튜브는 플라스틱 층 사이에 샌드위치 상태로 존재하고, 인쇄 후 인쇄물을 마이크로웨이브로 처리하여 카본 나노튜브가 플라스틱과 결합이다. 카본 나노튜브와 플라스틱 사이의 결합은 매우 강하고, 가볍고 고강도로 자동차, 항공기, 우주선 등에

이용이 가능하다.

국내소재 전문업체들은 3D 프린팅 소재를 신성장 동력으로 추진 중이나, 현재는 소재시장에 진입하는 초기 단계이다.

LG화학은 ABS(충격에 강하면서도 가벼워 금속 대체가 가능)생산에 집중하고 있다. 스트라타시스 등이 LG 화학의 ABS를 가공해 완제품 성형소재로 활용하고 있다.

대림화학은 3D프린터용 플라스틱 필라멘트를 생산하고 있으며, 제일모직도 시장 진출시기를 놓고 내부에서 신중히 검토 중인 것으로 알려지고 있다.

3. 금속 소재 분야

최근 개발이 진행되고 있는 3D 프린팅의 소재는 금속 분야에 집중되고 있으며, 금속소재는 기술개발 초기 단계로 고가형의 산업용 프린터에 주로 사용되고 있다.

금속의 경우 알루미늄, 티타늄이 많이 사용되어 의료, 기계부품 등에 적용되고 있으며, 이종재료 적층, 고정밀 적층, 적층률 향상 등에 초점을 맞춘 기술개발 초기단계에 있다.

1) 3D 프린팅 소재의 적용

소재	종류	적용	제품' 비고
수지	폴리스티렌, 나일론, ABS 등	패션, 완구, 시제품	기술개발 완성단계
금속	티타늄, 알루미늄, 코발트, 철 등	금형, 기계부품, 의료	기술개발 초기단계
기타	종이, 목재, 식재료, 고무 등	건축, 음식	-

자료 : 한국 산업은행

금속 부품을 제조하는 일반적인 제조형태인 주조방법에서는 목적제품 외에 제품을 성형하기 위한 탕구, 탕도, 압탕 등을 설치하기 때문에 목적제품보다 제품을 생산하기 위한 스크랩의 발생량이 많은 단점이 있으나 3D 프린터를 사용하면 스크랩등의 재료손실도 없고 유사한 디자인이나 형상변경에 대한 설계변경이 자유롭다는 장점이 있다.

또한 기존 주조 방법으로 제조가 불가능한 Undercut, 다중공형태 제품의 생산이 가능하며, 두께도 0.3mm 이하로 제작 가능하여 정밀한 부품제조가 가능하고 Net-Shape 성형이 가능하기 때문에 성형 이후 기계가공 공정을 대폭 줄일 수 있다.

그러나 3D프린터에 사용될 수 있는 금속은 많지 않다. 그 이유는 분말제조기술이 난이도가 높고 각 합금마다 조건이 틀리기 때문이다. 현재 사용되는 금속은 알루미늄, 순타이타늄 및 금 합금, 스테인레스 합금류, Fe-Cr-Ni 강, 마르에이징강, Inconel 초내열합금, 귀금속 등에 제한적으로 사용되고 있다.

이들 분말 소결방법은 에너지원에 따라 레이저와 전자빔으로 나뉘어진다. 레이저를 사용하는 방식은 프린팅이 완료되면 소결과정을 거쳐야 하지만 전자빔을 사용하는 경우 소결공정이 필요 없으며 일부 제품의 경우 단조제품보다 더 우수한 강도를 가진다.

최근 개발이 진행되고 있는 3D프린팅의 소재는 주로 티타늄합금과 초내열합금 등과 같은 고부가가치 소재가 주로 연구되고 있다.

티타늄으로 항공용 부품인 Bracket 제조 시 기존 가공법(절삭)으로는 손실되는 원료가 많아 원가상승의 주요원인이 되지만, 3D 프린팅 적용시 버려지는 원료를 약 1/30로 줄일 수 있다.

이에 따라 저비용으로 고품질의 티타늄 분말을 제조하는 기술개발이 지속적으로 요구되고 있다.

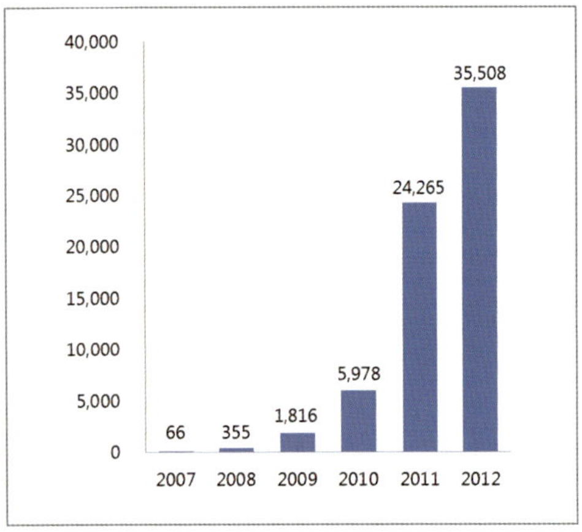

그림 6-1. 개인용 3D 프린터의 연도별 판매 추이(대)

출처 : Plastic News(2013.06.26.) 'Wohlers report says 3-D printing exploding'

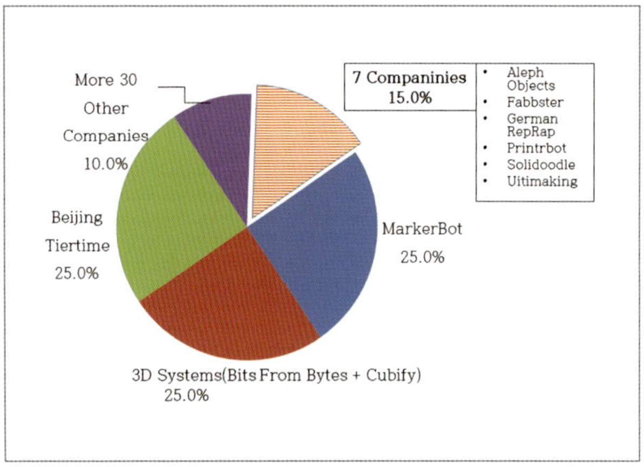

그림 6-2. 2012년 기준 개인용 3D 프린터 시장 점유율 현황

출처 : 김종호(2013), '3D Printing Industries', 2013년 한국정밀공학회 임의형상제조시스템 부문 하계강습회 자료집 및 Wohlers Associates 외

2) 3D프린팅용 소재 기술개발

	단기	중장기
분야	항공, 자동차 등의 고부가가치 부품	의료, 바이오 분야의 기능성 제품
소재	티타늄 합금, 금속세라믹 복합소재, 탄소 폴리머 등	인공장기용 생체친화성 소재, 약품용 바이오 소재 등

자료 : 한국 산업은행

티타늄은 점진적으로 사용빈도가 늘고 있다. 널리 알려진 이 가벼운 합금의 특징은 우수한 기계적 성질들을 지녔다는 점과 부식에 대한 내성, 낮은 비중량, 생체적합성 등으로, 다수의 장점을 갖추었다. 이러한 특성들로 인해 티타늄은 바이오메디컬 임플란트에 매우 적합한 소재로 알려지고 있다.

현재, 상용화된 티타늄 분말 제조공정은 HDH(Hydirde-Dehydride) 공정과 Atomizing 공정이고, 저가티타늄 분말을 개발하기 위한 ITP공정 등이 있다. 아래 표는 제조공정에 따른 타이타늄 분말의 특성에 대하여 정리한 결과이다. HDH 공정으로 제조한 분말은 저가이나 순도가 높지 않고, 형상이 각형으로 분말의 유동도 제어에 어려움이 있어 일반적인 분말야금기술에 주로 사용된다. 고가이지만 Atomizing공정에 의해 제조된 순도가 높은 구형의 타이타늄 분말이 현재는 3D 프린팅에 많이 적용되고 있다.

따라서, 3D 프린팅에 활발한 적용을 위해서는 티타늄 분말을 저가의 고순도 타이타늄 분말을 제조하기 위한 기술이 요구되고, 티타늄 그룹에서 관련기술을 개발하기 위한 연구를 수행하고 있다.

Type/process	Powder type	Advantages	Status/disadvantages
Hunter Proess (Pure sodium)	Elemental	Low cost ; excellent for cold press and sinter	Limited availability : high chloride
HDH Kroll process (pure magnesium)	Elemental	Lower cost; good compactability; readily available; low chloride	
HDH powder produced from alloys	Prealloyed	High purity	High cost; not cold compactability
Atomized	Prealloyed	High putity; available	High cost; not cold compactable
REP/PREP	Prealloyed	High purity	High cost; not cold compactable
ITP(International Titanium Powder)/Armstrong	Elemental & Prealloyed	Compactable; moderate cost; potential for low cost	Processibility/quality;production scale-up
Fray	Elemental & Prealloyed	TBD	Developmental
MER	Elemental & Prealloyed		Developmental
CSIRO Tiro	Elemental & Prealloyed		Developmental

금속은 플라스틱과는 달리 매우 높은 온도에서 액체상태가 될 뿐만 아니라 열처리과정 등을 통해 강도를 비롯한 물성이 꽤 달라질 수 있으므로, 금속을 소재로 3D 프린팅을 한다는 것은 간단한 문제가 아니다.

3D 프린팅에 원료로 사용되는 금속 소재는 적절한 유동성, 낮은 열 전도성, 결합력 등의 일정 물성치를 충족시켜야 하는 바, 3D 프린팅용 금속소재는 특수성이 있어 개발에 난이도가 있다.

적층 제어에 적절한 유동성을 갖추기 위해 일정 크기의 입도분표와 형상의 분말이어야 하며, 주변으로 열이 전달되지 않기 위해 열전도성이 낮아야 한다.

알루미늄, 텅스텐 등은 열전도성이 높아 고온의 열을 받으면 주변의 금속분말을 같이 녹여 제어가 어려운 편이다.

이처럼, 금속소재의 특성상 높은 가격, 가공방법, 소결온도 및 폭발 위험성 등으로 인해 산업용으로 주로 활용되고 있으며, 개인의 용도로의 확산은 상대적으로 더딜 것으로 예상된다.

하지만, 최근 국내 업체들도 이미 경쟁이 치열한 합성수지 영역보다는 금속 소재시장에 더 관심을 두고 있는 양상이다.

기능성 금속 소재 전문업체인 창성은 일찍이 이 시장 성장 잠재력을 인지하고 관련제품 생산에 주력해 왔다. 창성은 3D프린터에 들어갈 원료로 금속 페이스트를 양산하고 있다.

현재 독일 · 미국 등 글로벌 3D 프린터 업체들과 금속 페이스트 제품을 놓고 긴밀히 협의 중이며, 동사는 현재 구리 원료가 가장 실용성 있는 재료로 평가하고 있다.

한편, 최근 네덜란드 암스테르담에 위치한 요리스라만(Joris Laarman)연구소의 과학자들이 다양한 금속재료를 3D프린터 펜처럼 출력이 가능한 'MX3D' 라는 명칭의 산업용 3D 프린터를 만드는 데 성공하여 주목을 받고 있다.

4. 미래 치과 기공산업의 전망

최근 3D 프린팅 기술은 제조 분야의 혁신적인 사업 아이템인 것은 확실하다. 기술은 기기와 소재의 개발로 인해 많은 제조과정이 새로운 패러다임으로 전환되어가고 있다 .

이에 따른 각국의 3D 산업은 정부의 R&D에 대한 노력이 치열하게 전개되고 있다. 그러나 3D 프린터 기술은 조형 속도, 표면 해상도, 조형물의 강도, 가공 재료 한계, 컴퓨터 복잡성의 어려움은 있지만 기술개발을 늦출 수 없는 중요한 산업임은 틀림이 없다 . 조형 속도의 경우 가장 대중화된 FDM 방식에서 약 60㎤ 플라스틱 조형물 생산에 50분~1시간 가량 소요되는 것으로 알려져 있는데, 이는 사출 성형 공정에서 1분 내에 똑같은 부피의 제품을 여러 개 제작할 수 있다는 관점에서 볼 때 양산성 확보 문제를 보완해야 하는 과제가 있다.

이는 기존의 절삭가공, 사출성형 기술 및 대량생산 체제를 보완하여 치과 산업의 3D 프린터 산업을 육성해야할 것으로 사료된다. 3D 프린터 기술은 시제품 제작 시간과 비용 절감 및 이를 통한 제품 혁신의 가속화에 적극 활용해야할 것이며, 아날로그식 기술을 대신하여 짧은 Setup시간, 오차감소, 생산성 향상 등으로 3D 프린터 기술을 널리 활용해야 할 것이다. 실제로 2012년 3D 프린터 장비 시장 규모는 9억 9,000만 달러로 산업기계 시장규모의 1/100 수준에 불과하며, 맥킨지에서는 2025년에도 대량 생산을 통한 사출성형과 같은 전통

제조 기술이 3D 프린터 기술보다 우위를 보일 것으로 전망하고 있다. 따라서 3D 프린터 기술은 금형의 냉각 회로, 항공기 부품 등 제품 수면 주기가 길고 재료비가 비싸며, 제품 형상이 복잡한 분야에서 그 잠재력을 최대한 활용해야 할 것으로 판단되고 있으며, 치과 산업에서의 역할도 기대이상으로 보여 진다.

현재 R&D와 상용화 단계 사이에서 치과 3D 바이오프린터 기술의 완성도가 높아질 경우 개인 맞춤형 치과 보철 생산도 기대할 수 있을 것이다.

Ⅶ. 각종 치과캐드캠용 기자재의 종류 및 특징

1. Digital Intra oral scanner
2. Model scanner
3. Milling machine
4. Material

VII. 각종 치과캐드캠용 기자재의 종류 및 특징

1. Digital Intra oral scanner

Intra oral scanner	제품명/회사명	특 징
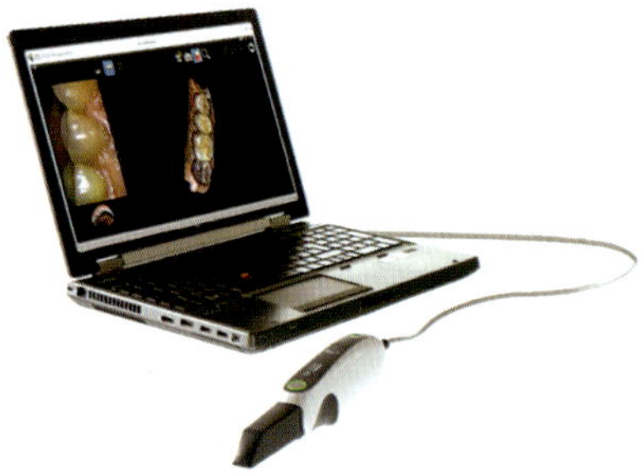	CS3500 / Carestream	CS3500은 Real color image capture 방식의 디지털 임프레션 스캐너이며 파우더 없이 스캔이 가능하며 무게를 295g으로 경량화 시키고 2가지 tip 사이즈 구현으로 술자와 환자 모두에게 만족감을 준다.
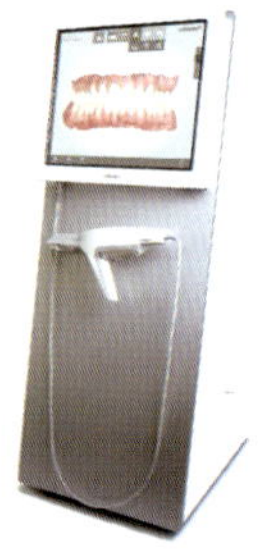	Trios cart / 3shape	Real color 기술로 정밀한 3D 이미지를 캡쳐하며, 터치 스크린을 이용한 직관적 UI 구현하는 등 다양한 기능을 가지고 있다.
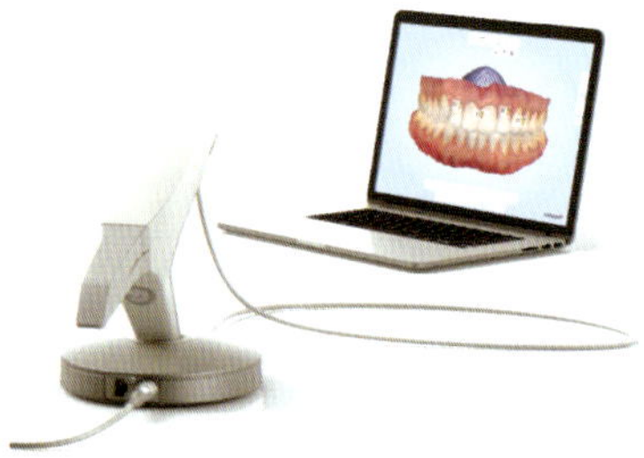	Trios Pod / 3shape	Trios cart와 같은 real color 기술로 3D 이미지를 구현하며 scanner를 노트북에 연결시켜 사용하도록 하여 이동성을 높이고 좁은 공간에서 활용성을 높여 사용자에 편리성을 높였다.
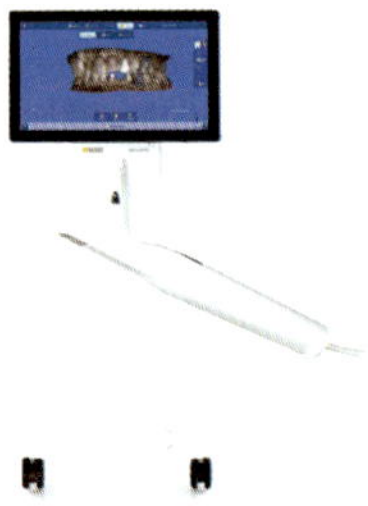	Apollo DI / sirona	특수개발 된 intraoral scanner로 경제적, 기술적 부담없이 디지털 임프레션을 채득하도록 도와준다.

Intra oral scanner	제품명/회사명	특 징
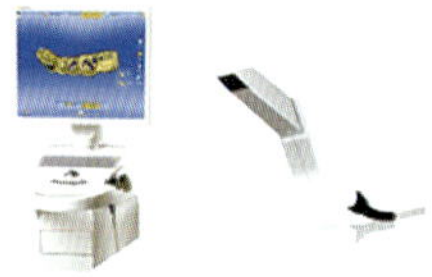	CEREC AC bluecam / sirona	Blue led를 사용하여 최적의 가시성을 가지며, 높은 정밀도로 깊은 심도에 있는 영상도 빠르고 손쉽게 스캔이 가능하다.
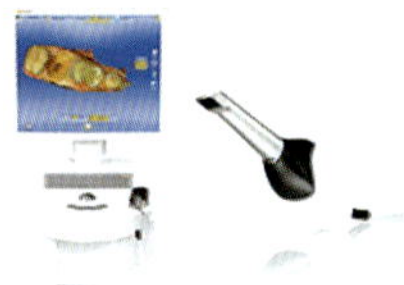	CEREC AC with Omnicam / sirona	Powder가 없이 스캔이 가능하며, 인체공학적인 디자인으로 구강내 접근성을 용이하게 하여 real color 이미지를 스캔한다.
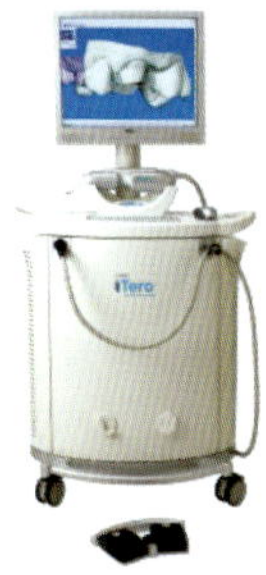	I-Tero / align technology	최첨단 알고리즘을 사용하여, 입력된 정보를 누락되지 않게 샘플링하여, 최상의 이미지 품질과 정밀도를 제공한다. CAD/CAM 시스템과의 연동을 최적화시켜 보다 정확한 보철물을 제작한다.
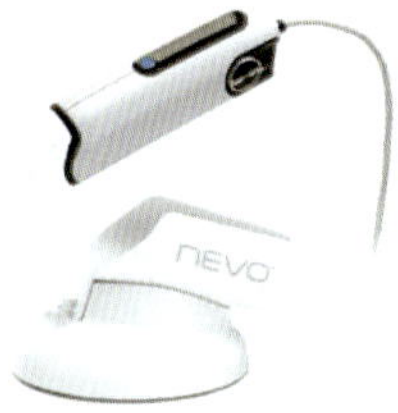	E4D NEVO scanner and design center / E4D	파우더가 없이 스캔이 가능하며, 블루레이저 기술을 사용하여 데이터의 정밀도를 높이고, 사용자의 편의성이 강화되었다.
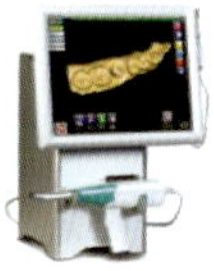	IOS Fastscan Acquisition scanner / glidwell	Egomotion 기술을 사용하여, 상,하 전악을 안정화된 이미지로 손쉽게 스캔이 가능하다.

Intra oral scanner	제품명/회사명	특 징
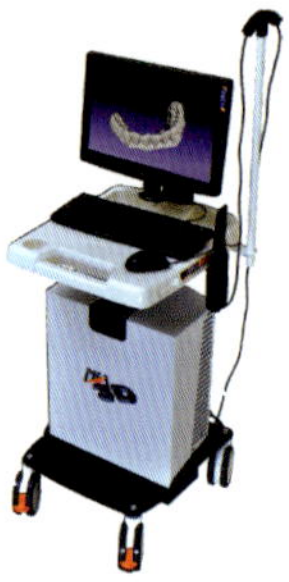	MIA3d system / densys 3D	스캐너가 작고 빠른 이미지 스캔이 가능하며, 3rd party를 통해 다른 CAD/CAM과 호환이 된다.
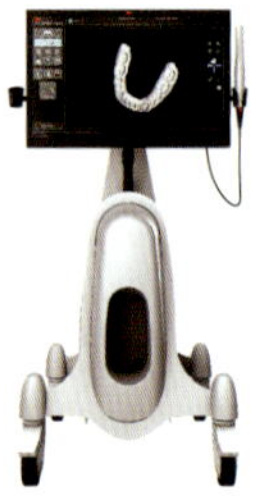	3M true definition scanner / 3M ESPE	현재 가장 작은 사이즈의 팁사이즈를 가지고 있어 후방치를 스캔하기 쉬우며, 인체공학적 디자인 설계로 여러위치에서 한손으로 스캔이 쉬워 환자와 사용자 모두 편안하게 스캔이 가능하다.
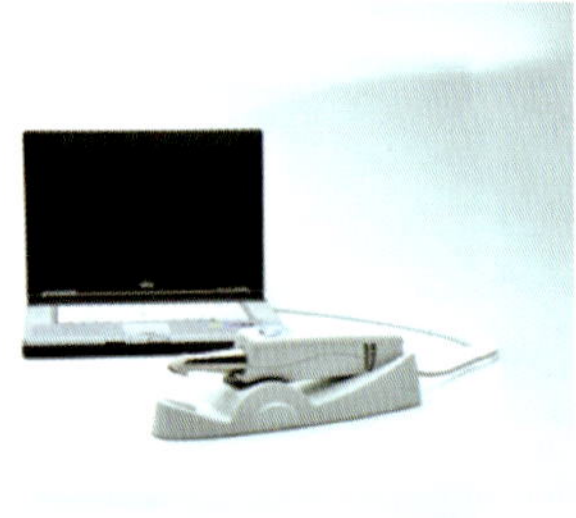	IODIS Scanner / Cion 3D	무거운 카트를 없앤 경량 휴대용 스캐너이며, 파우더를 사용하지 않고 스캔하며, 스캔된 파일은stl 파일로 출력이 가능하다.

2. Model scanner

Model scanner	제품명/회사명	특 징
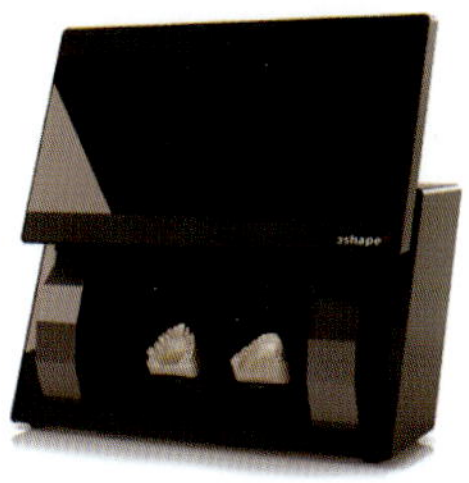	D2000 / 3shape	Blue led를 사용해 상,하악 동시스캔이 가능하여 빠른 스캔이 가능하며 5 micron의 정밀도를 가진다.
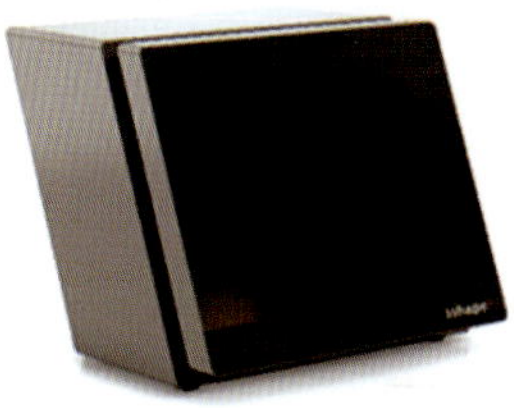	D1000 / 3shape	패턴 27개의 blue led를 사용해 기존보다 30%정도 빠른 스캔이 가능하며, realcolor로 스캔이 가능하다.
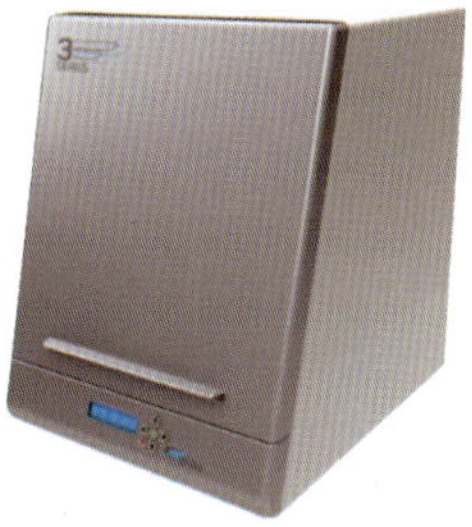	3 series / dental wing	컴팩트한 디자인, 뛰어난 해상도를 가지며 아웃소싱 센터와 최적화된 DHS를 사용한다. 통합 멀티 다이 스캔이 가능하다.
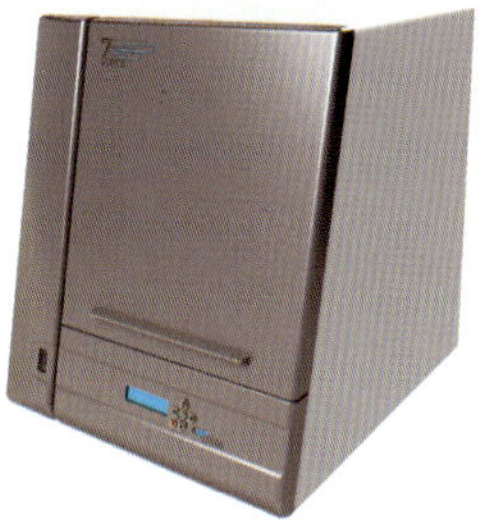	7 series / dental wing	대형치과 기공실에서 적합하며, 석고모델 스캔과 임프레션 스캔이 가능하다. 140 mm x 140mm x 140mm의 큰 스캐닝 볼륨을 가지고 있다.
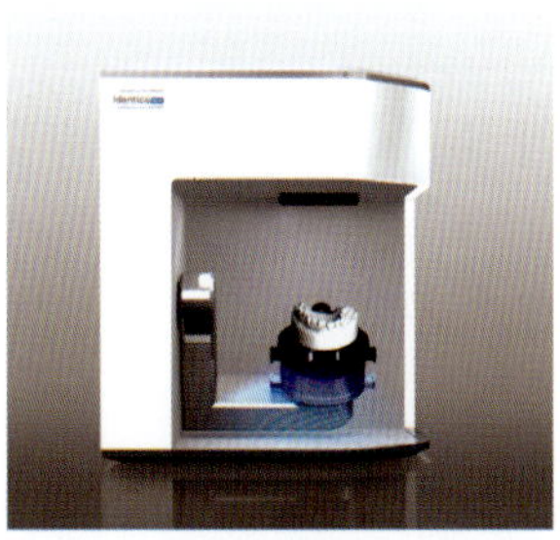	Identica blue / Medit	Blue lught technology를 적용하였으며 I.M.V기수를 도입하여 모델의 깊고 좁은 영역까지도 정확하게 측정이 가능해 사용자의 생산성을 향상시켰다.

Model scanner	제품명/회사명	특 징
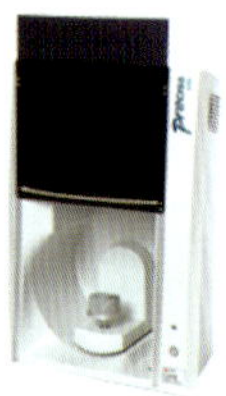	Preciso S200 / Jensen	전악스캔이 가능하며, 백광(white light)를 사용해 높은 정밀도를 가진다.
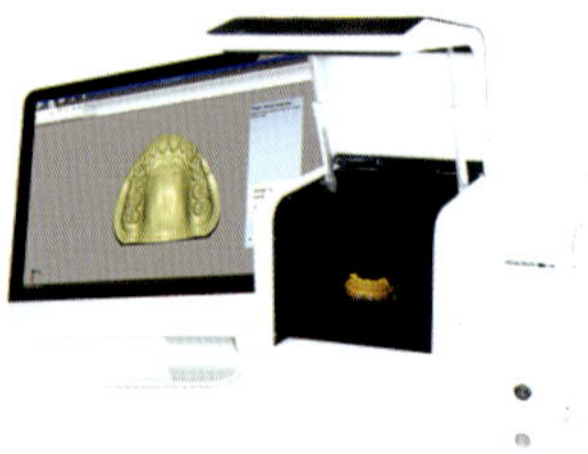	Auto scan DS / Hangzhou shiing 3d tech	자동 정렬시스템과 백광(white light)로 편리하고 정확하게 스캔할수 있다.
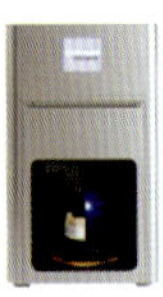	ORIGIN intelligenceS / B&D	백광(white light), 트윈 카메라를 사용해 10micron 이내의 오차범위를 가지며 치과기공사를 위한 통합 솔루션을 제공한다.
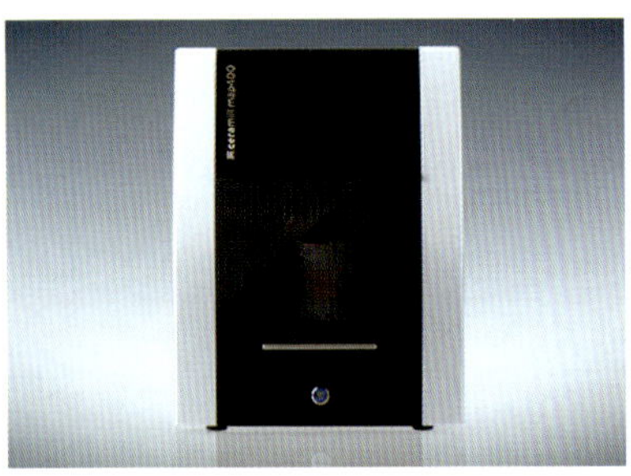	Ceramill Map400 Scanner / Amanngirrbach	개방형 플랫폼을 사용하며, 고감도 3D 센서를 사용해 넓은 필드의 스캔에 적합하다.
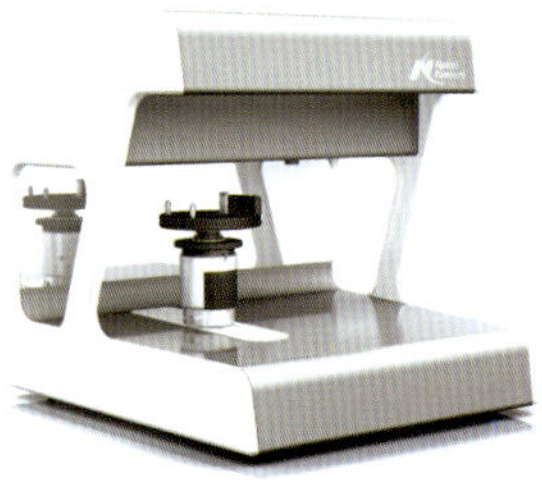	Nobel Procera / Nobel biocare	Conoscopic holography 기술를 사용해 매우 빠르고 정확한 스캔 데이터 수집을 제공한다.

Model scanner	제품명/회사명	특 징
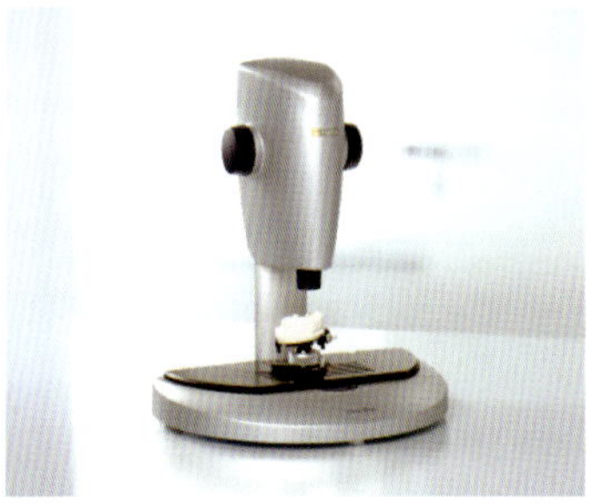	InEos blue / sirona	Inlab 시스템의 데스크탑 스캐너로 blue led를 사용해 정밀한 스캔이 가능하며 MCXL과 연동하여 완벽한 inlab 시스템 사용이 가능하다.
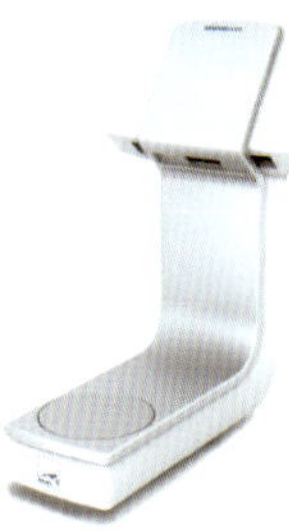	SINERGIAScan / Nobil-metal S.p.A	오픈형 디자인으로 제작되어 교합기상의 모델스캠 치 임플란트 어버트먼트 스캔이 가능하다.
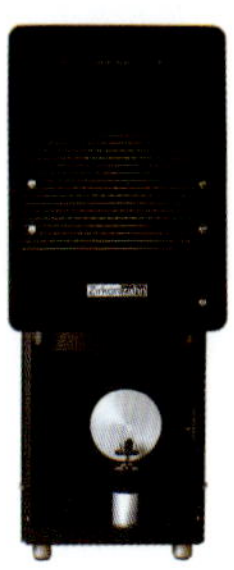	S600 Arti / Zirconzahn	기공소에서 사용중인 교합기를 등록시켜 사용할수 있으며 고정밀 축 제어로 정밀한 전체 모델 스캔이 가능하다.
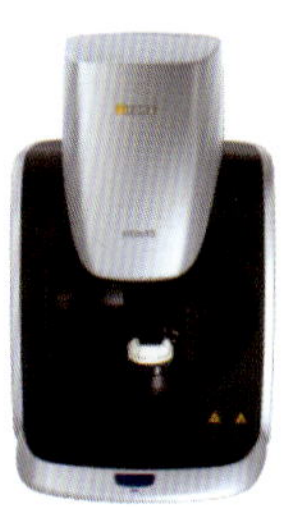	InEos X5 / sirona	5축기술과 로봇암을 사용항 스캔대상을 최적의 포지션에 맞추어 조정하며 적은 데이터 용량으로 다음 작업 진행을 더욱 용이하게 해준다.
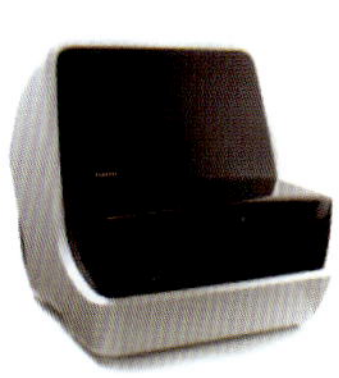	CARES Scan CS2 / CARES	3D 레이저 기술을 이용하여 높은 정밀도의 스캔이 가능하며 3분이내 모델 스캔이 가능하다.

Model scanner	제품명/회사명	특 징
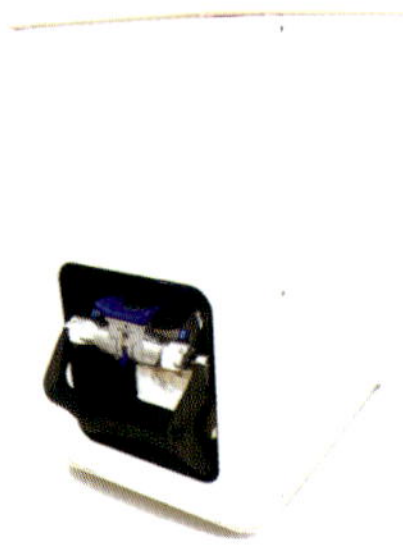	DOF Freedom / DOF	국내에서 개발한 스캐너로 교합기 부착상태로 스캔이 가능하며 카메라가 움직이며 스캔하는 방식이므로 간편한 것이 특징이다.
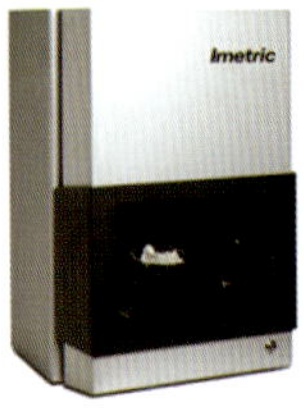	IMERTRIC D104i / Imertric	스위스에서 제조한 D104 시리즈는 타겟링을 장착하여 타 스캐너보다 더 정밀한 스캔이 가능하다.

3. Milling machine

Milling machine	제품명/회사명	특 징
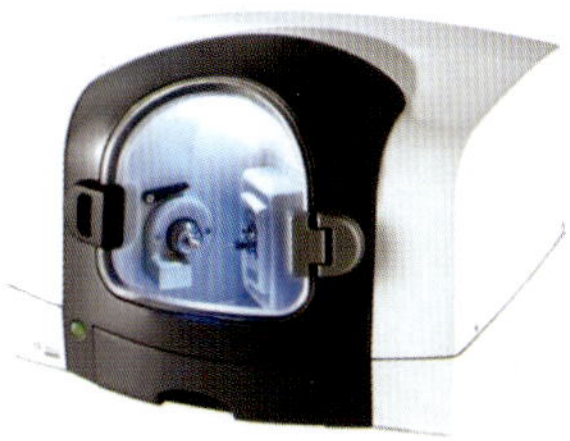	CS3000 / Carestream	브러쉬리스 모터를 사용하여 더욱 정밀한 가공이 가능하며, 15분 이내에 크라운 가공이 가능해 짧은 시간에 치료가 가능한 치과에 최적화된 세라믹밀링 시스템이다.
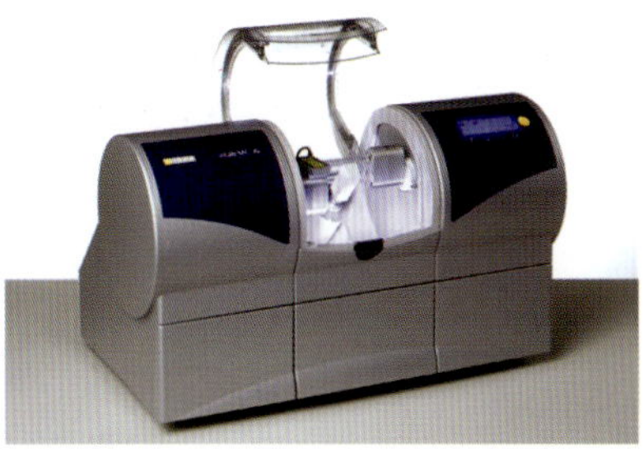	Inlab MCXL / Sirona	독일 sirona사에서 제작한 inlab MCXL은 간단한 조작을 통해 빠른 속도와 높은 정밀도의 보철물을 생산할 수 있다.
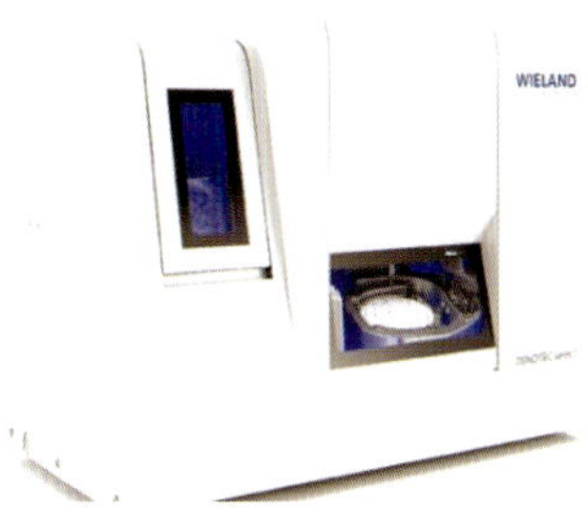	Zenotecc select	디스크 교환식 밀링기로 compact CNC와 5축밀링의 장점을 살려 만들었으며 작은 사이즈임에도 불구하고 대량으로 자동화 생산을 하기에 적합하다.
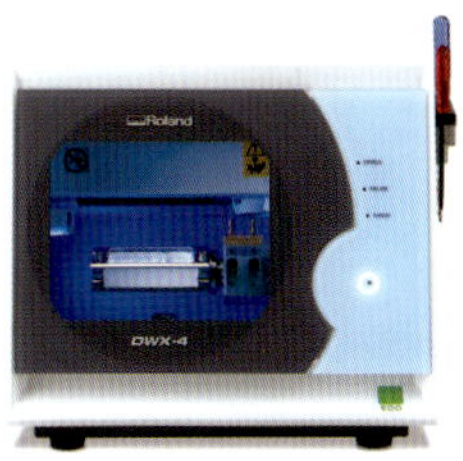	DWX-4 / Roland	Wax, PMMA 등 다양한 material의 밀링이 가능한 콤팩트 4축 밀링 장비이다.
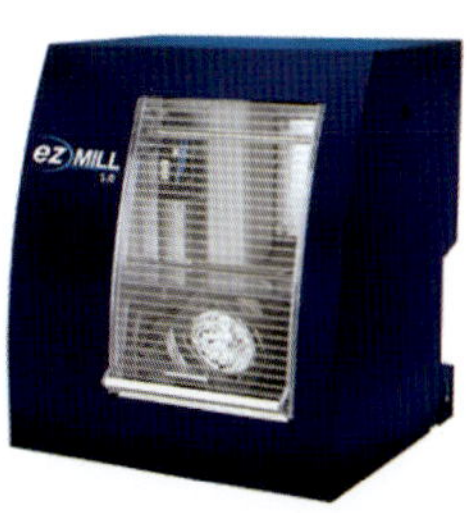	ezMILL / Cad blu dental	컴팩트한 사이즈로 4축, 5축 밀링기가 있으며 정밀한 밀링이 가능하다.

Milling machine	제품명/회사명	특 징
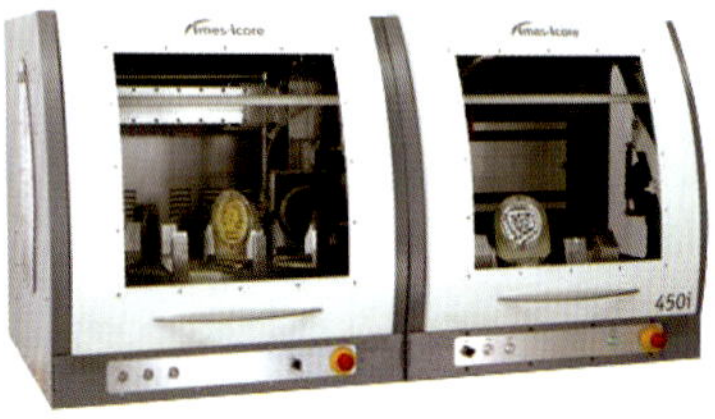	imes icore milling machine	PMMA, 티타늄, 지르코니아, 글라스 세라믹 등의 다양한 재료를 가공할 수 있으며, 습식,건식 선택적 밀링이 가능한 다목적 밀링이 가능하다.
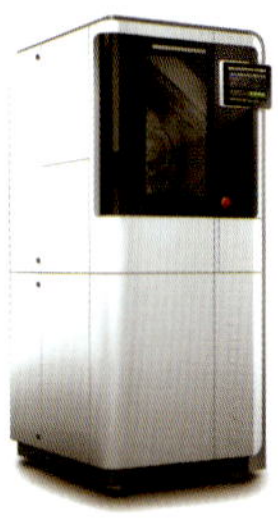	D5 / DATRON	동시 5축 가공이 가능하며 산업용 장비를 바탕으로 제작되어 커스텀 어버트먼트 등이 제작 가능하다.
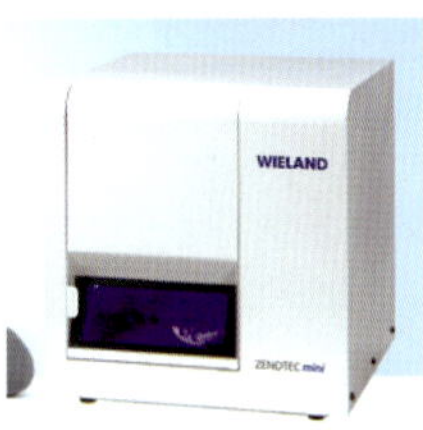	Zenotec mini / wieland	4축 가공장비이며 효율성을 극대화시키고 사이즈는 compact하게 제작하였으며 다양한 재료를 밀링할 수 있다.
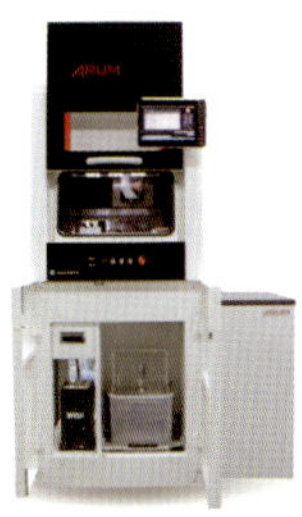	Arum 5x-200 / 두원산기	15개의 툴 장착이 가능하며 5개의 어버트먼트가 동시에 밀링이 가능하다. 뛰어난 메탈 절삭력을 가진 메탈, 지르코니아 밀링장비이다.
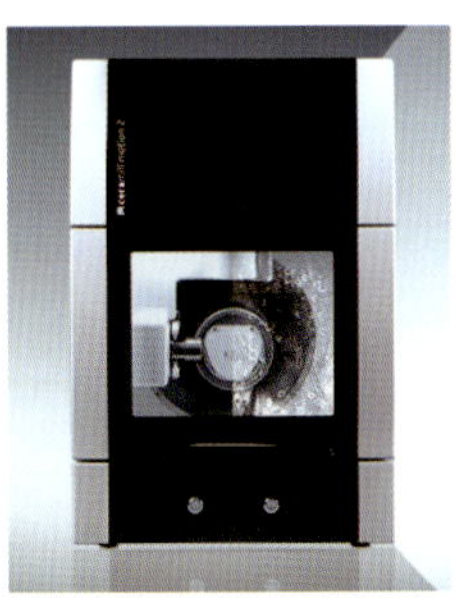	Ceramill Moton2 5-axis / amanngirrbach	오픈형 시스템으로 다양한 보철물 생산이 가능하며 습·건식 선택적 가공이 가능하다.

Milling machine	제품명/회사명	특 징
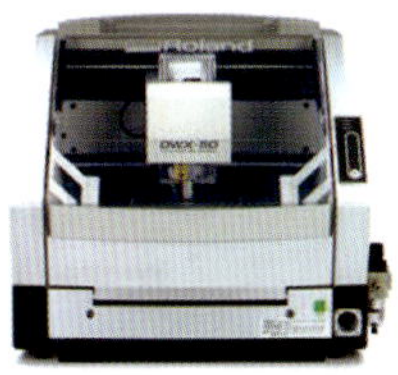	DWX-50 / Roland	CNC 기술을 기반으로 오픈시스템으로 5축 가공이 가능하며, 지르코니아, PMMA, WAX 등 다양한 재료를 정밀하게 가공이 가능하다.
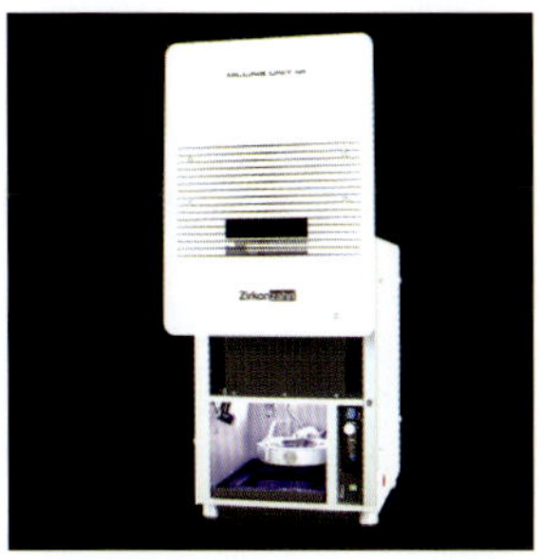	Milling unit M1 / Zirconzahn	컴팩트한 사이즈로 제작된 M1은 소프트메탈, 지르코니아 등의 재료 밀링이 가능하다.
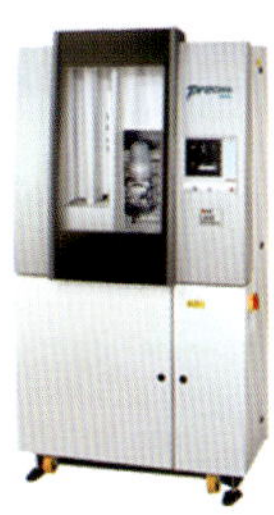	Preciso M500 / Jensen	76시간 연속가공이 가능한 5축 가공 밀링장비이며 Lava high translucency zironia, Lava Ultimate restorative, Jensen digital consumable 등의 재료도 가공이 가능하다.

4. Material

Material	제품명/회사명	특 징
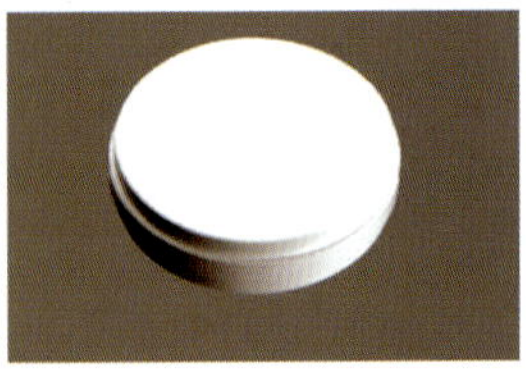	Zirconia 국내 : Acucera, Hass, D-Max 등 해외 : 3M lava, Blux zir, ivoclar, vita, upcera 등	900Mpa 이상의 강도를 가지고 있으며 빛의 투과성을 가지고 있어 기존에 코핑을 만들어 파우더를 축성하던 방식에서 풀크라운으로 확대되는 등 다양한 치과보철에 사용되고 있다.
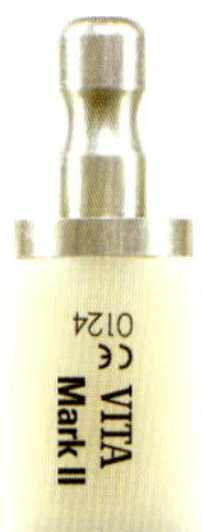	mark II / vita	장석류 블록이며 실제 치아의 에나멜로 마모성이 비슷해 인레이, 크라운, 비니어 등에 다양하게 쓰인다.
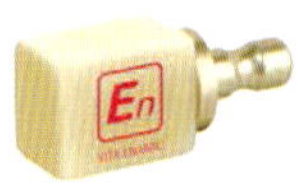	Enamic / vita	하이브리드 세라믹으로 세라믹의 강도에 탄성을 더해 저작력의 완충효과를 가져오며 주로 크라운 제작에 쓰인다.
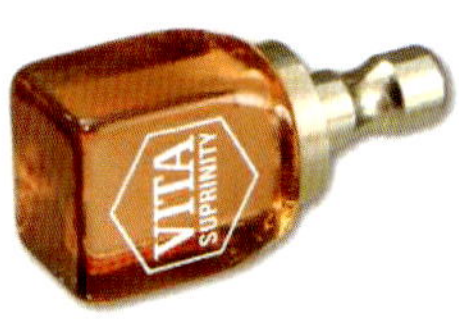	Suprinity / vita	글라스 세라믹을 기반으로 지르코니아 성분을 더했으며 결정화 과정이 필요한 강화세라믹이며, 주로 크라운 제작에 쓰인다.
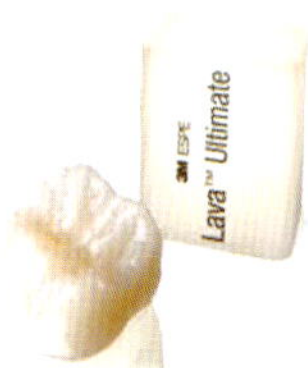	Lava ultimate / 3M ESPE	글라스 세라믹에 레진성분을 더해 강도에 탄성계수를 높여 크라운 제작에 주로 쓰인다.

Material	제품명/회사명	특 징
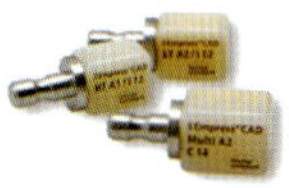	Empress CAD / ivoclar	Leucite 성분으로 구성되어 있으며 투명감이 높고 에나멜과 비슷한 강도를 가지고 있어 주로 심미보철에 많이 사용되고 있다.
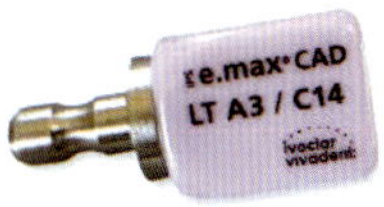	E.Max CAD / ivoclar	Lithium disilicate 성분으로 이뤄져있으며 결정화 과정을 거쳐 360Mpa의 강도를 가지게 된다. 주로 크라운 제작에 쓰이며 투명도에 따라 MO, HT, LT로 나뉜다.

참.고.문.헌

1. 김종호(2013), '3D Printing Industries',2013년 한국정밀공학회 임의형상제조시스템 부문 하계강습회 자료집 및 Wohlers Associates 외
2. 핵심 치과 캐드캠, 치과 캐드캠 연구회, 지성출판사, 2013
3. 최신 치과 캐드캠, 김웅철 교수 외, 지성출판사, 2010
4. (주)하이덴탈 장비 매뉴얼, 박준선, 2014
5. 치과의사와 치과기공사를 위한 CAD/CAM 인상과 테크닉, Alexander Wunsche 외, 도서출판 덴탈기획, 2014
6. 필수 치과캐드캠 실무, 김웅철 외. 지성출판사, 2015
7. 3D 프린팅(프린터,소재)시장, 기술 전망과 국내외 참여업체 사업전략,IRS Global, 2013
8. 미래를 만드는 치과 DENTAL CAD/CAM, 박현식 외,도서출판 웰, 2014
9. 치과의사와 치과기공사를 위한 CAD/CAM 임상과 테크닉, 도서출판 덴탈기획, 2014
10. 위키피디아
11. 참고문헌 : 2014 대한치과의사협회지 제 52권
12. IRS GLOBAL, 3D 프린팅 시장, 기술 전망과 국내외 참여업체 사업전략, 2013.
13. SketchUp Hardware and software requirements. Google, 2010.
14. Plastic News(2013.06.26.)'Wohlers report says 3-D printing exploding'
15. 3D Systems
16. 3d printer can build a house in 20 hours
17. http://www.3shape.com/
18. http://www.zirconzahn.com/
19. http://www.carestream.com/
20. http://www.ivoclarvivadent.co.kr/ko/
21. http://www.meditcompany.com
22. http://www.dental-wings.com/
23. http://www.noritake.com/
24. http://www..upcera.com/en/default.html
25. http://solutions.3m.com/젠/portal/3M/en_WW/3MESPE/worldwide/
26. http://www.dmax.biz/
27. http://www.hassbio.com/hass/index.htm

28. http://www.acucera.com/

29. http://www.wieland-dental.de/en/

30. http://www.glidewelldental.com/

31. http://www.straumann.kr/

32. http://www.sirona.co.kr/kr

33. http://www.rolanddga.com/

34. http://www.youtube.com/watch?v=ehnzfGP6sq4

35. http://xyzist.com

36. http://blackrainbow-blackrainbow.blogspot.kr/2011/06/building-pyramids-of-egypt.html

37. www.econovill.com

I.N.D.E.X

영문

P

R

S

T

V

W

Z

Clinical Techniques for Dental CAD/CAM

Copyright © 2016 Myung Mun Publishing Co.
All rights reserved. No part of the material covered by this copyright may be produced in any form or by any means of reproduction without the written permission of the publisher.

First Edition by Kim Jeong sook et al.

MyungMun Publishing. Inc.
90, Dapsimni-ro 63-gil, Dongdaemun-gu, Seoul, Korea (02525)
Tel_ +82-2-2248-7586, 2246-7804
Fax_ +82-2-2248-0598
e-mail_ mmayt@hanmail.net
Website_ www.teethbook.co.kr

Printed in Korea

치과의사 · 치과기공사 · 치과위생사를 위한 – **실전 DENTAL CAD/CAM을 위한 임상 테크닉**

인 쇄	2016년 1월 25일
발 행	2016년 2월 15일
저 자	김정숙 외 10인 공저
발 행 인	안영택
편 집	전유정
발 행 처	명문출판사
등 록	제 6-0212호
주 소	서울시 동대문구 답십리로63길 90번지
전 화	(02)2248-7586, 2246-7804
팩 스	(02)2248-0598
홈 페 이 지	http : //www.teethbook.co.kr
I S B N	978-89-6808-123-1

판권 소유

© 2016 | 실전 DENTAL CAD/CAM을 위한 임상 테크닉 | 명문출판사 **정가 : 35,000원**

• 본 서는 저자와의 계약에 의해 명문출판사에서 발행합니다.
본 서의 내용 중 본사의 동의없이 일부 또는 전부를 무단으로 복제하는 것은 법으로 금지되어 있습니다.

※ 파본은 교환하여 드립니다.